常见病吃什么

李春深　编著

天津出版传媒集团

天津科学技术出版社

图书在版编目（CIP）数据

常见病吃什么 / 李春深编著 .—天津：天津科学技术出版社，2017.8

ISBN 978 – 7 – 5576 – 2660 – 0

Ⅰ.①常…　Ⅱ.①李…　Ⅲ.①常见病—食物疗法
Ⅳ.① R247.1

中国版本图书馆 CIP 数据核字（2017）第 093597 号

责任编辑：王朝闻
责任印制：王　莹

天 津 出 版 传 媒 集 团

天津科学技术出版社出版

出版人：蔡　颢
天津市西康路 35 号　邮编 300051
电话：（022）23332390（编辑室）
网址：www. tjkjcbs. com. cn
新华书店经销
三河市天润建兴印务有限公司

开本 640×920　1/16　印张 28　字数 400 000
2017 年 8 月第 1 版第 1 次印刷
定价：32.00 元

前　言

　　现代社会，人们越来越重视"吃"对常见病的辅助治疗作用。但具体该吃什么，不该吃什么，大多数人并不完全了解。有些人在得了病之后一味大补，吃各种高级营养补品，但是对疾病却毫无帮助。

　　而另有一些人，则认为清淡饮食肯定会让病痛有所好转，结果却总是事与愿违。其实，辨明食材、药材的特性，针对病症知道什么该吃，什么该禁才是以食治病的重中之重。

　　例如，秋季感冒属于"伤风""时行感冒"。如果感冒出现流鼻涕、鼻塞等症状，可接上一盆热水，头上围条毛巾保护头部，然后深呼吸水蒸气，这样能有效畅通阻塞的鼻腔。不少人感冒常伴有嗓子疼的症状，生姜是治嗓子疼的最佳选择，可以把生姜切成姜末放进杯子里，倒入开水泡5分钟左右，再把姜汤水过滤出来饮用即可。

　　如果害怕感冒，应平时加强身体锻炼，多喝开水，另外不要随便地脱衣，那也是很容易感冒的。

　　秋凉之后，要注意保暖，此时昼夜温差较大，夜晚睡觉要盖好被褥，以防腹部着凉。此外，胃病患者饮食应以温软淡素为宜，做到定时定量；进食时要细嚼慢咽，不吃过冷、过烫、过硬、过辣、过黏的食物，更忌暴饮暴食，戒烟禁酒。同时，肠胃病人要结合自己身体体征，适度运动锻炼，提高抗病能力，减少疾病复发，但也要注意劳逸结合，防止过度疲劳。

　　小儿腹泻是秋季儿童常见病，多是由轮状病毒感染所致，发病年龄以6个月~3岁最多见。秋季腹泻在临床上有三大特征，即感冒、呕吐、腹泻。

　　宝宝一旦腹泻，首先应及时到医院就诊，在医生指导下进行治疗。

千万不要自行使用止泻药或服用抗生素。对于轻型腹泻患儿，遵循预防脱水、纠正脱水、继续饮食、合理用药的原则，一般腹泻很快就能康复。

同时，小儿腹泻，主要因其脾胃薄弱，肠道发育不健全，调节功能差，消化器官发育未成熟，抵抗力弱。只要提高宝宝免疫力，就能大大降低秋季腹泻的发病率。同时建议患儿多食大米、薏米、胡萝卜、山药等食物。这是因为大米，性温和，可以和胃气、补脾虚、和五脏；胡萝卜，性味甘辛，微温，无毒，入肺、脾经，小儿常喝可以润肺止咳，健脾止泻；山药有健脾、除湿、益肺固肾，益精补气之功效。

面对日常生活中的常见病，该吃什么禁什么必须有所讲究，一旦吃错了会加重病情，让患者忍受更严重的病痛折磨，只有吃对了才能够祛病健身，还会有养生保健、益寿延年的良好作用。因此，吃得好不如吃得巧，不仅要吃，更要吃对，要吃得聪明，吃得健康。针对多种常见大小病，本书将告诉您最健康、最科学的吃法，让每位患者在知道患病时吃什么的基础上，更懂得怎么吃。

目　　录

第一篇　吃什么最健康

第二篇　怎么吃最健康

第三篇　饮食最佳搭配与禁忌

第四篇　家庭食物药用大全

第一篇　吃什么最健康

吃什么最健康？这个问题的答案因人而异，因此很难有一个定论。但就营养学的角度来说，每种食物各有所长，也各有其短。所以，只要我们在日常饮食中懂得趋利避害，吃什么都对身体有补益作用，吃什么都健康。

粮食类

大豆：豆类之王

大豆包括黄豆、黑豆、青豆等，在豆类中营养价值最高，有人称之为"豆类之王"。据测定，干大豆的蛋白质含量高达40%，优等的大豆甚至达到50%左右，相当于瘦猪肉的2倍，鸡蛋的3倍，牛奶的12倍。熟大豆的蛋白质含量是11%，荷包蛋是13%，乳酪是23%，碎牛肉是22%。在面粉中掺入5%的大豆粉，可使这种混合面粉的蛋白质含量提高19%。

蛋白质是组成人体细胞、组织的重要物质，是生命的存在方式。与生命有关的许多活性物质，如酶、抗体、激素等，都主要是由蛋白质构成的。人体的代谢活动、生理功能、抗病能力、酸碱度调节、体液平衡以及遗传信息传递等，都同蛋白质密切相关。从这个意义上讲，大豆是人们日常饮食中不可缺少的食品。

除了大量的蛋白质和脂肪以外，大豆中还有胡萝卜素、硫铵素、核黄素、尼克酸等为人体所必需也最容易吸收的营养素。这更是瘦肉、鸡蛋、牛奶以及其他畜产品所少有的。大豆还含有人体必需的各种矿物质，且其含量远远超过作为主食的米面和玉米等。

据分析，每100克大豆中，含有钾1660毫克，磷532毫克，钙

1

426毫克，镁180毫克，铁11毫克，锌5.07毫克，钠4.8毫克，锰2.37毫克，铜1.14毫克，硒4.22微克，以及多种维生素。从以上数字看，大豆含钙丰富，因而也是人体所需的钙的一个重要来源。以人体所需的铁来说，一个成年人每天需要约10毫克的铁，所以缺铁性贫血患者，在每天的膳食内适当加些大豆，是非常有益的。大豆内所含的维生素A、维生素B、烟酸等，也接近或超过大米、面粉等主粮。

此外，人体摄入蛋白质中的氨基酸，须有一定的比值。大豆蛋白质的氨基酸比值，比较接近人体的需要。它的赖氨酸含量高，蛋白质含量低，大豆配面食用，可大大提高膳食蛋白质的营养价值。大豆脂肪的不饱和脂肪酸含量在85%以上，有很好的降血脂、保护心血管作用。新近美国一项分析表明，每天摄入30～50克大豆能显著降低血清胆固醇、低密度脂蛋白胆固醇、三酰甘油的水平，而不影响高密度脂蛋白胆固醇的水平。大豆脂肪中含有1.8%～3.2%的磷脂，能降低血液中胆固醇含量和血液黏度，促进脂肪吸收，有助于防止脂肪肝和控制体重，并且有溶解老年斑、促进腺体分泌等多种功能。大豆神奇的降脂作用还与血脂水平高低有关，血脂水平越高，大豆降脂作用越显著。据日本学者研究，大豆中蛋白抑制剂是一种预防胃癌的保护因子，所以，大豆制品既是预防、消除亚健康的食品，也是肿瘤和心脑血管病防治专家推荐的理想食品。

食用大豆，需合理地加工和烹调，方能提高其消化吸收率。据分析，大豆中粗纤维含量为4.8%，多聚树胶糖、多聚半乳糖和半乳糖醛酸结合形成的半纤维素含量约10%，它们存在于大豆的细胞膜中，影响人体消化系统对大豆营养的吸收消化。但若对大豆进行加工，如加工成豆浆或做成豆腐等，它的粗纤维及半纤维素构成的细胞膜则被破坏，消化吸收率就可以大大提高。

黑豆：常食可百病不生

黑豆为豆科植物大豆的黑色种子，又称乌豆，是大豆的一种，外皮由深色的蔬果色素花青素所构成。黑豆具有高蛋白、低热量的特性，蛋白质含量高达36%～40%，相当于肉类含量的2倍，鸡蛋的3倍，牛奶的 12 倍；富含 18 种氨基酸。黑豆还含有 19 种油脂，不饱和酸含量达80%，吸收率高达 95% 以上，能充分满足人体对脂肪的需要。此外，还含有较多的钙、磷、铁等矿物质，以及胡萝卜素和维生素 B_1、B_2、B_{12} 等人体所需的营养素。

传统中医学认为，黑豆是一种既便宜又有助于抗衰老，同时具有医、食同补功能的食品。《本草纲目》说："豆有五色，各治五脏，唯黑豆属水性寒，可以入肾。治水、消胀、下气、治风热而活血解毒，常食用黑豆，可百病不生。""黑豆入肾功多，故能治水、消肿下气。治风热而活血解毒"。药理研究结果显示，黑豆具有养阴补气作用，是强壮滋补食品。

1. 预防动脉血管硬化

每 100 克黑豆可提供 1536 焦耳的热量，蛋白质占 36% ~ 40%，是高品质的植物蛋白，易于人体消化吸收。油脂占 15%，主要是不饱和脂肪酸（油酸、亚麻油酸），它可促进血液中胆固醇的代谢。此外，黑豆所含的植物性固醇，可与其他食物中的固醇类相互吸收，从而加速粪便中固醇类的排出，避免过多胆固醇堆积在体内。

2. 抗老防衰

黑豆富含维生素 E、花青素及异黄酮，这些成分具有抗氧化能力。维生素 E 能捕捉自由基，成为体内最外层防止氧化的保护层；黑豆种皮释放的红色花青素，可清除体内自由基，在酸性（胃酸分泌时）环境中抗氧化活性更好，进而增强活力；异黄酮具有多种生理功能，诸如：预防骨质疏松症、防癌与抗氧化，故黑豆可用做特定疾病的保健饮食。研究显示，每天服用 40 克烘烤黑豆，能延缓低密度脂蛋白（坏的胆固醇）的氧化。

3. 预防便秘

黑豆中有 5% 的粗纤维等物质，它们不但帮助肠道蠕动，使体内胀气与毒素顺利排除，而且能改善便秘和肠内菌丛环境，具有整肠作用。

4. 防止大脑老化

黑豆中不饱和脂肪酸在人体内能转化成卵磷脂，它是形成脑神经的主要成分；黑豆所含的矿物质中钙、磷皆有防止大脑老化迟钝、健脑益智的作用。

5. 美容护发

黑豆也含有丰富的维生素 B 群及维生素 E，它们皆为养颜美容所需的营养成分。尤其黑豆中含多量泛酸，对乌发不变白也有帮助。

豇豆：豆中之珍品

豇豆俗称角豆、姜豆、带豆。豇豆分为长豇豆和饭豇豆两种。长豇豆一般作为蔬菜食用，既可热炒，又可焯水后凉拌。饭豇豆一般作为粮食煮粥、制作豆沙馅食用。李时珍称此豆可菜、可果、可谷，备用最好，乃豆中之珍品。阿拉伯人常把豇豆当作爱情的象征，小伙子向姑娘求婚，总要带上一把豇豆；新娘子到男家，嫁妆里也少不了豇豆。

豇豆中含有易于消化吸收的优质蛋白质、适量的碳水化合物及多种维生素、微量元素等，可补充机体的营养成分。豇豆所含的维生素 B_1 能维持消化液的正常分泌和胃肠道的蠕动，抑制胆碱酯酶活性，可帮助消化，增进饮食。豇豆中所含维生素 C 能促进抗体的合成，提高机体抗病毒的能力。豇豆的磷脂有促进胰岛素分泌，参加糖代谢的作用，是糖尿病患者的理想食品。中医认为豇豆有健脾补肾的功效，对尿频、遗精及一些妇科功能性疾病有辅助疗效。

健康小贴士

长豇豆每餐60克，饭豇豆每餐30克。

长豇豆不宜烹调时间过长，以免造成营养损失。

饭豇豆作为粮食，与粳米一起煮粥最适宜，但一次不要吃太多，以免产气胀肚。

豇豆多食则性滞，故气滞、便结者应慎食。

豌豆：高档菜肴原料

豌豆俗称荷兰豆，又名麦豆、寒豆、雪豆，是一种古老的作物，是晋北一带民间百姓的常用食物品种之一。

豌豆的颜色似翡翠，形状似珍珠，含蛋白质、脂肪、糖类、灰分、钙、磷、铁等，营养丰富。其中蛋白质含量为23%～25%，脂肪含量为1%～1.3%，粗纤维为45%。

民间有将豌豆和大米一起煮粥的习惯。用豌豆面稍加白面做豆面

"抿圪料"，是大同一带民间妇女的拿手好戏。豌豆还可用来做豆馅、糕点等。豌豆制成粉丝也是上档次的食品之一，加工成软荚豌豆和豌豆苗则是宾馆、饭店的高档菜肴原料。北京北海仿膳饭庄的名点"豌豆黄"，就是由民间小吃引进皇宫而成为御膳美点的。

嫩豌豆的豆荚可以和豆仁一起吃，吃时只需顺着豌豆的头部，撕去豆筋，便可连荚食。成熟后的豌豆，豆荚变老，只可取豆来吃，这就是我们通常所说的青豆。青豆可治糖尿病、腹泻及胃虚所引起的呕吐，并有益气、止血、利尿、安神、消肿和帮助消化的功用。

豌豆性寒难消化，不宜多食。

蚕豆：增强记忆力

蚕豆又名胡豆、夏豆、罗汉豆，是人类最古老的食用豆类作物。它既可以炒菜、凉拌，又可以制成各种小食品，是一种大众食物。

蚕豆营养丰富，其种子蛋白质含量平均高达30%，是豆类中仅次于大豆的高蛋白食物。维生素含量超过大米和小麦。每100克蚕豆籽粒中就含有维生素 B_1 0.39毫克，维生素 B_2 0.27毫克。蚕豆中还含有大量钙、钾、镁、维生素C和种类较为齐全的氨基酸等。

蚕豆中含有调节大脑和神经组织的重要成分钙、锌、锰等，并含有丰富的胆碱，有增强记忆力的健脑作用。脑力工作者适当进食蚕豆会有一定功效。

蚕豆中的维生素C可以延缓动脉硬化，蚕豆皮中的粗纤维有降低胆固醇、促进肠蠕动的作用。所以，现代人认为蚕豆是抗癌食品之一，对预防肠癌有作用。

蚕豆种子含丰富的淀粉及大量的脂肪，老熟的种子可作粮食，也可磨粉制造粉皮、粉丝、豆酱、酱油及各种糕点。

健康小贴士

蚕豆不可生吃，应将生蚕豆多次浸泡或焯水后再进行烹制。

不可多吃，每次食用量不宜超过30克，以防胀肚伤脾胃。

蚕豆含有致敏物质，过敏体质的人吃了会产生不同程度的过敏等症状，就是俗称的"蚕豆病"。这是因为体内缺乏某种酶所致，是一种遗传缺陷。发生过蚕豆过敏者一定不要再吃。

绿豆：全身是宝

绿豆又名青小豆，为豆科植物绿豆的种子，是我国传统的豆类食物。绿豆中的多种维生素和钙、磷、铁等无机盐都高于粳米。每100克绿豆含蛋白质22.1克，脂肪0.8克，碳水化合物59克，钙49毫克，磷268毫克，铁3.2毫克，胡萝卜素0.22克，硫胺素0.53毫克，核黄素0.12毫克，尼克酸1.8毫克。绿豆所含的蛋白质主要为球蛋白类，其中富含蛋氨酸、色氨酸、赖氨酸、亮氨酸、苏氨酸等。

绿豆不仅营养丰富，而且还是夏日解暑佳品。中医认为，绿豆性味甘、凉，入心、胃经，有清热解暑，利尿通淋，解毒消肿之功，适用于热病烦渴、疮痈肿毒及各种中毒等，为夏日解暑除烦，清热生津的佳品。

《本草纲目》言其"治痘毒，利肿胀，为食中要药；解金石砒霜草木诸毒……真济世之良谷也"。经常在有毒环境下工作或接触有毒物质的人，应多食用绿豆来解毒保健。绿豆中的钙、磷等可以补充营养，增强体力。

据近代研究，绿豆具有解毒、防止酸中毒、促进生发、构成组织、使骨骼和牙齿坚硬、帮助血液凝固等作用。药理分析表明，绿豆有防止实验性动脉粥样硬化症、避免血脂上升的作用，还能使已升高的血脂迅速下降。其提取液有明显的解毒保肝作用。此外，绿豆皮对葡萄球菌有较好的抑制作用。

绿豆入药，可谓全身是宝。绿豆粉清诸热，解药毒，治疮肿，疗烫伤；绿豆皮解热毒，明目翳，与菊花做成枕头用，可降血压，明头目；绿豆花可解酒毒；绿豆煮汁或绿豆叶绞汁和醋少许服，可治呕吐下泻；绿豆芽为美容减肥佳品。

赤豆：利小便，排脓散血

赤豆又名小豆、红豆、红小豆、赤菽，因其富含淀粉，又被人们称为"饭豆"，被李时珍称为"心之谷"。赤豆是人们生活中不可缺少的高营养、多功能的小杂粮。中国人食用赤豆历史久远。赤豆饭、赤豆粥、麦饭赤豆羹等，都是人们主要的食品形式之一。

赤豆除富含碳水化合物、脂肪、蛋白质、维生素外，还有别的豆类少有或没有的三萜皂甙、烟酸等。并且赤豆富含铁质，是补血佳品。每100克赤豆中含蛋白质 20.2 克，脂肪 0.6 克，碳水化合物 63.4 克，铁 7.4 毫克，钙 74 毫克，磷 305 毫克，钾 860 毫克，镁 138 毫克，锌 2.2 毫克，硒 3.8 微克，烟酸 2.1 毫克，维生素 A13 微克，胡萝卜素 80 微克，维生素 B_1 0.16 毫克，维生素 B_2 0.11 毫克，尼克酸 2.0 毫克，维生素 E14.36 毫克，膳食纤维 7.7 克，能量 1293 焦耳。另外，还含铜、菸酸、皂素等。

赤豆有很好的药用价值，《本草纲目》说它"治产难，下胞衣，通乳汁"，"行津液，利小便，消胀、除肿、治呕，而治下痢肠，解酒病，除寒热痈肿，排脓散血"。

中医认为赤豆性平，味甘酸，无毒，有滋补强壮、健脾养胃、利水除湿、和气排脓、清热解毒、通乳汁和补血的功能。不仅可用于治疗跌打损伤、淤血肿痛，而且对痈疽疮疥及赤肿也有消毒功用，特别有利于各种特发性水肿病人的食疗。

现代研究认为，赤豆中含有多量对于治疗便秘的纤维，以及促进利尿作用的钾。这两种成分均有利于体内多余的胆固醇及盐分排出体外，因此被视为具有解毒的效果。赤豆还可用于治疗心脏性和肾脏性水肿、肝硬化腹水、脚气病浮肿，还可外用治疗疮毒之症。赤豆水提取液对金黄色葡萄球菌、福氏痢疾杆菌和伤寒杆菌等有抑制作用。赤豆煮汤饮服，可用于治疗肾脏病、心脏病、肝脏病、营养不良、炎症等多种原因引起的水肿。

健康小贴士

一般人都可以食用，水肿、哺乳期妇女尤为适合。

宜与其他谷类食品混合食用。制成豆沙包、豆饭或豆粥，是科学的食用方法。

赤豆利尿，一般人每次吃 30 克为宜，尿频的人应少吃。

粳米：养身、治病

粳米又名大米，米质黏性较强，无论煮饭还是熬粥，口感都较好，是我国南方人的主食。粳米最突出的特点，是粗纤维少，各种营养成分的可消化率和吸收率很高。

在每 100 克粳米中，含水分 14 克，蛋白质 6.7 克，脂肪 0.9 克，碳水化合物 77.6 克，粗纤维 0.3 克，钙 7 毫克，磷 136 毫克，铁 2.3 毫克，维生素 B_1 0.16 毫克，维生素 B_2 0.05 毫克，烟酸 1 毫克。

粳米是人们日常生活中主要的粮食品种，不但可以养身体，还可以治病。粳米具有补脾、养胃、滋养、强壮作用。

粳米治病宜做粥食。粳米粥具有补脾、和胃、清肺的功能，是老弱妇孺皆宜的饮食，尤其对病后脾胃虚弱或有烦热口渴的病人更为适宜。

糯米：温胃之妙品

糯米，又称"江米"，性温，味甘，具有补中益气、止汗安胎、和胃暖中等作用。

糯米的营养也很丰富，在每 100 克糯米中，含蛋白质 6.7 克，脂肪 1.4 克，碳水化合物 77 克，钙 19 毫克，磷 155 毫克，铁 6.7 毫克，维生素 B_1 0.19 毫克，维生素 B_2 0.03 毫克，烟酸 2 毫克。

糯米特别适于煮粥，明代李梴《医学入门》中说："盖晨起食粥，推陈致新，利膈养胃，生津液，令人一日清爽，所补不小。"由于糯米滑软柔润，很适合人们尤其是中老年人的口味，是人们煮粥的佳品。《医药六书药性总义》中说："糯米粥为温养胃气之妙品。"

糯米具有温补脾胃，补中益气的功效，适用于气虚所致的泄泻、自汗、体弱、气短等症，是脾胃虚寒者的温补强壮剂。江南产的一种红糯米，又名"枣红糯"，和红糖熬粥吃，可以补血去湿，止胃腹寒痛等症；用枣红糯之粉调糊给孩子吃，可治小儿营养不良；用枣红糯酿酒，可以补血养血、滋补强壮。云南等地产的紫糯米，又称"接骨糯"。将接骨糯加在治跌打损伤的中草药中，敷在伤处，有良好的接骨效果。

黑米：稻米中的珍品

黑米素有贡米、药米、长寿米之美誉，是稻米中的珍品。黑米是一种药、食兼用的大米，具有较高的药用价值，在《本草纲目》中记载：有滋阴补肾、健脾暖肝、明目活血的功效。

黑米营养成分丰富，每 100 克黑米含蛋白质 10.73 克，比白米高

37.0%；含人体必需氨基酸 3.28 克，比白米高 25.4%。另外，黑米中微量元素的含量也非常丰富，如每 100 克黑米含铁 52.46 毫克，钙 310.7 毫克，锌 42.02 毫克，锰 4.975 毫克，铜 34.43 毫克，比白米分别高 138.4%、107.9%、34.8%、41.2%、38.7%。

黑米与普通稻米相比，不仅蛋白质的含量高，人体必需氨基酸齐全，还含有大量的天然黑米色素和维生素等，特别是富含维生素 B_1、维生素 B_2 等。我国民间把黑米俗称"药米""月家米"，作为产妇和体虚衰弱病人的滋补品，也用于改善孕产妇、儿童缺铁性贫血的状况。

黑米中的膳食纤维含量十分丰富。膳食纤维能够降低血液中胆固醇的含量，有助于预防冠状动脉硬化引起的心脏病。黑米中脂溶性维生素特别是维生素 E 的含量非常丰富。据现代医学研究，维生素 E 是一种强抗氧化剂，能够抵抗具有强氧化作用的致癌物质的产生，促进人体能量代谢，促进血液循环，改善新陈代谢，预防血管硬化，防止胆固醇的沉积，减少心血管病的发生。

黑米中还富含人体必需的微量元素，如硒、锌、铁和铜等。研究证明，硒是人体必需的营养素，是一种强抗氧化剂，作用与维生素 E 相似，但效力更大。硒是谷胱甘肽过氧化物酶的组成成分，能防止不饱和脂肪酸的氧化，抑制对机体有损害作用的过氧化物和自由基的产生，保护细胞免受损害。锌、铁和铜对血管的保护作用也已被很多资料证实。

黑米中还含有水溶性黄酮类化合物以及生物碱、植物甾醇等药用成分。黄酮类化合物成分的范围很广，种类和数目非常多，不同成分可能具有不同的生理活性。黑米皮中的总黄酮物质主要是由黑色素组成。据医学研究表明，黄酮类化合物的主要生理功能是它能够维持血管的正常渗透压，减低血管的脆性，防止血管破裂，止血，并有良好的抗氧化性能和清除自由基的作用。

小米：老少皆宜的滋补品

小米，学名粟，又称粟米。粟又称"谷子"，古代又作"禾"，也叫"粱"。现在，人们一般称没有去壳的为谷子或粟，去壳之后称作小米。

小米营养丰富。据测定，其蛋白质含量为 11.2% ~ 13.4%，脂肪含量为 4.5%，所含的蛋白质、脂肪均高于大米、面粉。

小米含有人体必需的 8 种氨基酸，且含量丰富、比例协调。如赖氨酸含量为 0.22% ~5.24%，蛋氨酸含量为 0.4%，色氨酸含量 0.25%，亮氨酸含量 1.87%，苏氨酸、异亮氨酸及缬氨酸等含量为 0.42% ~2.88%。

由于小米不需精制，它保存了许多的维生素和无机盐。小米中脂肪和铁含量比大米高，维生素 B_2 的含量比大米、面粉高 1 ~2 倍，维生素 B_1 的含量为每 100 克含 0.3 ~0.7 毫克，并含有少量胡萝卜素，具有防止消化不良及口角生疮的功能。

小米具有防止反胃、呕吐及滋阴养血功能，可以使产妇虚寒的身体得到调养，帮助她们恢复体力。中医认为小米味甘咸，有清热解渴、健胃除湿、和胃安眠等功效，是老人、病人、产妇宜用的滋补品。小米熬粥营养价值丰富，有"代参汤"之美称。我国北方许多妇女在生育后，都有用小米加红糖来调养身体的传统。

> **健康小贴士**
>
> 适用量为每餐 50 克。
>
> 宜与大豆或肉类食物混合食用。
>
> 小米粥不宜太稀薄。

小米营养虽然丰富，但其蛋白质营养价值并不比大米更好。因为小米蛋白质的氨基酸组成并不理想，赖氨酸含量过低，而亮氨酸含量又过高。所以，产妇产后不能完全以小米为主食，应注意搭配，以免缺乏其他营养。

小麦：制作主食的主要原料

小麦是我国北方人民的主食，自古就是滋养人体的重要食物。《本草拾遗》中提到："小麦面，补虚，实入肤体，厚肠胃，强气力。"小麦营养价值很高，含淀粉、蛋白质、糖类、淀粉酶、蛋白分解酶、脂肪和维生素等，并含有粗纤维、谷甾醇、亚磷脂、尿囊素、精氨酸、麦芽糖酶等，营养丰富，对人体健康很有益处。

小麦不仅是供人营养的食物，也是供人治病的药物。《本草再新》把它的功能归纳为四种：养心、益肾、和血、健脾。《医林纂要》又概括了它的四大用途：除烦、止血、利小便、润肺燥。对于更年期妇女，食用未精制的小麦还能缓解更年期综合征。

进食全麦可以降低血液循环中的雌激素含量，从而达到预防乳腺癌的目的。

小麦碾去皮，磨碎即得面粉。面粉是制作主食的主要原料，按照加工精度不同，一般可分为特制粉、标准粉和普通粉三类。

面粉的主要成分是糖类（占 70% ~80%），另外还有脂肪、B 族维生素和维生素 E 等。由于面粉的加工精度不同，其营养成分含量也不同。特制粉，其淀粉含量多，纤维素含量少；低级面粉，淀粉含量少，纤维素含量多。

据测定，每 100 克标准粉含水分 12 克，蛋白质 9.9 克，脂肪 1.8 克，碳水化合物 74.6 克，钙 38 毫克，磷 268 毫克，铁 4.2 毫克，维生素 $B_1$0.46 毫克，维生素 $B_2$0.06 毫克，尼克酸 2.5 毫克，可供热量 14.81 千焦。

面粉还有很好的嫩肤、除皱、祛斑功效。法国一家面包厂的工人发现，无论他们年纪有多大，手上皮肤也不松弛，甚至还娇嫩柔软，其原因就是他们每天都要揉小麦粉。

健康小贴士

面粉与大米搭配着吃最好。

民间素有"麦吃陈，米吃新"的说法，也就是说，存放时间适当长些的面粉比新磨的面粉品质要好些。

荞麦：粮食中营养最丰富者

荞麦起源于中国，又名三角麦、乌麦、花荞，至今已有 2000 年的历史。荞麦主要有普通荞麦和鞑靼荞麦，前者称甜荞，后者称苦荞。荞麦营养丰富，据分析其籽实含蛋白质 7.94% ~17.15%，脂肪 2.00% ~3.64%，淀粉 67.45% ~79.15%，纤维素 1.04% ~1.33%。

荞麦营养丰富，其蛋白质、脂肪的含量均明显高于大米、白面和小米，碳水化合物的含量高于高粱和玉米。荞麦粉的蛋白质由 19 种氨基酸组成，含有人体必需的 8 种氨基酸，比例合理，接近鸡蛋蛋白的组成，是一般谷物所不及的。特别是赖氨酸的含量，高达 0.67% ~1.17%，远远超过大米和白面。国外营养专家研究表明，荞麦蛋白质的营养效价指数高达 80%～90%（大米为 70%，小麦为 59%），是粮食中蛋白质、氨基酸种类最全面、营养最丰富的。

荞麦的饮食文化源远流长，以荞麦为原料的各种饮食在世界上可谓丰富多彩。日本在除夕之夜，有吃"过年荞麦面条"的习俗。在意大利和瑞士，荞麦面条被称作"皮草齐瑞"，法国的荞麦面食品被称作"加勒太"。德国、奥地利的荞麦饼，都有悠久的历史。

荞麦药用价值也很高，其医疗保健作用很早就被人们认识。《本草纲目》载："苦荞，味苦，平寒""作饭食压丹石毒甚良"。《齐民要术》《植物名实图考》等著作中均有荞麦的药用记载。

现代分析研究证实，荞麦富含具有保健功能的纤维素、多种维生素和矿物质元素，且这些物质的含量均高于其他谷类粮食作物。荞麦面食有杀肠道病菌、消积化滞、凉血、除湿解毒、治肾炎、蚀体内恶肉的功效。荞麦粥营养价值高，能治烧心和便秘，是老人和儿童的保健食品。

特别值得一提的是，荞麦中含有其他粮种少有的芦丁，它具有软化血管、降低人体血脂和胆固醇的作用，对预防和治疗高血压、心血管病、糖尿病有很好的效果。流行病学资料表明，尼泊尔人喜食荞麦，且吃其嫩茎叶，他们得高血压的几率极低。我国凉山彝族人民长期食用荞麦，他们得高血压脑溢血的几率只有 0.9%，糖尿病患者也很少见。

芝麻：延缓细胞衰老

芝麻又称脂麻、胡麻，还有人把它叫油麻。俗语说，不要丢了西瓜去捡芝麻，好像芝麻是无关紧要的东西，但事实却不是这么回事，它的营养价值和药用价值是不可忽视的。芝麻有白芝麻、黑芝麻两种，食用以白芝麻为好，药用以黑芝麻为佳。

芝麻的营养非常丰富。据科学研究发现，每 100 克芝麻中除含有 22 克蛋白质，62 克脂肪外，还含有人体必需的多种矿物质、维生素 B_1、维生素 B_2 和维生素 E 等成分。芝麻中脂肪的主要成分是油酸、亚油酸及甘油酸，均系不饱和酸，不含胆固醇，是中老年人的良好食品。

芝麻香而不腻，十分可口，经过加工榨出的油叫"香油"或"小磨麻油"，有浓郁的芳香，可以调制各种美味佳肴与可口食品，我国人民自古以来都喜欢食用。芝麻也可加工成"芝麻酱"，它不仅是凉拌菜、面、油卷的美味调料，而且也是一种极好的婴幼儿营养食品。芝麻酱的含铁量是牛奶的58倍，牛肉的25倍，在常见的食物中名列前茅；含钙量比蔬菜和豆类都高得多，仅次于虾皮，经常食用对骨骼、牙齿的发育都大有益处。

芝麻的药用价值，自古以来就备受重视。《本草纲目》记载：芝麻"补五脏、益气力、长肌肉、填髓脑"。中医认为，芝麻尤其是黑芝麻，性味甘、平，为滋养强壮剂，有补血、祛风、润肠、生津、补肝肾、通乳、养发等功用，适用于身体虚弱、头发早白、贫血萎黄、津液不足、大便燥枯、头晕耳鸣等症。产后妇女多吃芝麻，也可起到催乳的作用。黑芝麻对慢性神经炎、末梢神经麻痹等症也有一定的疗效。

现代医学研究表明，常吃芝麻可防治高血压、动脉硬化、高血脂、神经衰弱、贫血、早年白发、末梢神经炎等病症。科学家还发现，芝麻中所含的维生素E是一种长寿因子。有些国外学者认为，它不仅能促进毛细血管的增生，改善血液循环，抑制过氧脂质沉淀在血管上形成血栓，防止动脉粥样硬化的发生，而且还可以延缓细胞衰老，使人精力充沛，耐力持久。

芝麻含有抗衰老功能因子。芝麻中含有大约1%的芝麻木聚糖，它与维生素E一样具有强大的抗氧化，抑制胆固醇的形成，促进乙醛分解功能，对于防止器官老化、皮肤粗糙和皱纹出现都有明显的效果。因此，芝麻是保持皮肤细腻的美容食品。每天吃炒芝麻20克，并逐步增加到40克，连吃两周后，皮肤就会呈现出油亮的光泽；连吃五个月后，曾经是粗糙、干裂的皮肤就会变得细腻柔软，弹性增加。

科学研究还表明，蛋白质、氨基酸、维生素和微量元素等营养物质对人的记忆力影响很大，而这些营养成分在芝麻中的含量特别高。因此，芝麻对于老年人、儿童营养大脑，提高记忆力尤为重要。老年人常食芝麻不易得老年痴呆症。儿童常食，记忆力则明显高于不服食芝麻者。

花生：田中之肉

花生又名落花生、地果、长寿果、唐人豆等，素有"中国坚果"

"田中之肉"美称。花生具有很高的营养价值，内含丰富的蛋白质和脂肪。每 100 克花生中含蛋白质 27.6 克，脂肪 41.2 克，碳水化合物 23.0 克，钙 71 毫克，磷 399 毫克，铁 2.0 毫克，胡萝卜素 9.10 毫克，硫胺素 0.21 毫克，核黄素 0.14 毫克，尼克酸 13.1 毫克。脂肪中含多种脂肪酸，其中以多不饱和脂肪酸含量较多，如亚油酸含量可达 37.6%，易为人体消化吸收。此外，还含有丰富的维生素 E、泛酸、生物素、胆碱、嘌呤、甜菜碱等物质。

在花生所含的营养成分中，脂肪是大豆的 2 倍，鸡蛋的 5 倍，蛋白质是小麦的 2 倍，大米的 3 倍，其他如钙、磷、铁等矿物质的含量比猪肉、鸡肉等动物性食物要高。花生蛋白中含有的赖氨酸、蛋氨酸等人体必需氨基酸的种类齐全，比例也较为合理，消化吸收率高达 90%。在花生的脂肪中亚油酸的含量非常丰富，而亚油酸又是一种人体最为主要的必需脂肪酸。花生中还含有丰富的胆碱、卵磷脂等物质，具有增强记忆、延缓衰老、滋润皮肤的作用。另外，花生中含有比大豆更少的抗营养因子，被认为是一种极具开发潜力的乳糖不耐症消费者的蛋白基料和牛乳等动物奶类的替代品。

《本草纲目》云：花生性平，味甘，悦脾，润肺，养胃，利肾去水，理气通乳，治诸血症。美国科学家也曾发现，花生不仅具有防治动脉硬化、心脑血管疾病以及血小板凝集止血作用，还含有一种生物活性很强的天然多酚类物质——白藜芦醇，这种物质可有效预防一些肿瘤疾病的发生，因而花生被列为"美国 100 种最热门有效的抗衰老食物"之一。

健康小贴士

花生营养又保健，但也不宜多吃，每天 80~100 克即可。

带红衣的花生与红枣配合食用，既可补虚，又能止血，最宜于身体虚弱的出血病人。

花生炒熟或油炸后，不宜多食。

在花生的诸多吃法中，以炖吃为最佳。这样既避免了主要营养素被破坏，又具有了不温不火、口感潮润、易于消化的特点，老少皆宜。

花生含油脂多，消化时需要多耗胆汁，故胆病患者不宜食用。

花生能增进血凝，促进血栓形成，故血黏度高或有血栓的人不宜食用。

花生霉变后含有大量致癌物质——黄曲霉素，所以霉变的花生千万不要吃。

红薯：长寿之食

红薯又称番薯、山芋、地瓜、金薯、甘薯等，在植物学上的正式名字叫甘薯。我国大江南北皆有其踪迹，且品种颇多，形状有纺锤、圆筒、椭圆、球形之分，皮色有白、淡黄、黄、红、紫红之别，肉色有黄、杏黄、紫红诸种。

红薯中含多种人体需要的营养物质。每 100 克红薯含蛋白质 1.7 克，脂肪 0.3 克，碳水化合物 24.3 克，纤维素 3.0 克，维生素 C22.7 毫克，维生素 E0.3 毫克，钙 22 毫克，钾 204 毫克，磷 28 毫克。特别是红薯含有丰富的赖氨酸，比大米、白面要高得多。中医学认为，红薯"补虚通便，益气力，健脾胃，滋肺肾，功同山药，久食益人，为长寿之食"。

红薯对人体有较好的滋补作用，特别是在寒冷的冬季，适当地吃些红薯，既可御寒又可防病。李时珍在《本草纲目》中说："红薯蒸、切、晒，充作粮食，称为薯粮，使人长寿少病"。红薯可生吃，也可熟吃；可蒸、可煮、可烤，也可切片，晒干，煮着吃、蒸着吃。

食物纤维，对于现代人来说显得尤为宝贵。医学研究证实，缺乏具有通便作用的食物纤维，可诱发各种生活习惯病和大肠癌。红薯经过蒸煮后，部分淀粉发生变化，与生食相比可增加 40% 左右的食物纤维。多种不溶于水的纤维的增加，可有效刺激肠道，促进排便。人们在切红薯时会发现，从皮下渗出一种白色液体，这种白色液体中的紫茉莉甙，具有缓下作用。食物纤维与紫茉莉甙的作用相加，使得红薯的通便作用具有不急不缓的良好效果。

现代医学研究表明，红薯具有消除活性氧的作用。活性氧是诱发癌症、衰老和动脉硬化的原因之一。一项针对小白鼠细胞的试验显示，在总共 82 种用于试验的蔬菜汁及植物成分中，红薯抑制癌细胞增殖的作用最明显。此外，红薯还能抑制肌肤老化。利用小白鼠进行的动物试验证实，红薯中的绿原酸可抑制被认为能导致出现雀斑和老年斑的黑色素的产生。

红薯又是保健长寿食品，红薯中所含的独特的生物类黄酮成分是一种与肾上腺所分泌的激素相似的类固醇，这种物质既防癌又益寿。红薯含有大量的黏液蛋白，这种黏液蛋白能维持人体心血管壁的弹性，可抑制胆固醇的沉积，阻止动脉硬化的发生。红薯还是一种碱性食品，食红薯，能与肉、蛋、米、面所产生的酸性物质中和，调节人体的酸碱平衡，对维持人体健康有重要意义。

红薯中含有大量的维生素 C，经常吃红薯，可补充人体维生素 C 的缺乏。红薯中的淀粉加热后呈糊状，能使不耐热且易溶于水的维生素 C 得到很好保护。

红薯还是一种理想的减肥食品。它的热量只有大米的 1/3，而且因为其富含纤维素和果胶，能有效阻止糖分转化为脂肪。

缺少蛋白质和脂质是红薯的不足之处。但在人们不再把红薯作为主食的今天，这一缺点完全可以通过其他膳食加以补充。营养专家建议，同时食用牛奶和红薯，既有利于进食，又可增加甜味。由于牛奶中含有丰富的蛋白质和脂肪成分，这种一举三得的进食方法值得加以推荐。

健康小贴士

吃红薯一定要蒸熟煮透。因为红薯中淀粉的细胞膜不经高温破坏，难以消化。

红薯中含有气化酶，不经高温破坏，吃后有时会发生烧心、吐酸水、肚胀等现象。但只要吃得适量（每次 1 个，约 150 克为宜），而且和米面搭配着吃，并配以咸菜或喝点菜汤即可避免。

红薯在胃中会产生酸，所以胃溃疡及胃酸过多的患者不宜食用。

烂红薯（带有黑斑的红薯）和发芽的红薯可使人中毒，不可食用。

红薯等根茎类蔬菜含有大量淀粉，可以加工成粉条食用，但制作过程中往往会加入明矾，若过多食用会导致铝在体内蓄积，不利健康。

玉米：粗粮中的保健佳品

玉米，又名苞谷、棒子、玉蜀黍。玉米是粗粮中的保健佳品。德国营养保健协会的一项研究表明，在所有主食中，玉米的营养价值最高，保健作用最好。

玉米中含有大量的营养保健物质，除了含有碳水化合物、蛋白质、脂肪、胡萝卜素外，玉米中还含有核黄素等营养物质。这些物质对预防心脏病、癌症等疾病有很大的好处。专家们对玉米、稻米等多种主食进行了营养价值和保健作用的各项指标对比，结果发现，玉米中的维生素含量非常高，为稻米、面粉的 5～10 倍。研究还显示，特种玉米的营养价值要高于普通玉米。比如，甜玉米的蛋白质、植物油及维生素含量就比普通玉米高 1～2 倍，"生命元素"硒的含量则高 8～10 倍。此外，鲜玉米的水分、活性物、维生素等各种营养成分也比老熟玉米高很多。因为在贮存过程中，玉米的营养物质含量会快速下降。

玉米含有 7 种"抗衰剂"。在当今被证实的最有效的 50 多种营养保健物质中，玉米含有 7 种：钙、谷胱甘肽、纤维素、镁、硒、维生素 E 和脂肪酸等。玉米含有丰富的钙质，经测定，每 100 克玉米能提供近 300 毫克钙，几乎与乳制品中所含的钙差不多，丰富的钙可起到降血压作用。

玉米中还含有丰富的脂肪。玉米脂肪中含有 50% 以上的亚油酸、卵磷脂和维生素 E 等营养素，这些物质均具有降低胆固醇，防止高血压、冠心病、细胞衰老及脑功能退化等效果，并有抗血管硬化的作用。磨得很粗的玉米面中含有大量白胺酸和麸胱甘肽，能抑制抗癌药物对人体产生的副作用，还能抑制肿瘤生长。

玉米中所含的胡萝卜素，被人体吸收后能转化为维生素 A，它具有防癌作用。纤维素能加速致癌物质和其他毒物的排出。天然维生素 E 则有促进细胞分裂、延缓衰老、降低血清胆固醇、防止皮肤病变的功能，还能减轻动脉硬化和脑功能衰退。研究人员指出，玉米含有的黄体素等可以抵抗眼睛老化。此外，多吃玉米还能抑制抗癌药物对人体的副作用，刺激大脑细胞，增强人的脑力和记忆力。

玉米中富含的维生素 C 等，有长寿、美容作用。玉米胚尖所含的营养物质可增强人体新陈代谢，调整神经系统功能，起到使皮肤细嫩光滑，抑制、延缓皱纹产生作用。玉米有调中开胃及降血脂、降低血清胆固醇的功效。

健康小贴士

玉米熟吃比生吃好。尽管烹调使玉米损失了部分维生素 C，但却使它获得了更有营养价值的抗氧化剂。不论油炸还是水煮，玉米都会释放出更多的营养物质。高温烹调后，玉米抗氧自由基的活性升高了很多。同时，烹饪过的玉米还能释放出一种酚类化合物赖氨酸，它对癌症等疾病具有一定疗效。

高粱：五谷之精

高粱原名蜀黍、芦稷、芦粟，有黄、红、白、黑等不同品种，主要产于我国东北地区。高粱自古有"五谷之精""百谷之长"的盛誉，含有丰富的蛋白质、碳水化合物、钙、磷、铁等，具有凉血、解毒之功，用于防治多种疾病，并具有和胃、健脾、消积止泻等功效。

高粱营养丰富、用途广泛，主要包括糖用高粱和粒用高粱两种。

糖用高粱又称甜高粱，其茎秆粗壮，植株较高，茎秆多汁液且富含糖分（8%～19%），可生产糖浆或蔗糖，也可生食、酿酒用，还是一种优良饲料。

粒用高粱的籽粒加工后即成高粱米，加工成的高粱面，能做成花样繁多、群众喜爱的食品，比如，可以加工成粉条、粉面等。

据测定，每 100 克高粱米（红）约含热量 1506 焦耳，蛋白质 8 克，脂肪 3 克，碳水化合物 76 克，钙 7 毫克，磷 180 毫克，铁 4 毫克。高粱中脂肪和铁的含量略高于稻米，但高粱中的淀粉由于细胞膜较硬，不易被人体消化吸收。高粱的皮层中还含有单宁酸，有涩味，故加工粗糙的高粱，涩口难吃，且极易引起便秘。因此，粒用高粱要求适口性好，角质率为 60%～80%，蛋白质含量高于 10%，赖氨酸含量高，单宁酸含量较低。高粱煮粥滋养身体，脾虚有水湿者宜常食。

高粱籽粒淀粉含量为 78%，比玉米高 5% 左右，是酿酒、做醋和淀粉工业的重要原料。我国特产的茅台、泸州特曲、竹叶青等名酒都是以高粱籽粒为主要原料酿造的。

蔬菜类

大白菜：菜中之王

大白菜又称结球白菜、黄芽菜，古时又叫菘。大白菜素有"菜中之王"的美名，据说这是齐白石老先生提出来的。齐老有一幅写意的大白菜图，并题句说："牡丹为花中之王，荔枝为百果之先，独不论白菜为蔬之王，何也？"于是"菜中之王"的美名不胫而走，流传开来。在我国北方的冬季，大白菜更是餐桌上必不可少的，故有"冬日白菜美如笋"之说。大白菜具有较高的营养价值，有"百菜不如白菜"的说法。

大白菜的营养价值很高，含蛋白质、脂肪、膳食纤维、水分、钾、钠、钙、镁、铁、锰、锌、铜、磷、硒、胡萝卜素、尼克酸、维生素 B_1、维生素 B_2、维生素 C 和微量元素钼等。由于大白菜营养丰富，味道清鲜适口，做法多样，又耐贮藏，所以是人们常年食用的蔬菜。

秋冬季节空气特别干燥，寒风对人的皮肤伤害很大。白菜中含有丰富的维生素 C 等，多吃白菜，可以起到很好的护肤和养颜作用。

白菜中的纤维素不但能起到润肠、促进排毒的作用，还能促进人体对动物蛋白质的吸收。

美国纽约激素研究所的科学家发现，中国和日本妇女乳腺癌发病率之所以比西方妇女低得多，是由于她们常吃白菜的缘故。白菜中有一些微量元素，能帮助分解同乳腺癌相联系的雌激素。

《本草拾遗》中说大白菜"甘渴无毒，利肠胃"。祖国医学认为，大白菜味甘、性平，有养胃利水、解热除烦之功效，可用于治疗感冒、发烧口渴、支气管炎、咳嗽、食积、便秘、小便不利、冻疮、溃疡出血、酒毒、热疮。民间也常说：鱼生火，肉生痰，白菜豆腐保平安。

健康小贴士

切白菜时，宜顺丝切，这样做白菜易熟且美观。

白菜含热量低，是肥胖病及糖尿病患者很好的辅助食品。

烹调白菜时不宜用煮焯、浸烫后挤汁等方法，以避免主要营养素的大量损失。

白菜在腐烂的过程中会产生亚硝酸盐，它能使血液中的血红蛋白丧失携氧能力，使人体发生严重缺氧，甚至有生命危险。所以，千万不能吃腐烂的白菜。

洋葱：蔬菜皇后

洋葱又称圆葱、葱头，是一种集营养、医疗和保健于一身的特色蔬菜。在欧美等国家和地区，它被誉为"蔬菜皇后"，并有"一日不见洋葱，整天情绪不佳"的神奇作用。

据科学测定表明，每 100 克新鲜洋葱含水分 88 克，蛋白质 1.8 克，碳水化合物 8.0 克，钙 40 毫克，磷 50 毫克，铁 1.8 毫克，硫胺素 0.03 毫克，核黄素 0.02 毫克，尼克酸 0.2 毫克，抗坏血酸 8 毫克和微量的胡萝卜素。

洋葱原本只是一种调味品，而且因其冲鼻的气味而为一部分人拒绝，它的医疗价值和保健作用是近年来才逐渐为人们所认可的。洋葱几乎不含脂肪，却含有前列腺素 A、二烯丙基二硫化物及硫氨基酸等成分。其中，前列腺素 A 是一种较强的血管扩张剂，可以降低人体外周血管和心脏冠状动脉的阻力，对抗体内儿茶酚胺等升压物质，并能促进引起血压升高的钠盐等物质的排泄，所以具有降低血压和预防血栓形成的作用。二烯丙基二硫化物及硫氨基酸等物质，具有抗血管硬化及降低血脂的奇异功能。

洋葱中的蒜素及多种含硫化合物在较短时间内可杀死多种细菌和真菌，洋葱中所含的这些植物杀菌素还具有刺激食欲、帮助消化的作用。同时，由于它经由呼吸道、泌尿道、汗腺排出时，能刺激管道壁分泌，所以又有祛痰、利尿、发汗、预防感冒以及抑菌防腐的作用。

洋葱中含有微量元素硒。硒是一种抗氧化剂，它的特殊作用是能使人体产生大量谷胱甘肽，谷胱甘肽的生理作用是输送氧气供细胞呼吸。人体内硒含量增加，癌症发生率就会大大下降。此外，洋葱含有大量的类黄酮，包括槲黄素在内，实验证明，这种化合物可消除好些强致癌物及肿瘤刺激物的作用，因此在癌症研究方面受到广泛重视。

洋葱还具有降血糖作用，因洋葱中含有与降血糖药甲磺丁脲相似的有机物，并在人体内能生成具有强利尿作用的皮苦素。糖尿病患者每餐食洋葱 25～50 克能起到较好的降低血糖和利尿作用。经研究发现，高血脂患者食用一段时间洋葱后，其体内的胆固醇、甘油三酯和脂蛋白均有明显降低。日本的医学专家认为，常食洋葱可以稳定血压，减低血管脆性，对人体动脉血管有很好的保护作用。

辣椒：蔬菜之冠

辣椒俗称番椒、尖椒、大椒、辣子、唐辛。青辣椒可以作为蔬菜食用，干红辣椒则是许多人都喜爱的调味品。辣椒营养价值很高，堪称"蔬菜之冠"。印度人称辣椒为"红色牛排"，墨西哥人将辣椒视为国食。在我国，辣椒在许多地区都是非常重要的调味品，甚至没有它就无法下饭，可见人们对它的钟爱。

辣椒鲜果每 100 克含水分 85.5 克，蛋白质 1.9 克，脂肪 0.3 克，碳水化合物 11.6 克，钙 20 毫克，磷 40 毫克，铁 1.2 毫克，胡萝卜素 1.43 毫克，维生素 C171 毫克。此外，还含有硫胺素、核黄素、尼克酸、苹果酸、柠檬酸和辣椒红素等。辣椒中维生素的含量比茄子多 35 倍，比西红柿多 9 倍，比大白菜多 3 倍，比白萝卜多 2 倍。

辣椒的营养比较丰富，尤其是维生素 C 的含量很高，不仅在蔬菜中名列前茅，而且比柠檬、柚子的维生素 C 含量都高。干辣椒中富含维生素 A。辣椒以青果或红果供食用，可以生食、炒食、腌食、酱食，还可加工成辣椒酱、辣椒油、辣椒粉、辣椒干等，作为调味品和防腐剂。

辣椒之所以能增进食欲，振奋精神，促进人体血液循环，是因为辣椒果皮及胎座组织中含有 0.3% ~ 0.4% 的辣椒素。辣椒既是人们喜爱的蔬菜，又是不可缺少的调味品。

辣椒具有解热镇痛功效。辣椒辛温，能够通过发汗而降低体温，并缓解肌肉疼痛。辣椒具有促进血液循环的作用，可以改善怕冷、冻伤、血管性头痛等症状。辣椒的有效成分——辣椒素是一种抗氧化物质，能降低癌症细胞的发生率。辣椒含有丰富的维生素 C，可以控制心脏病及冠状动脉硬化，降低胆固醇。

辣椒味道辛辣，刺激性强，具有很好的开胃引发食欲功能，是一种很多人都喜欢的蔬菜。

据报道，辣椒除了有杀菌作用外，其中所含的辣椒素可以促进荷尔蒙的分泌，加速新陈代谢，达到燃烧体内脂肪的效果，从而起到减肥作用。

[健康小贴士]

吃饭不香、饭量减少时，在菜里放上一些辣椒能改善食欲，增加饭量。

加工青辣椒时要掌握火候。

过多的辣椒素会剧烈刺激胃肠黏膜，引起胃疼、腹泻并使肛门烧灼刺疼，诱发胃肠疾病。所以，鲜辣椒以每次摄入100克，干辣椒以每次摄入10克为宜。

辣椒是大辛大热之品，凡患食管炎、胃溃疡以及痔疮等病者均应少吃或忌食辣椒；患有火热病症或阴虚火旺、高血压病、肺结核病的人也应慎食。

西红柿：神奇的菜中之果

西红柿又名番茄，被称为"神奇的菜中之果"。它肉厚汁多，吃法多样，生吃熟吃均可，且其味道甜中带酸，营养丰富，是夏季最畅销的蔬菜。

西红柿营养丰富。每100克番茄含水分95克，蛋白质1.2克，脂肪0.4克，碳水化合物2.2克，粗纤维0.6毫克，钙23毫克，磷26毫克，铁0.5毫克，胡萝卜素0.11毫克，维生素$B_1$0.05毫克，维生素$B_2$0.01毫克，尼克酸0.5毫克，维生素C17毫克，可供热量71千焦。其中维生素C的含量相当于等量苹果的2.5倍，等量西瓜的10倍。一个成年人若每天食用300克西红柿，便可满足人体一天对维生素及矿物质的需求。

西红柿可养颜美容、消除疲劳、增进食欲、提高对蛋白质的消化、减少胃胀食积。其特性介于果实与蔬菜间，可蔬可果，适合调制养生食品。西红柿中还含有可预防高血压的维生素P，它是维护细胞正常代谢不可缺少的物质，可使沉淀于皮肤的色素、暗斑减退，从而起到预防老年斑出现的作用，是不可或缺的美容佳品。

现代研究发现，番茄中含有较多苹果酸、柠檬酸等有机酸，它们除了保护维生素C不被破坏外，尚可软化血管，促进钙、铁元素的吸收，帮助胃液消化脂肪和蛋白质。

番茄红素也是一种抗氧化剂，可抑制某些能致癌的氧自由基，防止癌的发生。西红柿也含有谷胱甘肽，具有推迟细胞衰老、降低恶性肿瘤发病率的作用。

健康小贴士

熟食西红柿有利有弊。因为加热食用能提高血液里番茄红素的浓度，但也会使西红柿里的维生素C受损。不过总体上讲，熟着吃比生吃营养价值要高。

贮存或烹制西红柿时，应尽量避免光照及与铁、铜离子的接触。

小的、颜色发黄的西红柿叫圣女果，它的营养价值优于普通西红柿。

无论什么品种的西红柿，红色的比其他颜色的营养价值高，而且颜色越红营养价值越高。没成熟的青西红柿里有毒，应避免食用。

番茄红素在番茄中的含量随品种和成熟度的不同而不同，番茄的成熟度越高，番茄红素的含量也越高。

西红柿的皮含大量番茄红素，吃的时候最好多洗洗，别把皮去掉了。

菠菜：养颜佳品

菠菜又称菠、波斯菜、赤根菜等。菠菜具有肥嫩的绿叶、粉红色的根，故有"红嘴绿鹦哥"之美称。菠菜的种类很多，按其叶子的形状可分为大叶、圆叶、尖叶三种；按栽种的季节又可分为春、夏、秋、冬四季菠菜，其中以绿色叶肥、鲜嫩、无虫病的秋种者为佳。

菠菜营养丰富，是一种有利于健康的蔬菜，还是一种较好的保健食品。每100克菠菜含水分91.5克，蛋白质2.4克，脂肪0.3克，碳水化合物4.3克，粗纤维0.2毫克，钙103毫克，磷38毫克，铁1.9毫克，胡萝卜素3毫克，维生素$B_1$0.02毫克，维生素$B_2$0.14毫克，尼克酸0.6毫克，维生素C 38毫克，可供热量125千焦。

菠菜的食用方法有多种，可炒菜、凉拌、烧汤、制馅等。

菠菜可利五脏，通血脉，止渴润肠，下气调中，能够促进生长发育，增强抗病能力，是糖尿病、高血压病人的良好食物，对便秘、痔疮病人也非常有益。古代阿拉伯人称它为"蔬菜之王"。菠菜不仅含有大量的β-胡萝卜素和铁，也是维生素B_6、叶酸、铁和钾的极佳来源。

菠菜对缺铁性贫血有改善作用，能令人面色红润、光彩照人，因此被推崇为养颜佳品。菠菜叶中含有铬和一种类胰岛素样物质，其作用与胰岛素非常相似，能使血糖保持稳定。丰富的 B 族维生素含量使其能够防止口角炎、夜盲症等维生素缺乏症的发生。菠菜中含有大量的抗氧化剂如维生素 E 和硒元素，具有抗衰老、促进细胞增殖作用，既能激活大脑功能，又可增强青春活力，有助于防止大脑的老化，防治老年痴呆症。菠菜中的叶酸可帮助防止胎儿先天缺陷，并预防某些癌症和心脏病。哈佛大学的一项研究还发现，每周食用 2 ~ 4 次菠菜的中老年人，因摄入了维生素 A 和胡萝卜素，可降低视网膜退化的危险，从而保护视力。

菠菜味涩，是因为含草酸多的缘故。草酸在人体内不易分解，而且对血液维持的弱碱性不利，还易与钙和镁化合成草酸钙和草酸镁，使钙和镁失去被人体利用的价值。所以吃菠菜前，最好先用开水烫一下或用水煮一下，捞出再炒，这样既可保全菠菜的营养成分，又除掉了 80% 以上的草酸。多吃一些碱性食品，如海带、紫菜等，也可以促使草酸钙溶解排出，防止结石。婴幼儿和缺钙、软骨病、肺结核、肾结石、腹泻的人不宜生吃菠菜。

健康小贴士

菠菜最好不要与豆腐共煮。

香油拌菠菜，做法简便。拌菠菜，之所以选用香油，是因为香油有润燥通便的作用，能解肠内热，不仅能增加菠菜的润肠效果，还可增添菠菜鲜香滑嫩的风味。

虽然菠菜含铁量很高，但其中能被吸收的铁并不多，而且还会干扰锌和钙的吸收，所以不宜用来补铁补血，尤其是不宜给小孩多吃。

菠菜烹熟后软滑易消化，特别适合老、幼、病、弱者食用。电脑工作者、爱美的人应常食菠菜。糖尿病人经常吃些菠菜有利于血糖保持稳定。

老人与妇女常吃菠菜有益，但应注意两点：一是每次食量不宜大，以 100 ~ 150 克为佳；二是脾胃虚弱者不宜吃，因菠菜性寒，可能导致腹痛和泄泻。

芹菜：夫妻菜

芹菜又名药芹、香芹，是常用蔬菜之一。芹菜既可热炒，又能凉拌，深受人们喜爱。近年来诸多研究表明，芹菜是一种具有很好药用价值的植物。

芹菜有水芹、旱芹两种，性能相似，但药用以旱芹为佳。旱芹香气较浓，故又称"药芹""香芹"。家生芹菜无论旱芹、水芹均营养丰富，并有一定医疗作用。野生芹菜却有剧毒，误食甚至会危及生命。

芹菜含有丰富的维生素、蛋白质、脂肪和矿物质。每100克芹菜中含蛋白质2.2克，钙8.5毫克，磷61毫克，铁8.5毫克。其中蛋白质的含量比一般瓜果蔬菜高1倍，铁含量为番茄的20倍左右，芹菜中还含有丰富的胡萝卜素和多种维生素等，对人体健康十分有益。芹菜中含有挥发性的甘露醇，别具芳香，能增强食欲，还具有保健作用。

芹菜具有一定的药用价值，如止咳平喘、扩张冠状血管、增加心脑血流量、降低转氨酶等。中医学认为，芹菜有平肝清热、祛风利湿、降压利尿的作用。现代医学发现，芹菜叶、茎含有芹菜苷、佛手苷内酯和挥发油，有降压、利尿、健脾、增强食欲的作用，还可作为高血压、动脉硬化、神经衰弱、月经不调和痛风患者的食疗佳品。

芹菜含有锌元素，是一种改善性功能食品，能促进人的性兴奋，西方称之为"夫妻菜"，曾被古希腊的僧侣列为禁食。泰国的一项研究发明，健康状况良好、有生育能力的年轻男性连续多日食用芹菜能抑制睾丸酮的生成，从而起到杀精作用，精子数量会明显减少，甚至到难以受孕的程度，可能对避孕有所帮助。但这种情况在停食芹菜后几个月又会恢复正常。

很多人吃芹菜时只吃茎而扔掉叶子，其实，从营养学角度来说，芹菜叶比茎的营养要高出很多倍。营养学家曾对芹菜的茎和叶片进行过13项营养成分的测试，发现芹菜叶的营养成分中，有10项指标超过了茎。其中，芹菜叶中胡萝卜素含量是茎的88倍，维生素C含量是茎的13倍，维生素B_1含量是茎的17倍，蛋白质含量是茎的11倍，钙含量则超过茎2倍。

此外，经研究发现，芹菜叶对癌症还具有一定的抑制作用，抑制率可以达到73%。把它榨汁后做成饮料，有很好的兴奋作用。所以，芹菜叶入菜营养胜过芹菜茎，那种只吃芹菜茎，不吃芹菜叶的习惯应该改掉。

一般人均可食用芹菜，每餐以 50 克为宜。

芹菜有降血压作用，故血压偏低者慎用。

芹菜性味辛香，具有温热健胃之功，偏寒病者食之尤其有益。

韭菜：洗肠草

在北方，韭菜是过年包饺子的主角。其颜色碧绿、味道浓郁，无论用于制作荤菜还是素菜，都十分提味。初春的早茬鲜韭，脆嫩爽口，更是人们"尝春"的鲜菜佳品。唐朝诗人杜甫就曾留下"夜雨剪春韭，新炊间黄粱"的诗句。

我国韭菜的品种十分丰富，一般可分为宽叶韭与细叶韭两大类。宽叶韭，叶宽而柔软，叶色淡绿，纤维少，品质优，多见于北方；细叶韭，叶片狭长，叶色深绿，富有香味，在南方比较多见。

韭菜含有丰富的营养物质。每 100 克鲜韭菜中含胡萝卜素 3.12 毫克，维生素 $B_2$0.09 毫克，维生素 C39 毫克，钙 84 毫克，磷 43 毫克，铁 8.9 毫克，可食纤维 1.2 克。此外，韭菜还含有较多的脂肪、蛋白质和一种辛香挥发物质——硫化丙烯。硫化丙烯是韭菜辛香味的来源，有促进食欲及杀菌的功效。

韭菜不仅营养价值高，同时还有一定的药用效果。韭菜中的硫化物具有降血脂的作用，适用于治疗心脑血管病和高血压；韭菜中含有大量的可食纤维，这些纤维能促进肠胃蠕动，使其排空时间变短，缩短食糜中胆固醇和胆酸同细菌作用的时间，减少有毒物质被人体吸收的机会，对便秘、结肠癌、痔疮等都有明显疗效。

韭菜因营养丰富，又有温补肝肾，助阳固精作用，故在药典上有"起阳草"之称，可与现今的"伟哥"媲美。中医认为，韭菜是一味兴奋强壮药，有健胃提神、温补肝肾、助阳固精、温中下气、活血行淤等功效，适用于肾阳虚衰、盗汗遗尿、腰膝酸软及妇女白带等症。

韭菜含有较多的粗纤维，能促进胃肠蠕动，可有效预防习惯性便秘和肠癌。这些纤维还可以把消化道中的头发、沙砾、金属屑，甚至是针包裹起来，随大便排出体外，有"洗肠草"之称。难怪李时珍称赞韭菜"乃菜中最有益者"。

韭菜能促进维生素 A 的吸收，对偏爱清凉饮食及快餐、罐头食品的人来说，韭菜能改善维生素的不均衡，防止疾病产生。韭菜含丰富的铁、叶绿素，有贫血或流鼻血症状者，食用韭菜可以改善体质。韭菜能促进血液循环，增强体力。

健康小贴士

春季食用韭菜有益于肝。

隔夜的熟韭菜不宜再吃。

关于韭菜，民间素有"春食则香，夏食则臭"之说，意即初春时节的韭菜品质最佳，晚秋的次之，夏季的最差。

韭黄又名黄韭、韭白，是韭菜的软化栽培品种，因不见阳光而呈黄白色，其营养价值稍逊于韭菜。

韭菜不宜多食，以每餐 50 克为宜，否则会上火且不易消化。阴虚火旺、有眼疾和胃肠虚弱的人应慎食。

香椿：蔬菜中的珍品

香椿即香椿芽，又叫香椿头、香椿尖，被称为"树上蔬菜"，是一种重要的森林蔬菜。香椿叶厚芽嫩，绿叶红边，犹如玛瑙、翡翠，香味浓郁，营养之丰富远高于其他蔬菜，为宴宾之名贵佳肴。每年春季谷雨前后，香椿发的嫩芽可做成各种菜肴。

中国是世界上唯一的用香椿做蔬菜的国家。种植的品种有两个类型：一是紫香椿，幼芽绛红色，富光泽，香味浓，油脂含量高；二是绿香椿，幼芽绿色，香味较淡，油脂较少。

香椿头营养丰富，为蔬菜中不可多得的珍品，具特殊芳香味，鲜美可口，可炒食、腌制，也可调味用，如椿芽炒蛋、椿芽拌冷面等。

香椿在营养方面具有下列特点。

第一，富含维生素 C。每 100 克嫩茎叶中含维生素 C 40 毫克左右，比番茄高 1 倍以上。

第二，含优质蛋白质。虽然蛋白质含量并不算很高，一般在 2% 左右（有的品种可达 8% 以上），但在氨基酸组成上含人体必需氨基酸，生物学价值较高，属于优质蛋白。

第三，维生素 E 含量较丰富。每 100 克嫩茎叶中约含 0.99 毫克。

第四，磷、铁等矿物质含量高。磷含量达 147 毫克 100 克，铁含量达 3.9 毫克 100 克，与多数草本蔬菜相比，有过之而无不及。

香椿的营养价值较高，除了含有上述物质外，还含有丰富的胡萝卜素、B 族维生素、脂肪、钙等多种营养成分。祖国医学认为，香椿味苦、性平、无毒，有开胃爽神、祛风除湿、止血利气、消火解毒的功效，故民间有"常食香椿芽不染病"的说法。

现代医学及临床经验也表明，香椿能保肝、利肺、健脾、补血、舒筋。如香椿煎剂对肺炎球菌、伤寒杆菌、痢疾杆菌等有抑制作用；用鲜椿芽、蒜瓣、盐捣烂外敷，对治疮痛肿毒有较好疗效；民间用香椿煮水服用，治疗高烧头晕等病。

香椿含有维生素 E 和性激素物质，有抗衰老和补阳滋阴的作用，故有"助孕素"的美称。香椿是时令名品，含香椿素等挥发性芳香族有机物，可健脾开胃，增加食欲。香椿具有清热利湿、利尿解毒之功效，是辅助治疗肠炎、痢疾、泌尿系统感染的良药。香椿的挥发气味能透过蛔虫的表皮，使蛔虫不能附着在肠壁上而被排出体外。

香椿的食用方法很多，根据不同的地域和个人的口味爱好，以及饮食习惯都会变化出不同的吃法，最常见的有盐腌香椿、香椿拌豆腐、香椿炒鸡蛋、香椿拌鸡丝、油炸椿芽鱼等。将洗净的香椿和蒜瓣一起捣成泥状，加盐、香油、酱油、味精，制成香椿蒜汁，用来拌面条或当调料，更是别具风味。

健康小贴士

香椿芽以谷雨前为佳，应吃早、吃鲜、吃嫩；谷雨后，其纤维老化，口感乏味，营养价值也会大大降低。

香椿为发物，多食易诱使痼疾复发，故慢性疾病患者应少食或不食。

花椰菜：筵席上的上品菜蔬

花椰菜别名菜花，是舶来品种。花椰菜的品种很多，叶有淡绿、浓绿、浅紫三种。

各种蔬菜供食用的部分，大都不是花蕾，而花椰菜却是连花带梗都能作为食用的蔬菜。花椰菜的叶柄较长，中心有花蕾。它的花蕾是一种白色团块状的花球，累累丛生，最大的花蕾直径达一尺有余，植物学上称为球花。球花质地肥厚，而又柔软洁白，烹饪之后，是筵席上的上品菜蔬。

花椰菜含有维生素 A、维生素 B_1、维生素 B_2、维生素 C 等，而尤以维生素 C 及维生素 B_2 为多。所以西方人和讲求营养的人，都认为花椰菜具有良好的营养价值。

花椰菜的食用方法很多，可分为西法与中法两种。在西餐的菜单中，花椰菜只作为配料，但在中式菜肴中反将花椰菜作为主菜，另外用配料来配合，做成一道佳肴。

花椰菜本身没有浓郁的鲜味，但它能汲取别种菜肴的滋味。煮到酥烂时，老年人更喜进食。在中式菜馆中，经过高手厨师的烹制，花椰菜能变成一道风味独特的素菜。花椰菜配芥蓝头做菜，一青一白，能给人们带来视觉上的清新感受。而且它味道鲜美，入口即化，令人啧啧称道。

黄花菜：健脑菜

黄花菜又名金针菜、忘忧草等，它的花蕾，即黄花，自古以来就是一种美食。因其花瓣肥厚，色泽金黄，香味浓郁，食之清香、爽滑、嫩糯，常与木耳齐名，为"席上珍品"。

鲜黄花菜含水量高，营养素含量相对较低。每 100 克中含蛋白质 2.9 克，脂肪 0.6 克，碳水化合物 11.6 克，钙 73 毫克，磷 69 毫克，铁 1.4 毫克，胡萝卜素 1.17 毫克，硫胺素 0.19 毫克，核黄素 0.13 毫克，尼克酸 1.1 毫克，抗坏血酸 33 毫克。

黄花菜干品含水少，各种营养素含量明显提高。每 100 克干品黄花菜中含碳水化合物 80.1 克，钙 463 毫克，磷 173 毫克，铁 16.5 毫克，胡萝卜素 3 毫克，硫胺素 0.36 毫克，核黄索 0.14 毫克，尼克酸 4.1 毫克。由于加工的影响，干品中不含抗坏血酸。

黄花菜具有良好的保健作用，可以健脑、抗衰老。黄花菜中含有丰富的卵磷脂，这种物质是机体许多细胞，特别是大脑细胞的组成成分，对增强和改善大脑功能有重要作用。同时，它能清除动脉内的沉积物，对注意力不集中、记忆力减退、脑动脉阻塞等症状有特殊疗效，故被人们称为"健脑菜"。

黄花菜可以降低胆固醇。研究表明，黄花菜能显著降低血清胆固醇的含量，有利于高血压患者的康复，可作为高血压患者的保健蔬菜。

黄花菜所含的有效成分能抑制癌细胞的生长，丰富的粗纤维能促进大便排泄，对预防肠道癌瘤有一定功效。

中医认为，黄花菜味甘、性凉，有养血、平肝、利水、消肿、镇静、安脑等功效，可用于治疗头晕耳鸣、咽痛、心悸、吐血、衄血、便血、乳疮、水肿等症。

黄花菜可供炒食，但不宜鲜食，必须经蒸煮、晒干、存放后才能食用，因为它含有秋水仙碱，鲜食或生吃，会使人有中毒危险。中毒症状一般在食后 30~40 分钟出现，轻者表现为恶心、呕吐，重者可有腹痛、腹胀、腹泻等。故食用黄花菜最好选用干品。

藕：御膳贡品

藕又名莲藕、莲菜，为莲的地下茎。藕微甜而脆，十分爽口，可生食也可做菜，而且药用价值相当高，是体弱多病者上好的食品和滋补佳珍。在清咸丰年间，藕就被钦定为御膳贡品了。

藕富含淀粉、矿物质和维生素 C。每 100 克藕中，含蛋白质 1 克，脂肪 0.1 克，碳水化合物 19.8 克，粗纤维 0.7 克，钙 19 毫克，磷 51 毫克，铁 0.5 毫克，胡萝卜素 0.02 毫克，维生素 B_1 0.11 毫克，维生素 B_2 0.04 毫克，维生素 C25 毫克，以及鞣酸、天门冬酰胺等营养成分。

藕的药用价值很高，妇女月经不调、经常提前而且量多者，常吃点藕，可使月经逐渐恢复正常；藕中含有丰富的维生素 K，具有收缩血管和止血的作用，对于淤血、吐血、衄血、尿血、便血的人以及产妇极为适合；口鼻容易出血的人，多吃点藕，能起到收敛止血的功效；每天饮服鲜藕汁两杯，有明显的止渴、止血和醒酒作用；藕含铁量较高，故对缺铁性贫血的病人颇为适宜。藕的含糖量不是很高，又含有大量的维生素 C 和食物纤维，对于肝病、便秘、糖尿病等一切有虚弱之症的人都十分有益。

健康小贴士

一般人都可食藕，以每餐200克为宜。

煮藕时忌用铁器，以免引起食物发黑。

藕性偏凉，故产妇不宜过早食用。

萝卜：蔬菜之中最有益处者

萝卜又名莱菔、罗服、土酥、温菘、秦菘等。早在《诗经》中就有关于萝卜的记载。元朝的许有香曾称赞萝卜："熟食甘似芋，生荐脆如梨。"明朝李时珍说："可生可熟，可菹可酱，可豉可醋，可糖可腊可饭，乃蔬菜中之最有利益者。"民间关于萝卜的谚语很多，如"吃萝卜喝茶，气得大夫满街爬""冬吃萝卜，夏吃姜，不用医生开药方"，可见萝卜对人体健康的益处已是流传甚广了。

萝卜可用于制作菜肴，炒、煮、凉拌等俱佳；可当作水果生吃，味道鲜美；还可用于制作泡菜、酱菜，如扬州的酱萝卜头、萧山萝卜等，皆为有地方特色的特产。

白萝卜是一种常见的蔬菜，其味略带辛辣。中医理论也认为，萝卜味辛甘，性凉，入肺胃经，为食疗佳品，可以治疗或辅助治疗多种疾病。所以，白萝卜在临床实践中有一定的药用价值。

现代科学研究发现，萝卜含水分91.7%，含丰富的维生素C，含一定量的钙、磷、碳水化合物及少量的蛋白质、铁及其他维生素，还含有木质素、胆碱、氧化酶素、甘酶、触酶、淀粉酶、芥子油等有益成分。其维生素A的含量是等量绿菜花的3倍多，钙的含量是等量菠菜的4倍，维生素C的含量是等量柠檬的10倍多。

实践证明，萝卜具有防癌、抗癌功能，原因之一是萝卜含有大量的维生素A、维生素C，它是保持细胞间质的必需物质，起着抑制癌细胞生长的作用。美国及日本医学界报道，萝卜中的维生素A可使已经形成的癌细胞重新转化为正常细胞；原因之二是萝卜含有一种糖化酵素，能分解食物中的亚硝胺，可大大减少该物质的致癌作用；原因之三是萝卜中有较多的木质素，能使体内的巨细胞吞噬癌细胞的活力提高2～4倍。

萝卜中所含萝卜素即维生素A原，可促进血红素增加，提高血液浓度。萝卜含芥子油和粗纤维，可促进胃肠蠕动，推动大便排出。医务人员发现，常吃萝卜可降低血脂、软化血管、稳定血压，预防冠心病、动脉硬化、胆石症等疾病。所以常吃、多吃萝卜对人类健康是相当有益处的。

健康小贴士

萝卜种类繁多，生吃以汁多、辣味少者为好，平时不爱吃凉性食物者以熟食为宜。

萝卜为寒凉蔬菜，阴盛偏寒、脾胃虚寒等体质者不宜多食。胃及十二指肠溃疡、慢性胃炎、单纯甲状腺肿、先兆流产、子宫脱垂等患者忌食萝卜。

萝卜严禁与橘子同食，因同时食用易患甲状腺肿大。

生萝卜不宜与地黄、人参、何首乌同食，以免影响疗效。

胡萝卜：小人参

胡萝卜又名黄萝卜、红萝卜。胡萝卜肉质的颜色有红、紫、橙黄、黄、淡黄等，其形状为圆锥形和圆柱形两种。胡萝卜因其颜色靓丽，脆嫩多汁，芳香甘甜而受到人们的喜爱。胡萝卜对人体具有多方面的保健功能，因此被誉为"小人参"。

胡萝卜营养丰富。每 100 克胡萝卜含蛋白质 1.0 克，脂肪 0.2 克，碳水化合物 10.1 克，纤维素 3.0 克，钙 27.0 毫克，镁 15.0 毫克，钾 323.0 毫克，维生素 C 9.3 毫克，叶酸 14.0 微克，可供热量 180 千焦。

值得一提的是，胡萝卜中还含有 β - 胡萝卜素。胡萝卜与其他含有 β - 胡萝卜素的蔬菜相比，可称为 β - 胡萝卜素之王。β - 胡萝卜素在氧化剂的作用下，可转化为人体所需的维生素 A。维生素 A 具有促进机体正常生长与繁殖，维持上皮组织，防止呼吸道感染与保持视力正常，治疗夜盲症和眼干燥症等功能。

胡萝卜能增强人体免疫力，有抗癌作用，并可减轻癌症病人的化疗反应，对多种脏器有保护作用。妇女进食胡萝卜可以降低卵巢癌的发病率。胡萝卜中含琥珀酸钾，有助于防止血管硬化，降低胆固醇，对防治高血压有一定效果。胡萝卜素可清除致人衰老的自由基，除维生素 A 外，所含的 B 族维生素和维生素 C 等营养素也有润肤、抗衰老的作用。

胡萝卜的芳香气味是挥发油造成的，能增进消化，并有杀菌作用。

健康小贴士

食用胡萝卜的最好方法是用油烹调炒食，或切块与肉同炖。这是因为胡萝卜中的营养成分是胡萝卜素而并非维生素 A，只是维生素 A 的半成品——维生素 A 原。维生素 A 原是脂溶性物质，只有溶解在油脂中才能在人体小肠黏膜内转化为维生素 A，为人体所吸收。故生吃胡萝卜营养价值高的想法是不对的。

如果烹调时用压力锅炖，由于减少了胡萝卜与空气的接触，β-胡萝卜素的保存率可高达 97%，在体内的消化吸收率可达 90%。

土豆：地下人参

土豆学名马铃薯，别名洋山芋、洋番薯、山药蛋，因其营养丰富而有"地下人参"的美誉。其块茎中含淀粉 15%~25%，蛋白质 2%~3%，脂肪 0.7%，粗纤维 0.15%，还含有丰富的钙、磷、铁、钾等矿物质，以及维生素 C、维生素 A 和 B 族维生素。

祖国医学认为，土豆性平，有和胃、调中、健脾、益气之功效；能改善肠胃功能，对胃溃疡、十二指肠溃疡、慢性胆囊炎、痔疮引起的便秘均有一定的疗效。美国农业部农业研究所发现，每餐只吃全脂牛奶和马铃薯，就可以得到人体所需要的一切物质元素。

土豆所含的热量低于谷类粮食，是理想的减肥食物。土豆同大米相比，所产生的热量较低，并且只含有 0.1% 的脂肪。如果把它作为主食，每日坚持有一餐只吃土豆，对减去多余脂肪会很有效。

土豆中还含有丰富的钾元素，可以有效地预防高血压。土豆中的蛋白质比大豆还好，最接近动物蛋白，且其蛋白质和维生素 C 的含量均为苹果的 10 倍，维生素 B_1、维生素 B_2、铁和磷的含量也比苹果高许多。从营养角度看，它的营养价值相当于苹果的 3.5 倍。由于土豆营养丰富，粮菜兼用，老少皆宜，功能齐全，颇受人们称赞。有的称誉它为"第二面包"，有的赞扬它是"植物之王"。由于营养价值高，土豆食品已成为目前的一种消费时尚。

土豆中的维生素 C 除对大脑细胞具有保健作用外，还能降低血液中的胆固醇，使血管有弹性，从而防止动脉硬化。土豆含有丰富的赖氨酸和色氨酸，这是一般粮食所不可比的。土豆所含的纤维素细嫩，对胃肠黏膜无刺激作用，有镇痛和减少胃酸分泌的作用。常食土豆有和胃、调中、健脾、益气的作用，对胃溃疡、习惯性便秘、热咳及皮肤湿疹也有治疗功效。每周平均吃上 5 ~ 6 个土豆，患中风的危险性可减少 40%，而且没有任何副作用。出海远航吃些土豆可预防坏血症。经常食用土豆，还可防止结肠癌等。

值得提醒的是，土豆发芽会产生一种叫龙葵素（又称茄碱）的毒素，因而发芽的土豆最好不要食用。

茄子：富含维生素 P

茄子又名落苏、酷苏，是为数不多的紫色蔬菜之一，也是餐桌上十分常见的家常蔬菜。

茄子品种很多，浆果有长条形、圆形、倒卵圆形，皮有白、青、紫三种，以白、紫茄为好。茄子既可凉拌，又宜熟烹、干制、盐渍。现代医学研究证明，常食茄子，可使血液中的胆固醇含量不增高，因而不易患黄疸病、肝脏肿大、动脉硬化等疾病。

每 100 克茄子含蛋白质 1.2 克，脂肪 0.4 克，碳水化合物 2.2 克，粗纤维 0.6 毫克，钙 23 毫克，磷 26 毫克，铁 0.5 毫克，胡萝卜素 0.11 毫克，维生素 B_1 0.05 毫克，维生素 B_2 0.01 毫克，尼克酸 0.5 毫克，维生素 C 17 毫克，可供热量 71 千焦。特别是茄子富含维生素 P，其含量最多的部位是紫色表皮和果肉的结合处，故茄子以紫色品种为上品。

维生素 P 等营养物质能增强人体细胞的黏着力，增强毛细血管的弹性，降低毛细血管的脆性及渗透性，防止微血管破裂出血，使血小板保持正常功能，并有预防坏血病以及促进伤口愈合的功效。因此常吃茄子对防治高血压、动脉粥样硬化、咯血、紫斑症及坏血病等有一定作用。最近医学研究发现，在茄子等茄属植物中，还含有一种名为"龙葵碱"的物质，该物质具有抗癌功效。

中医认为茄子性味苦寒，有散血淤、消肿止疼、治疗寒热、祛风通络和止血等功效。古代曾将茄子列入皇帝的膳单。

在烹调茄子菜肴前，应除去茄锈。因为用刀切开茄子后，茄肉表面容易氧化变黑，影响茄子的色泽。可将切好的茄块放入淡盐水中，用手洗几下，挤去黑水，再用清水略冲一下。

烹调茄子菜肴时，应选择新采收的嫩果。在茄子萼片与果实相连接的地方，有一圈浅色环带，这条带越宽、越明显，就说明茄子果实正快速生长，没有老化。如果环带不明显，说明茄子采收时已停止生长，此时果肉已开始粗糙，种子变硬，影响食用。

健康小贴士

茄子性凉，体弱胃寒的人不宜多吃。

老茄子，特别是秋后的老茄子有较多茄碱，对人体有害，不宜多吃。

油炸茄子会造成维生素 P 大量损失，挂糊上浆后炸制能减少这种损失。

南瓜：补血之妙品

南瓜又名番瓜、倭瓜。嫩瓜可作蔬菜，味甘适口，老瓜可作饲料或代粮，故又有"饭瓜"之称，它在乡下很有人缘。近年来，人们发现了南瓜的食疗价值，于是土味十足的南瓜得以登大雅之堂。

南瓜具有很高的营养价值。据测定，每 100 克鲜南瓜含淀粉 10.2 克，钙 39 毫克，铁 1.1 毫克，胡萝卜素 3.2 毫克。嫩南瓜中含维生素 C 及葡萄糖较多。南瓜子含油率高达 50%，可榨优质食用油，是适宜高血压病人食用的高级食用油。南瓜还含蛋白质、脲酶、维生素 A、维生素 B 等，且其食用方法很多，有"素火腿"之称。

中医学认为，南瓜味甘、性温，具有补中益气、消痰止咳的功能，可治气虚乏力、肋间神经痛、疟疾、痢疾等症，并可驱蛔虫、治烫伤。《本草纲目》说它能"补中益气"。《医林记要》记载它能"益心敛肺"。

南瓜具有以下特点。

1. 多糖类：南瓜多糖是一种非特异性免疫增强剂，能提高机体的免疫功能，促进细胞因子生成，通过各种途径对免疫系统发挥多方面的调节功能。

2. 类胡萝卜素：南瓜中丰富的类胡萝卜素在机体内可转化成具有重要生理功能的维生素 A，从而对上皮组织的生长分化、维持正常视觉、促进骨骼的发育发挥重要的生理功能。

3. 矿质元素：南瓜中钙、钾含量高，钠的含量低，特别适合中老年人和高血压患者。近代营养学和医学表明，多食南瓜可有效防治高血压、糖尿病及肝脏病变，提高人体免疫能力。清代名医陈修园说："南瓜为补血之妙品。"此外，南瓜还含有磷、镁、铁、铜、锰、铬、硼等元素。

4. 氨基酸和活性蛋白：南瓜中含有人体所需的多种氨基酸，其中赖氨酸、亮氨酸、异亮氨酸、苯丙氨酸、苏氨酸等含量较高。此外，南瓜中的抗坏血酸氧化酶基因型与烟草中相同，但活性明显高于烟草，表明了在南瓜中免疫活性蛋白的含量较高。

5. 脂类物质：研究发现，南瓜种子中的脂类物质对泌尿系统疾病及前列腺增生具有良好的治疗和预防作用。南瓜还可以预防中风，因南瓜里含有大量的软脂酸、硬脂酸等甘油酸，均为良质油脂。每日食南瓜子一把，对防治老年人前列腺肿大有显著效果。

6. 常食南瓜，可使大便通畅，肌肤丰美，有美容作用。清代名臣张之洞曾建议慈禧太后多食南瓜。

健康小贴士

嫩南瓜中维生素 C 及葡萄糖含量比老南瓜丰富。老南瓜中钙、铁、胡萝卜素的含量则较高，对防治哮喘病较有利。

一般人都可食用南瓜，但对肥胖者和中老年人尤其适合。

南瓜最好不与羊肉同食。

南瓜不宜多食，每次以 100 克为宜，否则容易使人脸色发黄。

糖尿病患者可把南瓜制成南瓜粉，以便长期少量食用。

患有脚气、黄疸者宜少食。

冬瓜：减肥之妙品

冬瓜形如枕，又叫枕瓜，是我国传统的秋令蔬菜之一。冬瓜主要产于夏季，但因瓜熟之际，表面上有一层白粉状的东西，就好像是冬天所结的白霜，所以，又称冬瓜、白瓜。

冬瓜体积大、水分多、热量低，具有良好的烹调性，可炒食、做汤、生腌，也可清渍成冬瓜条，是最受大众欢迎的蔬菜之一。冬瓜的含水量高达96.5%，营养素含量相对较低。每100克冬瓜中含蛋白质0.4克，碳水化合物2.4克，钙19毫克，磷12毫克，铁0.3毫克，胡萝卜素0.01毫克，硫胺素0.01毫克，核黄素0.02毫克，尼克酸0.3毫克，抗坏血酸16毫克。冬瓜中维生素C的含量较高，每100克含有18毫克，为等量西红柿的1.2倍。

冬瓜中还含有丙醇二酸，对防止人体发胖、增进形体健美有重要作用。冬瓜不含脂肪，碳水化合物含量少，故热值低，属于清淡性食物。夏秋季经常吃些冬瓜，对于一般人群或是体重偏高的人群都是有益的。冬瓜自古被称为减肥妙品。《食疗本草》中说："欲得体瘦轻健者，则可常食之；若要肥，则勿食也。"

冬瓜有抗衰老作用，久食可保持皮肤洁白如玉，润泽光滑，并可保持形体健美。

中医学认为，冬瓜味甘而性寒，有利尿消肿、清热解毒、清胃降火及消炎之功效，对于动脉硬化、冠心病，高血压、水肿腹胀等疾病，有良好的治疗作用。冬瓜还有解鱼毒、酒毒之功能。冬瓜含糖量较低，也适宜于糖尿病患者"充饥"。冬瓜有良好的清热解暑功效。夏季多吃些冬瓜，不但解渴消暑、利尿，还可使人免生疔疮。

现代研究发现，冬瓜中钠含量很低，故对动脉硬化症、冠心病、高血压、肾炎、水肿等疾病有良好的治疗作用。冬瓜子含尿酶、腺碱、葫芦巴碱等，可清肺热、排脓、化痰、利湿，适用于治疗慢性气管炎、肺脓肿等。

健康小贴士

一般人均可食用冬瓜，患有肾脏病、糖尿病、高血压、冠心病者尤为适用。

冬瓜是一种解热利尿比较理想的日常食物，连皮一起煮汤，效果更明显。

冬瓜性寒，故久病者与阴虚火旺者应忌食。

黄瓜：清热利水

黄瓜又称胡瓜、刺瓜及王瓜等，具有清香、脆嫩、爽口的特点，是一种世界性蔬菜。

黄瓜的营养丰富，含蛋白质、脂肪、糖类化合物、矿物质（钾、钙、磷、铁）、维生素、丙醇二酸等成分。据《本草求真》记载，黄瓜"气味甘寒，服后可清热利水"。

据现代科学研究，黄瓜含多种维生素和蛋白质等，有补血开胃、增进食欲的作用。鲜黄瓜含有丙醇二酸，可抑制糖类物质转变为脂肪，因此多吃黄瓜还可以减肥。黄瓜中含有丰富的生物活性酶，能促进机体代谢，常用黄瓜片或其汁液擦脸，有极好的美容效果。黄瓜所含的纤维素非常娇嫩，在促进肠道中残渣的排泄和降低胆固醇方面有一定的作用。黄瓜味甘性凉，能清血除热、利尿解毒。

丝瓜：全身都可入药

丝瓜，又称天罗、蛮瓜、吊瓜、布瓜，是人们喜爱的日常蔬菜之一。

丝瓜所含各类营养成分在蔬菜类食物中较高。每100克果肉含蛋白质1.5克，碳水化合物4.5克，脂肪0.1克，粗纤维0.5克，维生素C 8.0毫克，胡萝卜素0.32毫克，钾156.0毫克，钠3.7毫克，钙28.0毫克，镁11.0毫克，磷45.0毫克，铁0.8毫克。其中，蛋白质的含量比黄瓜、冬瓜高出 1~2 倍，钙的含量也比其他瓜类高出 1~2 倍。

丝瓜具有很高的药用价值，全身都可入药。祖国传统医学认为，丝瓜性凉、味甘，具有清热、解毒、凉血止血、通经络、行血脉、美容抗癌等功效，并可治疗诸如痰喘咳嗽、乳汁不通、热病烦渴、筋骨酸痛、便血等病症。

丝瓜中含防止皮肤老化的维生素 B_1，增白皮肤的维生素 C 等成分，能保护皮肤、消除斑块，使皮肤洁白、细嫩，是不可多得的美容佳品，故丝瓜汁有"美人水"之称。丝瓜独有的干扰素诱生剂，可刺激肌体产生干扰素，起到抗病毒、防癌抗癌的作用。丝瓜还含有皂甙类物质，具有一定的强心作用。丝瓜苦味质、黏液质、木胶、瓜氨酸、木聚糖等物质对人体具有一定的保健作用。

【健康小贴士】

丝瓜不宜生吃。

一般人都可吃丝瓜。月经不调者、身体疲乏者适宜多吃丝瓜。

丝瓜汁水丰富，用于美容宜现切现做，以免营养成分随汁水流走。

烹制丝瓜时应注意尽量保持清淡，油要少用，可勾稀芡，用味精或胡椒粉提味，这样才能显示丝瓜香嫩爽口的特点。

扁豆：加强胃肠蠕动

扁豆又叫菜豆、四季豆、架豆、云豆，是餐桌上常见的蔬菜之一。不论单独清炒，还是和肉类同炖，都符合人们的口味。

扁豆的营养价值高，每 100 克扁豆含蛋白质 3 ~ 6 克，是很好的植物蛋白质来源。扁豆所含的碳水化合物能起到类似粮食的作用。扁豆中的纤维有利于降低人体内的胆固醇，适用于高血脂人群；还能加强胃肠蠕动，有利于防止便秘。扁豆中还含有丰富的维生素 C 和多种矿物质。

扁豆是一种深得大众喜爱、老少皆宜的蔬菜。它的吃法很多，可炒可焖、可荤可素，也可用开水焯熟后加油盐等作料拌食、做馅包饺子。在北方地区，人们还习惯将鲜扁豆晒成干豆角，留至冬季食用。

扁豆营养丰富，风味较佳，但食用时必须注意安全。由于扁豆含有胰蛋白酶抑制剂、血球凝集素和皂素等对人体有害的物质，如果加工不充分（以豆粒煮透为熟），食用后就会引起中毒反应，如恶心、呕吐、腹痛、头晕等。严重者会出现心慌、腹泻、血尿、肢体麻木等现象。经及时治疗，大多数人在 2 ~ 4 小时内即可恢复健康。

为防止中毒发生，扁豆食用前应加以处理，可用沸水焯透或用热油煸，直至变色熟透，方可安全食用。

香菇：菇中之王

香菇又名香蕈、冬菇、花菇、香菌等，是我国传统的著名食用菌，营养丰富，味道鲜美，不但位列草菇、平菇之上，而且素有"植物皇后"之誉，被视为"菇中之王"，为"山珍"之一。在日本，香菇被称为抗衰延年的"妙药"。

香菇具有高蛋白、低脂肪、多糖、多氨基酸和多维生素的营养特点。香菇中含有一般食品中罕见的伞菌氨酸、口蘑酸等。香菇不仅肉质脆嫩，滋味鲜美，香气沁脾，且营养丰富。每 100 克干香菇含蛋白质 13 克，脂肪 1.8 克，碳水化合物 54 克，粗纤维 7.8 克，灰分 4.9 克，钙

124 毫克，磷 415 毫克，铁 25.3 毫克，以及维生素 B_1，维生素 B_2，维生素 C 等。现代研究表明，香菇含有 30 多种酶及 18 种氨基酸，人体必需的 8 种氨基酸，香菇中就含有 7 种。

香菇是一种四季可食的美味佳肴，享有"素中之肉"之称，是中外医疗保健界公认的健康食品之一。香菇肉质纯、清素淡雅、脆嫩爽滑、菇香浓郁，长期食用能增强人体免疫力，使人体产生一种抑制病毒的免疫物质，预防感冒。香菇还可以预防和治疗肝脏疾病及胃肠道溃疡，并能降低血压、清除血毒，有降脂抑癌、消食、去脂、降压等功效。其中所含的纤维素能促进胃肠蠕动，防止便秘，减少肠道对胆固醇的吸收。香菇还含有香菇嘌呤等核酸物质，能促进胆固醇分解。常食香菇能降低总胆固醇及甘油三酯。

历代的医药学家对香菇的药性及功用均有著述，如《本草纲目》认为，香菇"益气、不饥、治风破血"；《现代实用中药》认为，香菇"为补偿维生素 D 的要剂，预防佝偻病，并治贫血"。

健康小贴士

香菇性味甘、平、凉，有补肝肾、健脾胃、益智安神、美容养颜之功效。

正常人多吃香菇能起到防癌作用。癌症患者多吃香菇能抑制肿瘤细胞的生长。

香菇食疗对腹壁脂肪较厚的患者，有一定的减肥效果。

发好的香菇要放在冰箱里冷藏才不会损失营养。

泡发香菇的水不要丢弃，很多营养物质都溶在水中。

长得特别大的鲜香菇不要吃，因为它们多是用激素催肥的，大量食用可对身体造成不良影响。

银耳：长生不老之良药

银耳又名白木耳，是一种名贵的菜，它含有丰富的胶质、多种维生素、无机盐、氨基酸，是著名的"山珍"之一，被人们誉为"菌中之冠"，既是名贵的营养滋补佳品，又是扶正强壮之补药。历代皇家贵族将银耳看作是"延年益寿之品""长生不老之良药"。

银耳营养丰富。每 100 克干银耳内含蛋白质 5.0 克，脂肪 0.6 克，碳水化合物79克，粗纤维2.6克，灰分3.1克，钙380毫克，磷250毫克，铁30.4毫克，硫胺素0.002毫克，核黄素0.14毫克，尼克酸1.5毫克。

中医认为，银耳具有强精、补肾、润肠、益胃、补气、和血、强心壮身、补脑提神、美容嫩肤、延年益寿的功效。我国汉代的《神农本草经》、明代的《本草纲目》对银耳药用的功效都做过记载。银耳还可用于治疗肺热咳嗽、久咳喉痒、咳痰带血、妇女月经不调、大便秘结、小便出血等症。

近年来药学研究发现，银耳含有人体所需的多种氨基酸及酸性异多糖等物质，酸性异多糖能增强体液免疫功能，可起到扶正固本的作用。人们还发现，银耳能增强机体巨噬细胞的吞噬功能，能促进T细胞和B细胞的转化，从而起到抑制癌细胞生长的作用。

银耳中富含维生素D，它能防止钙的流失，对生长发育十分有益。银耳富含硒等微量元素，它可以增强机体抗肿瘤的免疫能力，还能增强肿瘤患者对放疗、化疗的耐受力，因此可作为肿瘤患者在接受放射治疗时的营养食品。

另外，银耳富含天然植物性胶质，加上它的滋阴作用，长期服用可以润肤，并有祛除脸部黄褐斑、雀斑的功效。

黑木耳：素中之荤

黑木耳又名木蛾、树鸡、云耳、耳子等，因其颜色淡褐、形似人耳而得名。黑木耳是一种营养丰富的食用菌，它脆嫩可口，味道鲜美，是人们喜爱的食品。人们经常食用的主要有两种：腹面平滑、色黑、背面多毛、呈灰色或灰褐色的，称毛木耳（通称野木耳）；两面光滑、呈黑褐色、半透明的，称为光木耳。

黑木耳的营养价值较高，为古代帝王独享之佳品，有"素中之荤"的美誉。据专家测定，每100克黑木耳含蛋白质10.6克，脂肪1.2克，碳水化合物65.5克，粗纤维7.0克，钙357毫克，磷201毫克，铁185毫克；还含有维生素B_1、维生素B_2、胡萝卜素、烟酸等多种维生素和无机盐、磷脂、植物固醇等。黑木耳的含钙量相当于鲫鱼的7倍。黑木耳的含铁量也很高，比蔬菜中含铁量较高的芹菜高约

20倍，比动物性食品中含铁量较高的猪肝还高约7倍，是一种非常好的天然补血食品。

黑木耳又是一种减肥食品，因为黑木耳中含有丰富的纤维素和一种特殊的植物胶质，这两种物质都能促进胃肠蠕动，促使肠道脂肪食物的排泄，减少食物脂肪的吸收，从而起到防止肥胖的发生和减肥的作用。

黑木耳含有人体必需的8种氨基酸和维生素，不仅具有较高的营养价值，而且具有一定的药用价值。《本草纲目》中记载："木耳生于朽木之上，性甘干，主治益气不饥，轻身强志，并有治疗痔疮、血痢下血等作用。"我国医学历来认为黑木耳有滋润强壮、清肺益气、补血活血、镇静止痛等功效。黑木耳是中医用来治疗腰腿疼痛，手足抽筋麻木，痔疮出血和产后虚弱等病症常用的配方药物。据国外报道，黑木耳能减低血液凝块，缓和冠状动脉粥样硬化，对预防和治疗冠心病有特殊的效果。科学实验表明，黑木耳有阻止血液中胆固醇沉积和凝结的作用，因而对心脏病、心血管疾病患者颇为有益。

此外，黑木耳所含的胶质有较强的吸附力，可以起到清理消化道的作用，因而又可作为矿山、冶金、毛纺、理发工人的日常保健食品。木耳中的胶质可把残留在人体消化系统内的灰尘、杂质吸附集中起来排出体外，从而起到清胃涤肠的作用。它对胆结石、肾结石等内源性异物也有比较显著的化解功能。它含有多糖类物质，能增强机体免疫力，经常食用可防癌抗癌。

生姜：调味佳品

生姜是颇有名气的调味品，它能将自身的辛辣、芳香渗入菜肴中，无论是鱼、肉、蛋、青菜，只要放少许姜丝或姜片，就会使菜的味道更加鲜美、柔和可口。姜又是驱腥除膻不可缺少的调料，故谚语有"鱼不离姜，肉不离酱"之说。姜是煎鱼、烧鸭、烧蟹、炒肉的重要原料，既可解除鱼、鸭、蟹、肉的膻味，又可增加香味。

姜以不同的形状入菜，也有很多讲究：姜块作为各种菜的调味品，可炒、可炖、可焖、可煨、可烧、可煮；姜丝入菜，可炒、可拌；姜米入菜，可炸、可熘、可爆、可炒；姜汁入菜，可做鱼团、肉团、虾团等。我国以姜为原料配以其他食物制成的菜肴也颇具盛名，如北京的子姜鸭块，上海的子姜干丝，武汉的子姜炒子鸡等。

李时珍说："姜辛而不荤，去邪辟恶，生啖熟食，醋、酱、糟、盐、蜜煎、调和，无不宜之；可疏可和，可果可药，其利博矣，凡早行山行，宜含一块，不犯雾露清湿之气及山岗不正之邪。"姜除了调味功效以外，有的还将嫩姜做成酱菜，有的把姜用糖脯制成糖姜，有的加盐、花椒、醋腌制成酸姜，有的将生姜加盐、糖、柠檬酸等腌制后晾干，制成口感甜、香、辣、咸、酸的五味姜，有的用糖揉蜜浸渍成甜辣可口的蜜饯姜，还有的制成桂花姜、冰姜、油姜、甜酱姜等。

姜的营养价值也很丰富，每100克可食部分含蛋白质1.4克，脂肪0.7克，碳水化合物8.5克，粗纤维1.0克，灰分1.4克，钙20.0毫克，磷45毫克，铁7.0毫克，胡萝卜素0.18毫克，核黄素0.04毫克，还含有硫胺素、尼克酸、抗坏血酸等成分。平时吃菜时，多用上几片姜，既可增进食欲，又可增加营养。苏轼在《东坡杂记》中记载，钱塘净慈寺和尚年已八旬有余，但仍面如童子。问其养生之道，答曰："服姜四十年，故不老矣。"这说明食姜对健康是有益的。

姜虽好，但不能多食。过多食用，大量的姜辣素经消化道吸收后由肾脏排泄，会刺激肾脏，造成口干、喉痛、便秘等症状。另外，腐烂的姜不能吃，因为它会产生一种毒性很大的有机物——黄樟素，能使肝细胞变性，诱发肝癌和食道癌。

大蒜：健康的"保护神"

大蒜古名葫、葫蒜，是药食两用的食品，是人们健康的"保护神"。

每100克大蒜中含蛋白质4.4克，脂肪0.2克，碳水化合物23.6克，钙5毫克，铁0.4毫克，硫胺素0.24毫克，尼克酸0.9毫克，抗坏血酸3毫克。此外，大蒜还含有大蒜素及较多的锗、硒、锌、铜、镁等稀有元素。

《本草纲目》详细描述了大蒜解毒、消炎、健脾等作用：大蒜"气味辛、温"，"葫蒜入太阴、阳明，其气薰烈，能通达五脏，达诸窍，去寒湿，辟邪恶，消痈肿……携之旅途，则炎风瘴雨不能加"。

人们常说，吃肉不吃蒜，营养减一半。所以，在日常饮食中，吃肉时应适量吃一点蒜。这是因为肉食中，尤其是瘦肉中含有丰富的维生素B_1，它在体内停留很短时间就会随小便小量排出。如果在吃肉时吃点大蒜，肉中的维生素B_1能和大蒜中的大蒜素结合，这样可使维生素B_1在体内的含量提高4~6倍，而且能提高维生素B_1的脂溶性，从而延长维生素B_1在人体内的停留时间。

医学专家在研究中也发现，吃肉又吃蒜，能促进血液循环，提高维生素B_1在胃肠道的吸收率和体内的利用率，对尽快消除身体各器官的疲劳，增强体质，预防大肠癌等都有十分重要的意义。

人类的很多疾病都是因为血液中脂肪水平过高引起的。许多日常食物，像鸡蛋、香肠、奶酪、咸肉等，吃了之后就会使血液中的脂肪成倍上升。但是如果同时吃蒜，脂肪上升的趋势就会受到遏制。除了有助于降低血脂外，大蒜还具有预防和降低动脉脂肪斑块聚积的作用。这一点很重要，因为脂肪斑块在冠状动脉聚积后，就有可能导致心脏病。

抽烟喝酒也会使血液变得黏稠，如果同时能吃些大蒜，就会平衡稀释血液。大蒜能使血液变稀，而且还具有类似于维生素E和维生素C的抗氧化特性。同时，大蒜对降低高血压也有一定作用。高血压患者每天早晨吃几瓣醋泡的大蒜，并喝两勺醋汁，连吃半月就可以降低血压。

只要保持血液正常，就不容易患高血压、心脏病、脑溢血等疾病。专家表示，每天都吃蒜，能够杀菌解毒、延长寿命。常吃大蒜的人，比不常吃的人患胃癌的几率要少将近一半。而且，多吃大蒜的人患直肠癌的几率也非常低。

大蒜之所以有这么出色的功效，是因为它含有蒜氨酸和蒜酶这两种有效物质。蒜氨酸和蒜酶各自静静地待在新鲜大蒜的细胞里，一旦把大蒜碾碎，它们就会互相接触，从而形成一种没有颜色的油滑液体——大蒜素。大蒜素有很强的杀菌作用，它进入人体后能与细菌的胱氨酸反应生成结晶状沉淀，破坏细菌所必需的硫氨基生物中的SH基，使细菌的代谢出现紊乱，从而无法繁殖和生长。

由于大蒜素遇热时会很快失去作用，大蒜适宜生食。大蒜不仅怕热，也怕咸，它遇咸也会失去作用。因此，如果想达到最好的保健效果，食用大蒜最好捣碎成泥，而不是用刀切成蒜末，并且要先放10~15分钟，让蒜氨酸和蒜酶在空气中结合产生大蒜素后再食用。

大蒜可以和肉馅一起拌匀，做成春卷、夹肉面包、馄饨等，还可以做成大蒜红烧肉、大蒜面包。德国还有大蒜冰淇淋、大蒜果酱和大蒜烧酒等，味道都不错。用大蒜素提炼成的大蒜油保健价值也很高，可以抹在面包上吃或作为烹调油食用。

有不少人不吃大蒜，是因为害怕吃了以后嘴里的气味会比较难闻，影响和他人的交流。其实，在吃完大蒜后喝一杯咖啡、牛奶或绿茶，都可以起到消除口气的作用。嚼一些绿茶叶，效果更好。平时准备些口香糖，也可以在吃完大蒜后派上用场。

健康小贴士

大蒜对人体十分有益，但也不是吃得越多越好。因为大蒜吃多了会影响维生素B的吸收，大量食用大蒜还对眼睛有刺激作用，容易引起眼睑炎、眼结膜炎。每天一次或隔天一次即可，每次吃2~3瓣。

大蒜不宜空腹食用。因为大蒜有较强的刺激性和腐蚀性，胃溃疡患者和患有头痛、咳嗽、牙疼等疾病时，不宜食用大蒜。

不可生食大蒜后吃过热的食物。生食大蒜时忌食蜂蜜。

大葱：清除体内垃圾

大葱在烹调中用途甚广，做菜可做配料，如"葱黄鸡""葱爆鸭心""葱烧海参"小葱拌豆腐等，又可做调味料，如用葱丝做清蒸菜，用葱花炒菜，用葱段做烧菜，还可制作葱油。可以说，烹调时葱为厨中必备。

按葱白的形态大葱可分为：长白型，葱白高大粗壮，高可达1米，每棵重可达1.5千克；中白型，葱白短，近基部膨大呈鸡腿状；短白型，叶片排列紧凑，与葱白均较粗短。

大葱具有较高的营养价值。每100克大葱含蛋白质1.7克，脂肪0.3克，碳水化合物5.2克，膳食纤维1.3克，胡萝卜素60微克，核黄素0.03毫克，抗坏血酸17毫克，维生素E0.3毫克，钾144毫克，钠4.8毫克，钙0.4毫克，镁19毫克，铁0.7毫克，锰0.28毫克，锌0.4毫克，铜0.08毫克，磷38毫克。小葱的营养成分含量较大葱稍高。

中医认为，大葱味辛性温，有发表、通阳、解毒等功效，能发表和里、通阳活血、发散风邪、安胎止血，对感冒风寒头痛等均有较好治疗作用。葱还可起到发汗、祛痰、利尿作用。

葱含蒜素、二烯丙基硫醚、亚油酸、多糖等，其挥发成分具有抑菌作用。葱中含有大量的维生素C，有舒张小血管，促进血液循环的作用。经常吃葱的人，即便脂多体胖，但其胆固醇并不增高，而且体质强壮。葱含有微量元素硒，可降低胃液内的亚硝酸盐含量，对预防胃癌及多种癌症有一定作用。

葱含有具刺激性气味的挥发油和辣素，能去除腥膻等油腻厚味菜肴中的异味，产生特殊香气，可以刺激消化液的分泌，增进食欲。

多吃大葱能把胃肠中积下的污垢、浊气清除出去。另外，葱在人体内从事的是"清扫"和"加油"的工作，患有贫血、低血压的人多吃葱可以补充能量。眼睛容易疲劳及患有失眠、神经衰弱的人，多吃葱可以精力充沛，提高工作效率。

肉蛋类

猪肉：肉中之王

猪肉是我国消费量最高的畜肉类，产量居各种肉类之首，有人称之为"肉中之王"。猪肉有丰富的营养和馨香的美味，是烹调的好材料。猪肉也具有一定的药用价值。但猪肉含脂肪较高，特别是肥猪肉中的胆固醇含量尤其高，动脉硬化、冠心病、高血压病和肝病、胃病等疾病患者及老年人应少食。

每100克鲜猪肉中含蛋白质9.5克，脂肪59.8克，钙6克，磷101毫克，铁1.4毫克。

健康小贴士

畜肉类的肉质鉴别方法大体相同。一般健康的肉类，肉呈鲜红或淡红色，切面有光泽，无血液，质软嫩，脂肪呈白色或淡红色，皮平整光滑。有病、不新鲜的肉类，肉暗红，脂肪呈玫瑰红色，切面有血渗现象，皮有出血点或暗红色血斑。

牛肉：养胃益气之佳品

牛肉占我国肉食总消费量的7%左右。从前食用的牛肉一般为丧失役用能力的黄牛、水牛、牦牛或淘汰的乳牛，现在各地均饲养肉用牛。牛肉性平、味甘，具有补脾益胃、补气养血、强筋壮骨、利水消肿等作用。

牛肉主要分两种：黄牛肉和水牛肉。黄牛肉质地比较细，食用价值较高。水牛肉以役用水牛的肉为主，肉质不佳。

牛肉因牛的种类、性别、生长地区、饲养方式等不同，其营养成分的含量差距较大。牛肉含蛋白质较多，脂肪较少。此外，还含维生素B_1、钙、铁等，也含有一定量的胆固醇。牛肉蛋白质含量较猪肉高2倍多，所含人体必需的氨基酸甚多，黄牛肉营养价值很高。

从总体上来说，牛肉的营养丰富。每100克优质瘦牛肉中，含蛋白质20.1克，脂肪10.2克，碳水化合物4克，钙7毫克，磷170毫克，铁2.1毫克，维生素$B_1$0.07毫克，维生素$B_2$0.15毫克，烟酸6毫克，胆固醇63毫克，以及人体所需的多种氨基酸等营养物质。

牛肉用于烹调，可以制出上百种美味佳肴。牛肉可煮、可炖、可炒、可酱、可烤、可制作罐头和风味小吃等。由于牛肉具有高蛋白、低脂肪、低胆固醇的特点，所以肥胖者及高血压、血管硬化、冠心病、糖尿病患者也可适当食用。

《雷公泡制药性解》中说："黄牛肉，主安中益气，健脾养胃，强骨壮筋。"《罗氏会约医镜》记载："牛肉，安中补脾，养胃益气。"牛肉是养胃益气之佳品，是滋养强壮的补品，常吃牛肉，尤其是鲜嫩的小黄牛肉，可以使人身强力壮，身体虚弱者食之最好。

健康小贴士

牛肉亦可作药用。牛肉性略温，多食能助热生火，热盛之人或火热症者不宜多食。

牛肉的质量鉴别与畜肉类相同，但牛肉的含水量较高，一般牛肉向外渗水是正常的，但渗水过度则是注水肉。一般500克生牛肉，出水量在50克以内为正常。

羊肉：进补之佳品

羊肉在我国占肉食消费总量的4%左右。在蒙古族、回族、藏族的食物构成中，羊肉是主要的动物性肉食品。羊肉多作为菜肴，少数地区也有做主食者。羊肉自汉代以来还一直作为暖身养体的优良食品。

羊肉的种类很多，目前我国主要有绵羊肉和山羊肉。绵羊肉质地坚实，颜色暗红，肉纤维细而软，膻味小，肌肉内很少夹杂脂肪。山羊肉肉色较绵羊肉淡，其皮下脂肪稀少，但腹部脂肪较多。总体上讲，山羊的瘦肉较绵羊多，膻味也比绵羊大，绵羊肉质地优于山羊肉。

羊肉的营养比较丰富。羊肉富含蛋白质，而脂肪含量仅为猪肉的一半，也含有少量的碳水化合物，还含有磷、铁、钙、维生素 B_1、维生素 B_2、烟酸、胆固醇等。每500克羊肉能供热量6427千焦，为冬令进补之佳品。

羊肉具有补益气血，温中暖肾的功能，对产后血虚乳汁少、身体虚弱、四肢发凉、虚寒胃痛等症有补益作用。但羊肉性温，暑热天不宜食用；发热、牙痛、便秘等症及痰火内盛者忌食。

羊肉在烹调中的应用范围较广，根据不同的部位运用不同的烹调方法，可制作出风格各异的菜肴。里脊肉、外脊肉和上脑肉等肉质细嫩，适宜加工成片，涮食，也可以做爆、炒类菜肴；其他部位的肉，如肋条、腱子肉和前、后腿肉等肉质较老，适宜于加工成块、条等形态，用于炖、酱、烧、煮等烹调方法。羊肉有膻味，炖时加入适量的胡萝卜或姜，可使膻味降低。

> 健康小贴士

羊肝具有补肝明目、养阴养血的作用，其营养也很丰富。每100克羊肝中，含蛋白质18.5克，脂肪7.2克，碳水化合物4克，钙9毫克，磷414毫克，铁6.6毫克，维生素 B_1 0.42毫克，维生素 B_2 3.57毫克，维生素C 17毫克，烟酸18.9毫克。

羊肝中的维生素 B_1、维生素 B_2 可治疗恶性贫血；羊肝中的维生素A和肝糖，可改善贫血患者的造血机能；羊肝中的微量元素铁，可制造血红蛋白。常食羊肝，可促进产生新的红细胞等。祖国医学认为，羊肝是"以脏补脏"、滋补人体肝脏的主要原料。羊肝可治疗肝虚目昏、夜盲、眼干燥等症。

驴肉：补气养血

驴肉的营养价值极高，民间有"天上龙肉，地上驴肉"的谚语，以此来形容驴肉之美。古人把驴肉比作龙肉，不仅赞美驴肉的肉质鲜香细嫩，味美可口，更看重驴肉的营养价值和滋补健身的功效。

据测定，每100克驴肉含蛋白质高达27克，脂肪13.5克，钙10毫克，钾114毫克，钠207毫克，磷170毫克，镁30毫克，铁8.3毫克，硒29微克，维生素A 25微克。驴肉还含有碳水化合物及人体所需的多种氨基酸。驴肉蛋白质含量比牛肉、猪肉高，而脂肪含量比牛肉、猪肉低，是典型的高蛋白质低脂肪食物。另外，它还含有动物胶、骨胶朊和钙、硫等成分，能为体弱、病后调养的人提供良好的营养补充。

据《本草纲目》记载，驴肉补血，治远年老损，煮之饮，固本培元。中医认为，驴肉可补气养血，对气血不足者有极大补益。功效非凡的阿胶制品，就是用驴皮熬制而成的，具有很好的补血护肤养颜功效。驴肉可养心安神，用于心虚所致心神不宁的调养。驴肉还可护肤养颜，有很好的美容功效。

健康小贴士

驴约在汉代由西域传入我国，其肉味道鲜美。但因驴肉易含致病微生物，国家有关部门规定市场禁售鲜驴肉，只允许熟制品上市。

狗肉：补肾壮阳

狗肉，味道醇厚，芳香四溢，所以有的地方叫香肉，是冬令进补的佳品。

狗肉营养价值很高。每100克狗肉含蛋白质16.8克，脂肪4.6克，碳水化合物1.8克，灰分0.8克，维生素A 157毫克，硫胺素0.34毫克，核黄素0.11毫克，尼克酸10.4毫克，钾140毫克，钠47.4毫克，钙52毫克，镁14毫克，铁2.9毫克，磷10.7毫克。

狗肉不仅味道鲜美、营养丰富，而且具有入药疗疾的效用。狗肉味甘、咸、酸，性温，具有补中益气、温肾助阳之功。《普济方》说狗肉："久病大虚者，服之轻身，益气力。"《本草纲目》中载，狗肉能滋补血气，专走脾肾二经而瞬时暖胃祛寒，补肾壮阳，服之能使气血溢沛，百脉沸腾。故此，中医历来认为狗肉是一味良好的中药，有补肾、益精、温补、壮阳等功用。民间也有了"吃了狗肉暖烘烘，不用棉被可过冬""喝了狗肉汤，冬天能把棉被当"的俗语。

现代医学研究证明，狗肉中含有少量稀有元素，对治疗心脑缺血性疾病，调整血压有一定益处。狗肉还可用于老年人的虚弱症，如尿溺不尽、四肢厥冷、精神不振等。狗肉加辣椒红烧，冬天常服，可使老年人增强抗寒能力。由于狗肉性温，阳虚内热、脾胃温热及高血压患者应慎食或禁食。

兔肉：荤中之素

俗话说："飞禽莫如鸪，走兽莫如兔。"兔肉属于高蛋白质、低脂肪、少胆固醇的肉类，不但营养丰富，而且是一种对人体十分有益的药用补品。

兔肉有"荤中之素"的美称。兔肉的瘦肉占95%以上，每100克含优质蛋白质21.6克，比猪肉、羊肉多一倍，比鸡肉多13%，甚至比蛋白质丰富的牛肉也高。兔肉的脂肪含量低，仅为猪肉的1/16，羊肉的1/7，牛肉的1/5。不愿发胖的人，最宜多吃兔肉。

至于患有高血压、糖尿病的老年人，更要吃兔肉。因为兔肉中含有的卵磷脂有抑制血小板凝聚和防止血栓形成的作用，还有保护血管壁，防止动脉硬化的功效。卵磷脂中的胆碱，能改善人的记忆力，防止脑功能衰退。所以，兔肉也是儿童、少年、青年健脑益智和其他器官发育不可缺少的物质。

兔肉中的维生素含量较高，尤以烟酸较多，以干物质计，每100克含66毫克。兔肉中矿物质含量也多，钙含量丰富，因而是孕妇、儿童的营养食品。

兔肉质地细嫩，结缔组织和纤维少，比猪肉、牛肉、羊肉等肉类容易消化吸收，兼有动物性食物和植物性食物的优点，经常食用，既能增强体质，使肌肉丰满健壮、抗松弛衰老，又不至于使身体发胖。而且它能保护皮肤细胞活性，维护皮肤弹性，所以深受人们尤其是女青年的青睐，被称作"美容肉"。

健康小贴士

兔肉性凉，所以吃兔肉的最好季节是夏季，寒冬及初春季节一般不宜吃兔肉。

兔肉和其他食物一起烹调，会变成其他食物的滋味，所以有"百味肉"之称。

兔肉是肥胖者和肝病、心血管病、糖尿病患者的理想肉食。

身体虚弱的人，可将兔肉加水煮至极烂，滤出骨肉，饮其汁。

有四肢怕冷等明显阳虚症状的女子不宜吃兔肉。

兔肉不能与鸭血同食，否则易致腹泻。

鸡肉：营养之源

鸡肉的肉质细嫩，滋味鲜美，适合多种烹调方法，并富有营养，有滋补养身作用。鸡肉不但适于热炒、炖汤，而且是比较适合冷食凉拌的肉类。

鸡肉之所以受人们宠爱，不仅因为它是佐膳之佳肴，而且也因为它是"营养之源"。鸡肉的营养成分非常丰富。每 100 克鸡肉含蛋白质 22.4 克，脂肪 0.9 克，胆固醇 57 毫克，维生素 A 9 毫克，维生素 B_1 0.13 毫克，维生素 B_2 0.08 毫克，维生素 C 2.4 毫克，钙 1 毫克，磷 179 毫克，铁 0.8 毫克，钠 94 毫克。其中蛋白质的含量约为牛肉的 1.5 倍，羊肉的 2 倍，猪肉的 2.5 倍。

鸡肉不仅蛋白质的含量较高、种类多，而且消化率高，很容易被人体吸收利用，有增强体力、强壮身体的作用。鸡肉中的蛋氨酸对头发、皮肤和指甲的健康都很重要。如果缺少它，头发就会变得脆弱、没有光泽，所以多吃鸡肉对获得健康的秀发很有用。

鸡肉含有对人体生长发育有重要作用的磷脂类，是中国人膳食结构中脂肪和磷脂的重要来源之一。鸡肉对营养不良、畏寒怕冷、乏力疲劳、月经不调、贫血、虚弱等有很好的食疗作用。祖国医学认为，鸡肉有温中益气、补虚填精、健脾胃、活血脉、强筋骨的功效。

鸡肉的营养价值高，产妇、年老体弱者、病后恢复期患者，都习惯炖老母鸡吃，这是非常合适的。中医用鸡治病，也有一番研究，认为公鸡、母鸡药效略有不同。公鸡性属阳，善补虚弱，用于青、壮年男性患者为宜。公鸡为发物，故长疮疡，皮肤瘙痒，过敏体质一般不宜食用。母鸡性属阴，有益于老人、妇女、产妇及体弱多病者。若滋补以母鸡为宜。

在药用鸡中，以乌骨鸡为最好，主治虚损诸症。

健康小贴士

一般人均可食用鸡肉，老人、病人、体弱者更宜食用。

鸡肉的营养高于鸡汤。痛风症病人不宜喝鸡汤。

鸡屁股是淋巴最为集中的地方，也是储存病菌、病毒和致癌物的仓库，应弃掉不要。

经高温油炸的鸡肉热量极高，不仅不能减肥，还会增肥。

鸡胸肉是整鸡中热量和脂肪含量最低的部位。

鸡肉必须去掉鸡皮和可见脂肪块，才能成为真正的减肥食品。

鹅肉：补阴益气、暖胃开津

鹅是一种以吃青饲料为主的大型水禽。鹅肉营养丰富、肉嫩味美，是理想的高蛋白、低脂肪、低胆固醇的营养健康食品。

据分析，鹅肉蛋白质的含量为 22.3%，高于鸡、鸭、猪、牛、羊等畜禽肉，而且含有人体生长发育所必需的各种氨基酸，其组成接近人体所需氨基酸的比例。从生物学价值上来看，鹅肉是全价蛋白质，优质蛋白质。

鹅肉中的脂肪含量较低，仅比鸡肉高一点，比其他肉要低得多。鹅肉不仅脂肪含量低，而且品质好，不饱和脂肪酸的含量高达 66.3%，特别是亚油酸含量高达 4%，均超过其他肉类，对人体健康有利。鹅肉脂肪的熔点亦很低，质地柔软，容易被人体消化吸收。

鹅肉味甘性平，有补阴益气、暖胃开津、祛风湿防衰老之效，是中医食疗中的上品。同时，鹅肉作为绿色食品，于 2002 年被联合国粮农组织列为 21 世纪重点发展的绿色食品之一。

鸭肉：滋阴补虚、利尿消肿

鸭肉的营养价值很高，可食鸭肉中的蛋白质含量为 16%～25%，比畜肉含量高得多。鸭肉蛋白质主要是肌浆蛋白和肌凝蛋白。另一部分是间质蛋白，其中含有溶于水的胶原蛋白和弹性蛋白。此外还有少量的明胶，其余为非蛋白氮。

肉食含氮浸出物越多，味道越鲜美。鸭肉中含氮浸出物比畜肉多，所以鸭肉味美。老鸭肉的含氮浸出物较幼鸭肉多，野鸭肉含氮浸出物更多，因此，老鸭的汤比幼鸭鲜美，野鸭滋味更比老鸭好。此外，烹调时，加入少量盐，能有效地熔出含氮浸出物，会获得更鲜美的肉汤。

鸭肉中的脂肪含量适中，约为 7.5%，比鸡肉高，比猪肉低，并较均匀地分布于全身组织中。脂肪酸主要是不饱和脂肪酸和低碳饱和脂肪酸。因此，熔点低，约为 35℃，易于消化。

鸭肉是含 B 族维生素和维生素 E 比较多的肉类。100 克可食鸭肉中含有 B 族水溶性维生素约 10 毫克，其中 6~8 毫克是尼克酸，其次是核黄素和硫胺素；含维生素 E 90~400 微克。尼克酸作为人体内两种重要辅酶的成分，在细胞呼吸中起作用。它与碳水化合物、脂肪和蛋白质能量的释放有关，还参与脂肪酸、蛋白质和脱氧核糖核酸的合成。对心肌梗塞等心脏病人有保护作用。每人每天的推荐摄入量为 15 毫克左右，只要吃 200 克鸭肉就够了。核黄素在细胞氧化过程中起着重要作用。硫胺素是抗脚气病、抗神经炎和抗多种炎症的维生素，在生长期、妊娠期及哺乳期的人比一般人需要量大。维生素 E 是人体多余自由基的清除剂，在抗衰老过程中起着重要作用。

鸭肉还含有 0.8%~1.5% 的无机物。与畜肉不同的是，鸭肉中钾含量最高，100 克可食部分钾含量近 300 毫克。此外，还含有较多的铁、铜、锌等元素。

鸭肉具有滋阴补虚、利尿消肿之功效，可治阴虚水肿、虚劳食少、大便秘结、贫血、浮肿、肺结核、营养不良性水肿、慢性肾炎等疾病。

总之，鸭肉的营养价值很高，经常吃些鸭肉，也许会收到意想不到的效果。

健康小贴士

夏季，人们受暑邪的侵扰，少食短睡，不少人形体消瘦，需要食物进补。夏季进补不宜用肥腻、燥热之物，宜食用鸭子之类的消补之物。夏季食用肥嫩的鸭子，既是美食品，又是最适宜的滋补食品。夏季常食鹑，既能补充炎热季节多消耗的营养，又能去除暑热给人体带来的不良影响，从而安度盛夏。

鹌鹑：动物人参

鹌鹑，古代称鹑鸟、宛鹑、奔鹑，因其营养丰富，被人们誉为"禽中珍品"。俗话说："要吃飞禽，鸽子鹌鹑。"鹌鹑肉是典型的高蛋白、低脂肪、低胆固醇食物，特别适合中老年人以及高血压、肥胖症患者食用。鹌鹑可与补药之王——人参相媲美，被誉为"动物人参"，普遍受到人们的欢迎。

鹌鹑肉营养成分及其组合比较完善。在每 100 克鹌鹑肉中，含24.3 克优质蛋白质，以及维生素 A、维生素 B、维生素 C、维生素 D、维生素 E、维生素 K 和卵磷脂等营养素。其蛋白质的含量远远高于其他肉类；而胆固醇的含量，又微乎其微；多种维生素的含量比鸡肉高 1 ~ 3 倍，而且易于消化吸收，很适合老弱病者和产妇食用。

鹌鹑蛋是一种很好的滋补品，在营养上有独特之处，故有"卵中佳品"之称。鹌鹑蛋性平、味甘，具有补益气血、强身健脑、降脂降压等作用。每 100 克鹌鹑蛋中，含蛋白质 12.3 克，脂肪 12.3 克，碳水化合物 1.5 克，钙 72 毫克，磷 238 毫克，铁 2.9 毫克，维生素 A1000 国际单位，维生素 $B_1$0.11 毫克，维生素 $B_2$0.86 毫克，烟酸 0.3 毫克，以及卵磷脂、激素、芦丁等营养成分。

经国内外临床证实，鹌鹑的肉、蛋可辅助治疗浮肿、肥胖型高血压、糖尿病、贫血、肝大、肝硬化、腹水等多种疾病。鹌鹑肉和鹌鹑蛋中所含丰富的卵磷脂和脑磷脂，是高级神经活动不可缺少的营养物质，具有健脑的作用。

我国医学认为，鹌鹑肉可以补益五脏，强筋壮骨，养肝清肺。鹌鹑蛋的营养价值比鸡蛋更高一筹。虽然它们的营养成分多有相似，但由于鹌鹑卵中营养分子较小，所以比鸡蛋营养更易被吸收利用。一般 3 个鹌鹑蛋的营养含量相当于 1 个鸡蛋。鹌鹑蛋还含有能降血压的芦丁等物质，因此，鹌鹑蛋是心血管病患者的理想滋补品。

鹌鹑肉鲜嫩味美，芳香宜人，是高蛋白、低脂肪、低胆固醇食物，一向被列为野禽上品。用鹌鹑做菜，多以整只烹制为佳。新鲜的鹌鹑最宜烧、卤、炸、扒，口味上可以适应多种味型。著名的菜品有脆皮鹌鹑、五香鹌鹑、百花鹌鹑等。用鹌鹑肉、肝、腰、骨、爪、蛋等，也可制成许多美味佳肴，如海味鹌鹑、桂髓鹑羹、银耳鹑蛋、明月蛋、珍珠汤等。

鹌鹑是老幼病弱者的上佳补品。

鹌鹑每次半只（80～100克），鹌鹑蛋每天3～5个。

虽然鹌鹑蛋的营养价值高于鸡蛋，但是仍不能替代鸡蛋。

鸽肉：滋补益气、祛风解毒

鸽子又名白凤，肉味鲜美，营养丰富，还有一定的辅助医疗作用。著名的中成药乌鸡白凤丸，就是用乌骨鸡和白凤为原料制成的。古语说"一鸽胜九鸡"，鸽子营养价值较高，对老年人、体虚病弱者、手术病人、孕妇及儿童非常适合。

鸽肉的蛋白质含量在15%以上，其消化率可达97%。此外，鸽肉所含的钙、铁、铜等元素及维生素A、维生素B、维生素E等都比鸡、鱼、牛、羊肉含量高。

鸽肉中还含有丰富的泛酸，对脱发、白发和未老先衰等有很好的疗效。乳鸽肉含有较多的支链氨基酸和精氨酸，可促进体内蛋白质的合成，加快创伤愈合。中医认为，鸽肉易于消化，具有滋补益气、祛风解毒的功能，对病后体弱、血虚闭经、头晕神疲、记忆衰退有很好的补益治疗作用。

　健康小贴士　

鸽肉是孕妇、儿童、体虚病弱者的理想营养食品。

鸽子每次半只（80～100克），鸽蛋每天2个。

食鸽以清蒸或煲汤最适宜，这样能使营养成分保存完好。

鸡蛋：蛋中之王

鸡蛋是人类最好的营养来源之一，有人称之为"蛋中之王"。鸡蛋中含有大量的维生素和矿物质及有高生物价值的蛋白质。对人而言，鸡蛋的蛋白质品质最佳，仅次于母乳。一个鸡蛋所含的热量，相当于半个苹果或半杯牛奶的热量，它还含有 8% 的磷，4% 的锌，4% 的铁，10% 的蛋白质，6% 的维生素 D，3% 的维生素 E，6% 的维生素 A，2% 的维生素 B_1，15% 的维生素 B_2，4% 的维生素 B_6，6% 的维生素 B_9，8% 的维生素 B_{12}。这些营养都是人体必不可少的，它们起着极其重要的作用，如修复人体组织、形成新的组织、参与复杂的新陈代谢过程等。

鸡蛋含丰富的优质蛋白。两个鸡蛋所含的蛋白质大致相当于 150 克鱼或瘦肉的蛋白质。鸡蛋蛋白质的消化率与牛奶、猪肉、牛肉和大米相比也是最高的。每 100 克鸡蛋中含脂肪 11.6 克，且这些脂肪大多集中在蛋黄中，以不饱和脂肪酸为多，呈乳融状，易被人体吸收。鸡蛋中蛋氨酸含量特别丰富，而谷类和豆类都缺乏这种人体必需的氨基酸，所以，将鸡蛋与谷类或豆类食品混合食用，能提高后两者的生物利用率。鸡蛋中还含有人体所需的其他重要元素，如钾、钠、镁等。

近年来，国内外营养学家和医学家对鸡蛋的营养价值和保健功能有了新的评说。概括起来，主要有五个方面。

1. 健脑益智

鸡蛋黄中的卵磷脂、甘油三酯、胆固醇和卵黄素，对神经系统和身体发育有很大的作用。卵磷脂被人体消化后，可释放出胆碱，胆碱能改善各个年龄组的记忆力。

2. 保护肝脏

鸡蛋中的蛋白质对肝脏组织损伤有修复作用。蛋黄中的卵磷脂可促进肝细胞再生，还可提高人体血浆蛋白量，增强机体的代谢功能和免疫功能。

3. 防治动脉硬化

美国营养学家和医学工作者用鸡蛋来防治动脉粥样硬化，获得了出人意料的效果。他们从鸡蛋、核桃、猪肝中提取卵磷脂，每天给患心血管病的人吃 4~6 汤匙，3 个月后，患者的血清胆固醇显著下降，获得满意效果。

4. 预防癌症

鸡蛋中含有较多的维生素 B_2，维生素 B_2 可以分解和氧化人体内的致癌物质。鸡蛋中的微量元素，如硒、锌等也都具有防癌作用。

5. 延缓衰老

鸡蛋几乎含有人体所需要的全部营养物质，不少长寿老人的延年益寿经验之一，就是每天必食一个鸡蛋。中国民间流传的许多养生药膳也都离不开鸡蛋。例如，何首乌煮鸡蛋、鸡蛋煮猪脑、鸡蛋粥等。

健康小贴士

鸡蛋中钙的含量相对不足，所以，将奶类与鸡蛋共同食用可营养互补。

将鸡蛋加工成咸蛋后，鸡蛋的含钙量会明显增加，可由每100克的55毫克增加到512毫克，约为鲜鸡蛋的10倍，特别适宜于想补钙的人。

如果你要晒太阳，除了搭上防晒霜之外，不妨再吃点鸡蛋。鸡蛋含有大量的硒元素，它的作用就是在你的脸上构筑一个自然的"防晒保护层"。太阳光是导致皮肤衰老的重要因素，因为紫外线会破坏细胞结构，使肌肤快速衰老，所以给自己的皮肤构筑一个这样的天然保护层是非常重要的。不要以为只有夏天才需要防晒，或者只有怕晒黑才要防晒，防晒是任何爱美的女性随时随地都要做的功课。

鸭蛋：滋阴养血、润肺美肤

除咸鸭蛋和松花蛋以外，人们是不太喜欢吃鸭蛋的。有的人是因为鸭蛋有腥味，有的人认为鸭蛋的营养不如鸡蛋。其实，据科学分析，鸭蛋同样富有营养，完全可以和鸡蛋媲美。松花蛋又叫皮蛋，是用石灰等原料腌制后的蛋类食品。因剥开蛋壳后胶冻状的蛋白中常有松针状的结晶或花纹而得名。

鸭蛋中的蛋白质含量和鸡蛋一样，有强壮身体的作用。鸭蛋中的各种矿物质总量超过鸡蛋很多，特别是身体中迫切需要的铁和钙在鸭蛋中更为丰富，对骨骼发育有促进作用，并能预防贫血。

鸭蛋含有较多的维生素 B_2，是补充 B 族维生素的理想食品之一。中医认为，鸭蛋有大补虚劳、滋阴养血、润肺美肤的功效。

松花蛋的无机盐含量较鸭蛋明显增加，脂肪含量有所降低，总热量也稍有下降。松花蛋有独特风味，能刺激消化器官，增进食欲，使营养易于消化吸收，并有中和胃酸、清凉、降压的作用。

健康小贴士

一般人都可食用，阴虚火旺者可将鸭蛋作为食疗补品。

鸭蛋腥气较重，不宜吃得过多，每天 1 个即可。

松花蛋不宜多吃，食用时还应配些姜末和醋，以解其毒。

鸭蛋性偏凉，脾阳不足、寒湿下痢者不宜食用。

鸭蛋的胆固醇含量较高，有心血管病、肝肾疾病的人应少吃。

水产类

鲤鱼：鱼中之王

鲤鱼，在有的地方叫拐子、鲤子，因鳞上有纹理，故得名。

鲤鱼体态肥壮艳丽，肉质细嫩鲜美，是人们日常喜爱食用并且很熟悉的水产品，有人称之为"鱼中之王"。逢年过节，餐桌上都少不了它。人们取其"年年有余""鱼跃龙门"之意，以增添喜庆气氛。

鲤鱼有滋补健胃、利水消肿、通乳、清热解毒、止咳下气功能，对各种水肿、浮肿、腹胀、少尿、黄疸、乳汁不通皆有益。鲤鱼对孕妇胎动不安、妊娠性水肿有很好的食疗效果。

健康小贴士

一般人都能食用，每次以 100 克为宜。

鲤鱼鱼腹两侧各有一条同细线一样的白筋，去掉它们可以除去腥味。

吃鲤鱼通乳应少放盐。

烹制鱼虾等水产时不用放味精，因为它们本身就具有很好的鲜味。

鲤鱼是发物，有慢性病者不宜食用。

甲鱼：美食五味肉

甲鱼，学名鳖，又称元鱼、团鱼、脚鱼，属爬行纲鳖科动物。

甲鱼滋味醇厚，营养丰富，含人体所需的氨基酸、多肽和钙、铁、维生素 A、维生素 P、维生素 E 等，是一种珍贵的补品。每 100 克甲鱼肉中含蛋白质 17.3 克，脂肪 4 克，钙 15 毫克，磷 94 毫克，铁 2.5 毫克。甲鱼肉味甘性平，低脂肪、高蛋白（蛋白质中含有 18 种氨基酸），并含有一般食物中少有的蛋氨酸，具有鸡肉、鹿肉、牛肉、羊肉、猪肉五种肉的美味，故有"美食五味肉"的美称。在甲鱼身上，找不到丝毫的致癌因素，甲鱼因此而身价大增。

甲鱼全身都是宝，无论食用、药用价值都很高。甲鱼肉亦为良药，主治热气湿痹，能补中益气，补虚补阴，能够增强身体的抗病能力及调节人体的内分泌功能，也是提高母乳质量、增强婴儿的免疫力及智力的滋补佳品。

甲鱼的壳、血、头、脂和卵均可入药。甲鱼壳滋阴补血，退热清淤，治疗疮、痔阴毒很有效，能治"妇女难产、产后虚脱"，对肝硬化、脾肿大有治疗作用，还可调节免疫功能，提高淋巴细胞转化率，促进骨髓造血功能。甲鱼血味咸无毒，可作补血剂。将甲鱼血和蜂蜜混合后让糖尿病患者饮用，可降低血糖值。甲鱼卵可治久疟、久痢。

甲鱼的腹板称为"龟板"，是名贵的中药，有滋阴降火之功效，可用于治疗头晕、目眩、虚热、盗汗等疾患，还对头颅外伤（例如新生儿头颅血肿等）遗留下来的顽固性头痛有很好的疗效。龟板胶是大分子胶原蛋白质，含有皮肤所需要的各种氨基酸，有养颜护肤、美容健身之效。

鲍鱼：海味珍品之冠

鲍鱼是海产贝类，自古被人们视为"海味珍品之冠"，其肉质柔嫩细滑，滋味极其鲜美。尤其是在东南亚一些国家的华裔和港澳同胞，对鲍鱼特别青睐。据说其谐音"鲍者包也，鱼者余也"，鲍鱼代表包余，以示包内有"用不尽"的余钱。因此，鲍鱼不但是馈赠亲朋好友的上等吉利礼品，而且是宴请、筵席及逢年过节餐桌上的必备"吉利菜"之一。

鲍鱼本身营养价值极高，鲍鱼肉含有丰富的球蛋白。由于是深海生物，具有滋阴补养功效，中医认为它是一种补而不燥的海产，吃后没有牙痛、流鼻血等副作用，多吃也无妨。鲍鱼的肉中还含有一种被称为"鲍素"的成分，能够破坏癌细胞必需的代谢物质，所以，鲍鱼还是一种餐桌上的抗癌食品。鲍鱼的作用不是降压，而是双向性调节血压，原因是鲍鱼能"养阴、平肝、固肾"，可调整肾上腺分泌。鲍鱼有调经、润燥利肠之效，可治月经不调、大便秘结等疾患。

健康小贴士

一般人都可以吃鲍鱼。夜尿频、气虚哮喘、血压不稳、精神难以集中者适宜多吃鲍鱼。糖尿病患者也可用鲍鱼作辅助治疗,但必须配药同炖,才有疗效。

一定要烹透,不能吃半生不熟的鲍鱼。有些人每吃鲍鱼就胃痛,这是因为它的高蛋白质颇难被消化的缘故。

虽然鲍鱼人人爱吃,但感冒发烧或阴虚喉痛的人不宜食用。痛风患者及尿酸高者不宜吃鲍鱼肉,只宜少量喝汤。

草鱼:增强体质、延缓衰老

草鱼又称鲩鱼,与青鱼、鳙鱼、鲢鱼并称为我国四大淡水鱼。草鱼肉质细嫩,骨刺少,营养丰富,并且很适合切花刀制作菊花鱼等造型菜,深受大家喜爱。

草鱼是淡水鱼中的上品,除含有丰富的蛋白质、脂肪外,还含有核酸和锌,有增强体质、延缓衰老的作用。

据测定,每100克草鱼肉含蛋白质17.9克,脂肪4.3克,钙36毫克,磷173毫克,铁0.7毫克,维生素$B_1$0.03毫克,维生素$B_2$0.17毫克,尼克酸2.2毫克。

草鱼含有丰富的不饱和脂肪酸,对血液循环有利,是心血管病人的良好食物。对于身体瘦弱、食欲不振的人来说,草鱼肉嫩而不腻,可以开胃、滋补。草鱼含有丰富的硒元素,经常食用有抗衰老、养颜的功效,而且对肿瘤也有一定的防治作用。中医认为,草鱼有平肝、祛风、治痹等功效。

健康小贴士

烹调时不用放味精就很鲜美。

草鱼适合所有人食用,但一次不能吃得太多,每次以100克为宜,否则有可能诱发各种疮疥。

鳗鱼:软黄金

鳗鱼,学名叫鳗鲡,是传统名贵鱼类,也是世界上最神秘的鱼类之一。它的生长过程极为奇特，先是在海水中产卵成苗，后又进入淡水成长。鳗鱼在"绝食"一年半后仍能生存，养殖的鳗鱼寿命可长达50年。

鳗鱼的营养价值非常高，所以被称作是水中的"软黄金"，在世界很多地方从古至今均被视为滋补、美容的佳品。日本人在冬天就常吃香喷喷的烤鳗饭，以驱走严寒，保持充沛精力。

鳗鱼营养成分丰富，每100克生鲜鳗鱼含蛋白质16.4克，脂质21.3克，灰分1.1克，矿物质95毫克，维生素230毫克，还含有钙、磷、铁、钠、钾等物质。

《掌中妙药》、《圣惠方》、《本草纲目》、日本的《本朝食鉴》等书中均记载了鳗鱼的神奇食疗功效：补虚、暖肠、祛风、解毒、养颜，疗湿脚气、腰肾间湿风痹，治恶疮，暖腰膝，起阳，治小儿疳劳、妇人带下。

鳗鱼肉含有丰富的蛋白质，维生素A、维生素D、维生素E，矿物质及不饱和脂肪酸。它能提供人类生长、维持生命所需的营养成分。长期食用鳗鱼，对于强健体魄、增进活力以及滋补养颜极有帮助。与其他动物性食品比较，鳗鱼的维生素A、维生素E及脂肪中含有的多元不饱和脂肪酸等，均有较高的含量。

科学研究表明，鳗鱼是含EPA（二十碳五烯酸）和DHA（二十二碳六烯酸）最高的鱼类之一，不仅可以降低血脂，抗动脉硬化，抗血栓，还能为大脑补充必要的营养素。DHA能促进儿童及青少年大脑发育，增强记忆力，也有助于老年人预防大脑功能衰退与老年痴呆症。医学专家还发现，鳗鱼兼有鱼油和植物油的有益成分，是补充人体必需脂肪酸和氨基酸的理想食物。鳗鱼中的锌、多不饱和脂肪酸和维生素E的含量都很高，可防衰老和动脉硬化，从而具有护肤美容功效，是女士们的天然高效美容佳品。

黄鱼：安神止痢、益气填精

黄鱼，有大小黄鱼之分，也称黄花鱼。鱼头中有两颗坚硬的石头，叫鱼脑石，故又名"石首鱼"。大黄鱼又称大鲜、大黄花、桂花黄鱼。小黄鱼又称小鲜、小黄花。大小黄鱼和带鱼一起被称为我国三大海产。

夏季端午节前后是大黄鱼的主要汛期，清明至谷雨则是小黄鱼的主要汛期，此时的黄鱼身体肥美，鳞色金黄，发育达到顶点，最具食用价值。

黄鱼含有丰富的蛋白质、微量元素和维生素，对人体有很好的补益作用，对体质虚弱和中老年人来说，食用黄鱼会收到很好的食疗效果。黄鱼含有丰富的微量元素硒，能清除人体代谢产生的自由基，能延缓衰老，并对各种癌症有防治功效。中医认为，黄鱼有健脾升胃、安神止痢、益气填精之功效，对贫血、失眠、头晕、食欲不振及妇女产后体虚有良好疗效。

健康小贴士

一般人均宜食用黄鱼，贫血、头晕及体虚者更加适合。每次以80~100克为宜。

黄鱼是发物，哮喘病人和过敏体质的人应慎食。黄鱼不能与中药荆芥同食。

鲫鱼：鱼中之极品

鲫鱼俗称鲫瓜子，它肉味鲜美，肉质细嫩，极为可口。鲫鱼营养价值极高，特点是营养素全面，含糖分多，脂肪少，所以吃起来既鲜嫩又不肥腻，还有点甜丝丝的感觉。

鲫鱼所含的蛋白质质优、齐全，容易消化吸收，是肝肾疾病、心脑血管疾病患者的良好蛋白质来源。经常食用，可补充营养，增强抗病能力。鲫鱼有健脾利湿、和中开胃、活血通络、温中下气之功效，对脾胃虚弱、水肿、溃疡、气管炎、哮喘、糖尿病有很好的滋补食疗作用。民间常给产后妇女炖食鲫鱼汤，既可以补虚，又有通乳催奶的作用。先天不足，后天失调，以及手术后、病后体虚形弱者，经常吃一些鲫鱼是很有益的。肝炎、肾炎、高血压、心脏病、慢性支气管炎等疾病的患者也可以经常食用，以补充营养，增强抗病能力。鲫鱼子能补肝养目，鲫鱼脑有健脑益智作用。

健康小贴士

所有人都很适合食用鲫鱼。医典有云："与病无碍，诸鱼中唯此可常食。"

每餐以 40 克为宜。

清蒸或煮汤营养效果最佳，经煎炸则功效会大打折扣。

冬令时节食鲫鱼最好。

用鲫鱼与豆腐搭配炖汤营养最佳。

鱼子中胆固醇含量较高，故中老年人和高血脂、高胆固醇者应忌食。

鱿鱼：滋阴养胃、补虚润肤

鱿鱼，也称柔鱼、枪乌贼，营养价值很高，是名贵的海产品。它和墨鱼、章鱼等软体腕足类海产品在营养功用方面基本相同，都是富含蛋白质、钙、磷、铁等，并含有十分丰富的诸如硒、碘、锰、铜等微量元素的食物。

鱿鱼中含有丰富的钙、磷、铁元素，对骨骼发育和造血十分有益，可预防贫血。鱿鱼除了富含蛋白质及人体所需的氨基酸外，还是一种含有大量牛磺酸的低热量食品。鱿鱼可抑制血中的胆固醇含量，缓解疲劳，恢复视力，改善肝脏功能。鱿鱼中含有的多肽和硒等微量元素有抗病毒、抗射线作用。中医认为，鱿鱼有滋阴养胃、补虚润肤的功能。

健康小贴士

一般人均能食用，每次 30~50 克。

鱿鱼须煮熟煮透后再食，因为鲜鱿鱼中有一种多肽成分，若未煮透就食用，会导致肠运动失调。

鱿鱼之类的水产品性寒凉，脾胃虚寒的人应少吃。

鱿鱼含胆固醇较多，故高血脂、高胆固醇血症、动脉硬化等心血管病及肝病患者应慎食。鱿鱼是发物，患有湿疹、荨麻疹等疾病的人忌食。

黄鳝：补脾益气、除积理血

黄鳝，学名鳝鱼，为鳝科类动物，栖息于河道、湖泊、沟渠及稻田中，是最常见的淡水食用鱼类之一。因其具有较高的营养价值、药用价值而越来越受到人们喜爱。

每 100 克黄鳝肉中含蛋白质 18.8 克，脂肪 0.9 克，钙 27 毫克，磷

53 毫克，铁 4.6 毫克，维生素 A 180 国际单位。此外，还含有维生素 B、尼克酸及人体所需的多种氨基酸等。

黄鳝药性甘、温，无毒；入脾、肾，补脾益气，除积理血，对腹中冷气、肠鸣及湿痹气、湿热身痒、内外痔漏、妇人产后淋沥、血气不调等均具有显著疗效或辅助疗效。

黄鳝的营养价值和保健作用早被人们所认识。它在补充营养、平衡营养、健体强筋、增强抗病力等方面具有特殊的价值。《本草备要》载："鳝鱼补五脏，除风湿。尾血疗口眼歪斜，滴耳治耳痛，滴鼻治鼻衄，滴目治痘后生翳。"《随息居饮食谱》载："补气助力，善去风寒湿痹，通血脉，利筋骨，治产后腹泻。"现代医学研究表明，人类吸收卵磷脂可使人的记忆力提高 20%，而黄鳝脂肪中含有极丰富的卵磷脂。同时，黄鳝肉还含有 DHA 和较丰富的 EPA，这两种物质具有抑制心血管病和抗癌、消炎的稳定功效。

虾：滋补壮阳之妙品

虾又名"长须公""虎头公"及"曲身小子"，海水及淡水中均有出产。虾的肉也叫虾仁、海米、开洋。虾的肉质肥嫩鲜美，食之既无鱼腥味，又没有骨刺，老幼皆宜，备受青睐。虾的吃法多样，可制成多种美味佳肴。

虾主要分为淡水虾和海水虾。我们常见的青虾、河虾、草虾、小龙虾等都是淡水虾。对虾、明虾、基围虾、琵琶虾、龙虾等都是海水虾。

虾营养极为丰富。每 100 克虾含蛋白质 20.6 克，脂肪 0.7 克，碳水化合物 0.2 克，钙 35 毫克，磷 150 克，铁 0.1 毫克，维生素 A 367 国际单位，硫胺素 0.91 毫克，核黄素 0.11 毫克，烟酸 1.1 毫克。其中蛋白质含量是鱼、蛋、奶的几倍到几十倍。

此外，虾还含有丰富的钾、碘、镁等矿物质及氨茶碱等成分，且其肉质和鱼一样松软，易消化，不失为老年人食用的营养佳品，对健康极有裨益。对于身体虚弱及病后需要调养的人，虾也是极好的食物。

镁对心脏活动具有重要的调节作用，能很好地保护心血管系统，它可减少血液中胆固醇含量，防止动脉硬化，同时还能扩张冠状动脉，有利于预防高血压及心肌梗塞。虾中含有丰富的镁，经常食用可以补充镁的不足。

虾的通乳作用较强,并且富含磷、钙,对小儿、孕妇尤有补益功效。日本的科学家最近发现,虾体内的虾青素有助于消除因时差反应而产生的"时差症"。虾皮有镇静作用,常用来治疗神经衰弱、植物神经功能紊乱等症。尤其值得一提的是,老年人常食虾皮,可预防因缺钙所致的骨质疏松症;老年人的饭菜里放一些虾皮,对提高食欲和增强体质都很有好处。

虾历来被认为既是美味,又是滋补壮阳之妙品。中医认为,虾味甘性温,有补肾壮阳的功能。现代营养学家一致认为,虾营养成分丰富,脂肪、微量元素(磷、锌、钙、铁等)和氨基酸含量甚多,还含有荷尔蒙,有助于补肾壮阳。在西方,也有人用白兰地酒浸虾以壮阳。鉴于此,便不难知道为何扶阳不可缺少虾了。虾子(虾卵)又名虾春,含高蛋白,助阳功效甚佳,肾虚者可常食,但阴虚阳亢者不宜多吃。

健康小贴士

虾肉老少皆宜。中老年人、孕妇和心血管病患者更适合食用,每次以 30 ~ 50 克为宜。

腐败变质虾不可食。色发红、身软的虾不新鲜,尽量不吃。虾背上的虾线应挑去不吃。虾为发物,染有宿疾者不宜食用。

如正值上火之时,不宜食虾。对少数老年人来说,尤其是一些过敏性疾病患者,如过敏性鼻炎、支气管炎、反复发作性过敏性皮炎患者,不宜吃虾。

螃蟹:上席则百味淡

螃蟹,又称河蟹,是洄游性甲壳类水生动物(螃蟹在海洋中繁殖,生长在淡水的江、河、湖中,成熟后螃蟹再回到海水中繁殖)。螃蟹作为美味佳肴,自古以来备受人们的青睐。明代李时珍赞云:"鲜蟹和以姜醋,佐以醇酒,嚼黄持螯,略赏风味。"清朝李渔更称螃蟹:"已造色、香、味三者之极,更无一物可以上之。"因此,素有"螃蟹上席百味淡"的说法。

螃蟹营养丰富,含有多种维生素,其中维生素 A 含量高于其他陆生及水生动物。维生素 B_2 含量是肉类的 5 ~ 6 倍,比鱼类高出 6 ~ 10

倍，比蛋类高出 2~3 倍。维生素 B$_1$ 及磷的含量比一般鱼类高出 6~10 倍。每 100 克螃蟹可食部分含蛋白质 17.5 克，脂肪 2.8 克，磷 182 毫克，钙 126 毫克，铁 2.8 毫克。螃蟹壳除含丰富的钙外，还含有蟹红素、蟹黄素等。

螃蟹不但为食中佳肴，作为药用也有奇功。《本草拾遗》中说："其功不独散，而能和血也。"祖国医学认为，螃蟹性寒味咸，蟹肉有清热、散血结、续断伤、理经脉和滋阴等功用；螃蟹壳可清热解毒、破淤清积止痛。

现代研究发现，蟹壳含有一种物质——甲壳质，甲壳质中可提炼出一种特殊的物质，它具有低毒性免疫激活性质，动物实验已证实，该物质可抑制癌细胞的增殖和转移。

乌龟：介虫之灵长

乌龟，又称草龟、香龟、泥龟、金龟等，属淡水龟科乌龟属。乌龟属半水栖、半陆栖性爬行动物。

乌龟的营养成分类似于甲鱼，含有丰富的蛋白质、脂肪、糖类、多种维生素、微量元素等。乌龟肌肉的蛋白质含量达 16.64%。

乌龟是传统的食疗补品。李时珍曰："介虫三百六十，而龟为之首。龟，介虫之灵长者也。"《神农本草经》将其列为上品，认为能"主漏下赤白，久服轻身不饥"。

乌龟蛋白容易被人体吸收，可增强免疫功能，对促进健康和防止癌症有重要作用。龟肉具有养血生血、滋阴益肾之功效。其性味甘酸温，补益力强，营养价值高，对各种肿瘤阴亏血虚患者及久咳、咯血、心烦不寐、遗尿、痔漏、筋骨疼痛、肢体拘挛不利等慢性病人都有一定疗效。

龟板即乌龟的腹甲，为传统的名贵药材，它富含骨胶原和蛋白质、钙、磷、脂类、肽类及多种酶。据中医临床研究证实，龟板气腥、味咸、性寒，具有滋阴降火、潜阳退蒸、补肾健骨等功效。现代医学研究证明，龟板含骨胶原，其中有多种氨基酸、甾类化合物及钙、磷等，提取物能抑制肿瘤细胞，对腹水型肝癌有治疗作用。

海参：滋容美体、延年益寿

海参又名刺参、海鼠、海瓜，是一种名贵海产动物，因补益作用类似人参而得名。海参肉质软嫩，营养丰富，是典型的高蛋白、低脂肪食物，滋味鲜美，风味高雅，是海味"八珍"之一，与燕窝、鲍鱼、鱼翅齐名，在大雅之堂上往往扮演着"压台轴"的角色。

海参的品种很多，大体可分为有刺海参和无刺海参两类。有刺的为刺参，无刺的为"光参"或"秃参"。海参在我国渤海、黄海和广东、福建沿海的浅海海底均有生长，因主要靠人工潜入海底捕捞，故数量不多。

海参营养丰富，蛋白质含量为 86.43%，碳水化合物含量为 4.8%，脂肪含量为 0.27%，灰分含量为 4.45%，钙含量为 0.118%，磷含量为 0.34%，铁含量为 0.0014%。此外，海参还富含多种维生素，故有补肾、补血之功效，是一种良好的滋补品。清乾隆年间所著的《本草从新》中称海参"补肾益精，壮阳疗痿"。数百年来，海参一直被列为筵席上的名菜，可烹制葱烧海参、扒海参、烩海参、清汤海参等。

海参在组成成分上有一定特点，即含胆固醇极低，脂肪含量相对少，是一种典型的高蛋白、低脂肪、低胆固醇食物，对高血压、高脂血症和冠心病患者尤为适宜。

海参既是筵席上的佳肴，又是滋补人体的珍品。祖国医学认为，海参味甘、咸，性温，具有补肾益精、壮阳疗痿、润燥通便的作用，凡眩晕耳鸣、腰酸乏力、梦遗滑精、小便频繁的患者，都可将海参作为滋补食疗之品，具有补肾益精的功效。

不同海域、不同科类的海参还有不同的营养和药用价值。20 世纪 80 年代，我国学者从玉足海参体壁中提取了一种含岩藻糖的糖胺聚糖，即海参糖胺聚糖（hGAG）。在研究 hGAG 的抗肿瘤作用时，发现其可以引起实验动物出血，从而使人们逐渐认识其抗凝作用。研究者曾用 hGAG 对正常人及心、脑血管血栓性疾病病人进行治疗，发现其具有抗凝、降低血液黏稠度及降低血脂的作用，有利于提高抗凝系统活性，延缓血栓形成。

海参含有酸性黏多糖和软骨素，具有延缓衰老的功效。它可以明显降低心脏组织中脂褐素和皮肤羟脯氨酸的数量，起到延缓衰老的作用。

海参具有很强的细胞毒性及鱼毒，能抑制癌细胞，有提高人体免疫力和抗癌杀菌作用，抗腐能力强。海参中所含的硒，能抑制癌细胞及血管的生长，具有明显的抗癌作用。海参用于抗癌有明显疗效，对恶性肿瘤的生长、转移具有显著抑制作用，这已被科学所证明。临床上已广泛应用于肝癌、肺癌、胃癌、鼻咽癌、骨癌、淋巴癌、卵巢癌、子宫癌、乳腺癌、白血病、脑瘤及术后转移复发的良性、恶性瘤等患者的食疗和治疗。

刺参所含的锌、酸性黏多糖、海参素等活性物质，具有提高勃起力的作用，可抑制排卵和刺激宫缩，改善脑、性腺神经传导功能，延缓性腺衰老。

健康小贴士

一般人都能食用，尤其适于精力不足、气血不足及肝硬化腹水和神经衰弱者食用。

干海参涨发率较高，质量好的可涨发至干品的 8 倍左右。

买回涨发好的海参后应反复过水冲洗，以免残留的化学成分有害健康。

海参性滑利，脾胃虚弱、痰多便稀薄者勿食。海参不宜与甘草同服。

海蜇：去尘积、清肠胃

海蜇又名水母、白皮子，犹如一顶降落伞，也像一个白蘑菇。形如蘑菇头的部分就是"海蜇皮"。伞盖下像蘑菇柄一样的口腔与触须便是"海蜇头"。海蜇皮是一层胶质物，营养价值较高。海蜇头稍硬，营养价值与蜇皮相近。中国是最早食用海蜇的国家，晋代张华所著的《博物志》中就有食用海蜇的记载。今天，海蜇已成筵席上的佳肴。

新鲜海蜇一般用食盐、明矾经过三次加工、腌制（俗称三矾提干海蜇），滤去水分后食用。海蜇加工后分为海蜇皮和海蜇头两种，海蜇皮制成后呈半透明圆片状，有韧性。海蜇头口感较蜇皮更松脆，俗称"红头子"。

　　海蜇的营养极为丰富，其营养成分独特之处是脂肪含量极低，蛋白质和无机盐类等含量丰富。每 100 克海蜇含蛋白质 6 ~ 12 克，脂肪 0.1 ~ 0.5 克，碳水化合物 4 克左右，钙 182 毫克，碘 132 微克，以及多种维生素。海蜇是一种高蛋白、低脂肪、低热量的营养食品。

　　海蜇不但是筵席上的佳肴，而且还是治病的良药。《本草纲目》中说，海蜇有清热解毒、化痰软坚、降压消肿等功能，对气管炎、哮喘、高血压、胃溃疡等症均有疗效。此外，海蜇还有阻止伤口扩散、促进上皮形成、扩张血管、降低血压、消痰散气、润肠消积等功能。近来发现，从事理发、纺织、粮食加工等与尘埃接触较多的工作人员，常吃海蜇，可以去尘积、清肠胃，保障身体健康。

　　健康小贴士

　　一般人都能食用海蜇，每餐以 40 克为宜。

　　食用凉拌海蜇时应适当放些醋，否则会使海蜇"走味"。

　　有异味者为腐烂变质品，不可食用。

　　海蜇忌与白糖同腌，否则不能久藏。

　　新鲜海蜇不宜食用。因为新鲜的海蜇含水多，皮体较厚，还含有毒素，只有经过三矾加工、腌渍，使鲜海蜇脱水 3 次，才能使毒素随水排尽。

文蛤：天下第一鲜

　　蛤蜊肉含具有降低血清胆固醇作用的代尔太 7 - 胆固醇和 24 - 亚甲基胆固醇，它们兼有抑制胆固醇在肝脏合成和加速排泄胆固醇的独特作用，从而使体内胆固醇减少。它们的功效比常用的降胆固醇药物谷固醇更强。人们在食用蛤蜊后，常会有一种清爽宜人的感觉。中医认为，蛤蜊肉有滋阴明目、软坚化痰之功效。

　　文蛤是蛤蜊的一种，其肉质鲜美无比，是贝类海鲜中的上品，被称为"天下第一鲜""百味之冠"。江苏民间还有"吃了蛤蜊肉，百味都失灵"之说。唐朝时蛤蜊曾被当作御用海珍贡品。

　　文蛤的营养特点是高蛋白、高微量元素、高铁、高钙、少脂肪。它的营养价值很高，含蛋白质 10%，脂肪 1.2%，碳水化合物 2.5%，还有丰富的磷、钙、铁、维生素以及多种氨基酸等营养成分。

文蛤同时具有较高的食疗药用价值。《本草纲目》记载，它能"治疮、疖肿毒，消积块，解酒毒"。

现代研究表明，文蛤有清热利湿、化痰散结的功效，对哮喘、慢性气管炎、甲状腺肿大、淋巴结核等病有明显疗效。食用文蛤，有润五脏、止消渴、健脾胃、治赤目、增乳液的功能。现代研究还发现，文蛤组织提取液对葡萄球菌有较强的抑制作用。文蛤中有一种提取物，给染有白血病病毒的动物使用，可使患有白血病的动物平均存活期延长。所以，文蛤是白血病患者的食疗佳品。

健康小贴士

高胆固醇、高血脂体质的人及患有甲状腺肿大、支气管炎、胃病等疾病的人尤为适合吃文蛤，每次以3~10个（约50克）为宜。

蛤蜊等贝类本身极富鲜味，烹制时千万不要再加味精，也不宜多放盐。

贝类中的泥肠不宜食用。

不要食用未熟透的贝类，以免传染上肝炎等疾病。

许多贝类是发物，有宿疾者应慎食。

蛤蜊等贝类性多寒凉，脾胃虚寒者不宜多吃。

田螺：盘中明珠

田螺，又称黄螺、田中螺，属于软体动物门，腹足纲，田螺科，在江河、湖泊、沟壑、沼泽、池塘等地方均有分布。田螺肉质丰腴细腻，味道鲜美，素有"盘中明珠"之美誉，含有丰富的蛋白质、维生素和人体必需的氨基酸和微量元素，是典型的高蛋白、低脂肪、高钙质的天然动物性保健食品。

田螺中含有人体必需的8种氨基酸、碳水化合物、矿物质，以及维生素A、维生素B_1、维生素B_2、维生素D和多种微量元素，其营养成分的含量和组合优于鸡、鸭、鹅肉等，在常见的60多种水生动植物中，其营养价值仅次于虾。每100克田螺肉含蛋白质10.7克，脂肪1.2克，碳水化合物3.8克，钙1.3克，磷191毫克，铁19.8毫克。同时，还含有硫胺素、核黄素、维生素B_1、维生素E、镁、锰、锌、钾、钠等。

田螺有较高的药用价值。中医认为，田螺肉味甘、性寒、无毒，可入药，具有清热、明目、利尿、通淋等功效，主治尿赤热痛、尿闭、痔疮、黄疸等。田螺壳入药，有散结、敛疮、止痛等功效，主治湿疹、胃痛及小儿惊风等。

我国民间用田螺防治疾病的历史十分悠久，如明代龚延贤在《药性歌括四百味》中就有这样的记载："田螺性寒，利大小便，消食除热，醒酒立见。"《本草纲目》记载："田螺利湿清热，止渴醒酒，利大小便，治脚气、黄疸。"现代医学研究还发现，田螺可治疗细菌性痢疾、风湿性关节炎、肾炎水肿、疔疮肿痛、中耳炎、佝偻病、脱肛、狐臭、胃痛、胃酸、小儿湿疹、妊娠水肿、妇女子宫下垂等多种疾病。田螺含有丰富的维生素 B_1，可以防治脚气病，对喝生水引起的腹泻也有一定功效。田螺还有镇静作用，感到精神紧张时，田螺是理想的食品。

海带：含碘冠军

海带又名海草、昆布，属褐藻门，海带科，是一种大型食用海藻，在我国沿海均有栽植。

海带不但是人们补充营养的优良食品，而且还有较高的医疗保健作用，素有"长寿菜""海上蔬菜""含碘冠军"的美誉。每 100 克干海带含粗蛋白 8.2 克，脂肪 0.1 克，粗纤维 9.8 克，无机盐 12.9 克，钙 2.25 克，铁 0.15 克，胡萝卜素 0.57 毫克，维生素 B_1 0.69 毫克，维生素 B_2 0.36 毫克，尼克酸 16 毫克。除维生素 C 外，其粗蛋白、糖、钙、铁的含量均高出菠菜、油菜几倍，甚至几十倍。另外，海带还含有甘露醇、藻胶酸、脯氨酸、氯化钾等物质。

海带是一种含碘量很高的海藻，所含的碘有促进甲状腺激素生成的作用，能预防甲状腺肿大。

海带的有效成分——甘露醇是一种疗效显著的利尿剂，可治疗各种水肿。

海带性寒而滑，具有润肠、清肠通便作用，热性便秘者食之有辅助通便之功效。海带通过改变大便菌群活性而改变结肠的肠道生态学，选择性地减少或杀灭可产生致癌物质的某些结肠内的细菌。动物模拟试验发现，海带中的某种提取物对癌细胞有明显的毒杀作用，可杀灭 50%

以上的癌细胞。

海带含有较多的碱性成分，有助于体内酸碱平衡；海带所含的昆布素有清除血脂作用，能使血中胆固醇含量显著降低，预防动脉硬化。

海带淀粉硫酸脂为多糖类物质，也具有降血脂的功效，能防止心血管疾病及老年性疾患。

现代药理研究还证明，海带中的褐藻酸钠盐有预防白血病和骨风痛的作用，对动脉出血亦有止血作用，口服可减少放射性元素锶 90 在肠道内的吸收。海带中含有丰富的甘露醇，对治疗急性肾功能衰退、脑水肿、乙型脑炎、急性青光眼都有良效。

紫菜：营养宝库

紫菜又名子菜、紫英，是一种叶状藻体。紫菜中蛋白质、铁、磷、钙、核黄素、胡萝卜素等含量居各种蔬菜之冠，其中蛋白质含量超过海带，故紫菜又有"营养宝库"的美称。

紫菜营养丰富。每 100 克干紫菜含蛋白质 24～28 克，脂肪 0.9 克，碳水化合物 31～50 克，钙 330 毫克，磷 440 毫克，铁 32 毫克，胡萝卜素 1.23 毫克，核黄素 2.07 毫克，尼克酸 5.1 毫克，丙氨酸 3.4 克，谷氨酸 3.2 克，甘氨酸 2.4 克，白氨酸 2.6 克，异白氨酸 1.4 克。

紫菜的蛋白质含量，远远高于一般蔬菜，且人体所必需的氨基酸含量多。紫菜蛋白质的组成氨基酸如丙氨酸、天冬氨酸、谷氨酸、甘氨酸、脯氨酸等中性、酸性氨基酸较多，这是所有陆生蔬菜植物所没有的特征。

与陆生植物相比，紫菜的脂肪含量低，多在 1% 以下。紫菜的脂肪中，饱和脂肪酸的软脂酸占绝大多数，约为 20%；肉豆蔻酸、硬脂酸含量较少，分别占 2%；对人体有很好保健作用的不饱和脂肪酸——亚油酸、亚麻酸和十八碳四烯酸含量较多，为 10%～30%。更值得一提的是，紫菜中被人们称为"脑黄金"的二十碳五烯酸含量高达 30%。

紫菜含有多种维生素，其中 B 族维生素的含量与蔬菜相比毫不逊色。紫菜中的 B 族维生素，特别是在陆生植物中几乎不存在的维生素 B_{12} 的含量很高。以干品计，紫菜中维生素 B_{12} 的含量与鱼肉相近。维生素 B_{12} 有活跃脑神经，预防衰老和记忆力衰退，改善忧郁症之功效。另外，紫菜中维生素 C 的含量也很高。

由于海水中蕴含着极为丰富的无机成分，而紫菜又具有吸收和积蓄海水中无机质的功能，因此紫菜中的无机质含量极为丰富。

果品类

苹果：全方位的健康水果

苹果又名柰、频婆、天然子，为蔷薇科苹果属植物的果实。苹果酸甜可口，营养丰富，是老幼皆宜的水果之一。

苹果的营养价值和医疗价值都很高。每 100 克苹果含水分 84.6 克，蛋白质 0.4 克，脂肪 0.5 克，碳水化合物 13 克，粗纤维 1.2 毫克，钙 11 毫克，磷 9 毫克，铁 0.3 毫克，胡萝卜素 0.08 毫克，维生素 B_1 0.01 毫克，维生素 B_2 0.01 毫克，尼克酸 0.1 毫克，维生素 C 微量，可供热量 242 千焦。

中医认为，苹果有生津润肺、除烦解暑、开胃醒酒、止泻的功效。现代医学认为，苹果对高血压的防治有一定作用。欧洲人说："一天吃一个苹果，医生远离你。"美国《读者文摘》为十种对健康最有利的水果排名，苹果占第一位。

苹果中含有的"苹果酚"，极易在水中溶解，易被人体吸收。这种神奇的"苹果酚"具有七种功效：一是抗氧化作用，可保持食物新鲜；二是消除异味，可除鱼腥、口臭；三是预防蛀牙；四是能抑制黑色素、酵素的产生；五是能抑制活性氧产生，可预防因活性氧引起的各种生活习惯病；六是能抑制血压上升，预防高血压；七是能抑制过敏反应，有一定的抗敏作用。

苹果能瘦身排毒。富士苹果中含有比一般苹果更多的"果胶"。果胶是一种水溶性食物纤维，能够减少肠内的不良细菌数量，帮助有益细菌繁殖，从而改善肠内的细菌菌丛状况。以前曾经盛行过的"苹果减肥餐"，就是利用苹果能让人有饱腹的感觉和具有整肠作用，从而达到减轻体重的效果。现在，很多美国人都把苹果作为瘦身必备，每周节食一天，只吃苹果，号称"苹果日"。

苹果能美容养颜。富士苹果中含有丰富的维生素。在所有含有维生素C的水果中，以苹果的含量最高——大约100克富士苹果中就含有10毫克维生素C。维生素C可以有效抑制皮肤黑色素形成，帮助消除皮肤色斑，增加血红素，延缓皮肤衰老。美国的研究人员还证明，从新鲜的水果中直接摄取维生素C要比口服药剂更为有效。每天吃一个红富士，就可以满足人体每日所需的大部分维生素C。

苹果能减压补氧。现代人在平常饮食中摄入蛋白质过多，这些蛋白质分解成氨基酸，从而造成大多数人的体液都呈"酸性"。酸性体液会不断在体内堆积，容易使人感到疲劳乏力。水果中数苹果含有的营养最为齐全，其中的多糖、钾离子、果胶、酒石酸、枸橼酸等，可以中和酸性体液中酸根，降低体液的酸性，从而缓解疲劳。苹果中丰富的锌元素，更是人体内多种重要酶的组成成分，在消除疲劳的同时，还有增强记忆力的功效。

苹果能康体防癌。芬兰的研究工作者发表的一项研究报告表明，苹果中的黄酮类化合物是降低癌症发病率的有效物质。经常食用苹果的人，患肺癌的几率能降低46%，患其他癌症的几率也比一般人小20%。美国《自然》杂志报道的一项科研成果也表明，每天吃一个苹果可以有效预防癌症。

苹果还是一名"全科医生"。早在古埃及，人们就不只把苹果当成一种食品，更把它当作一种药材。加拿大人的研究表明，在试管中苹果汁有强大的杀灭传染性病毒作用，吃较多苹果的人远比不吃或少吃苹果的人得感冒的机会少。所以，有的科学家和医师把苹果称为"全方位的健康水果"或"全科医生"。

香蕉：快乐水果

香蕉是著名的热带和温暖亚热带水果，属芭蕉科植物，古称甘蕉。香蕉果肉香甜软滑，是人们喜爱的水果之一。欧洲人因为它能解除忧郁而称它为"快乐水果"。香蕉还是女士们钟爱的减肥佳果。

香蕉又被称为"智慧之果"，传说是因为佛祖释迦牟尼吃了香蕉而获得智慧。香蕉含有称为"智慧之盐"的磷，又有丰富的蛋白质、糖、钾、维生素A和维生素C，同时纤维也多，堪称相当好的营养食品。

据测定，每 100 克香蕉含水分 77 克，蛋白质 1.2 克，脂肪 0.6 克，碳水化合物 19.5 克，粗纤维 0.9 毫克，钙 9 毫克，磷 9 毫克，铁 0.6 毫克，胡萝卜素 0.25 毫克，维生素 $B_1$0.02 毫克，维生素 $B_2$0.05 毫克，尼克酸 0.7 毫克。

香蕉富含钾和镁，钾能防止血压上升、肌肉痉挛，镁则具有消除疲劳的效果。因此，香蕉是高血压患者的首选水果。糖尿病患者进食香蕉可使尿糖相对降低，故对缓解病情也大有益处。香蕉含有的泛酸等成分是人体的"开心激素"，能减轻心理压力，解除忧郁。睡前吃香蕉，还有镇静作用。荷兰科学家研究认为，最合营养标准又能为人脸上增添笑容的水果是香蕉。

香蕉含有的维生素 A 能增强对疾病的抵抗力，维持正常的生殖力和视力；硫胺素能抗脚气病，促进食欲、助消化，保护神经系统；核黄素能促进人体正常生长和发育。香蕉还有促进肠胃蠕动、润肠通便、润肺止咳、清热解毒，以及滋补的作用。香蕉容易消化、吸收，并补给均衡的营养，从小孩到老年人都可放心食用。香蕉是低热量食品，即使是正在减肥的人，也能尽情地食用。

菠萝：消暑、解渴的珍品

菠萝又名凤梨、黄梨，呈长圆锥形或圆筒形，是我国南方的四大名果之一。菠萝果肉呈黄或浅黄色，肉质细嫩，水分含量高，口感极佳。

每 100 克菠萝含水分 87.1 克，蛋白质 0.5 克，脂肪 0.1 克，纤维 1.2 克，尼克酸 0.1 毫克，钾 126 毫克，钠 1.2 毫克，锌 0.08 毫克，钙 20 毫克，磷 6 毫克，铁 0.2 毫克，胡萝卜素 0.08 毫克，硫胺素 0.03 毫克，核黄素 0.02 毫克，维生素 C 18 毫克，灰分 0.3 克。另外，还含多种有机酸及菠萝酶等。

菠萝既是盛夏消暑、解渴的珍品，也是良好的减肥、健康水果。果实含有菠萝酶，有帮助消化蛋白质、治支气管炎、利尿等功效，并对预防血管硬化及冠状动脉性心脏病有一定的作用。食用新鲜菠萝时，先将菠萝用盐水浸洗，味道会更甜。

芒果：热带果王

芒果又名檬果，为漆树科芒果属，常绿乔木。芒果果实椭圆滑润，果皮呈柠檬黄色。芒果肉质细腻，气味香甜，含有丰富的维生素，有"热带果王"之称。芒果的营养价值很高，维生素 A 含量高达 3.8%。维生素 C 的含量超过橘子、草莓。芒果含有的糖、蛋白质及钙、磷、铁等营养成分，均为人体所必需。中医认为，芒果味甘酸、性凉、无毒，具有清热生津、解渴利尿、益胃止呕等功能。《食性本草》上载文说："芒果能治'妇人经脉不通，丈夫营卫中血脉不行'之症。"

芒果的胡萝卜素含量特别高，有益于视力，能润泽皮肤，是女士们的美容佳果。芒果是富含蛋白质的水果，多吃易饱。芒果是解渴生津的果品，生食能止呕。

芒果中还含有一种叫芒果甙的物质，有明显的抗脂质过氧化和保护脑神经元的作用，能延缓细胞衰老、提高脑功能。芒果可以明显提高红细胞过氧化氢酶活力和降低红细胞血红蛋白。它还有祛痰、止咳的功效，对咳嗽、痰多、气喘等症有辅助食疗作用。

芒果含芒果酮酸等化合物，具有抗癌的药理作用；芒果汁还能增加胃肠蠕动，使粪便在结肠内停留时间缩短。因此，食芒果对防治结肠癌很有裨益。芒果中维生素 C 的含量高于一般水果，常食芒果可以不断补充体内维生素 C 的消耗，并能降低体内胆固醇、甘油三酯水平，防治心血管疾病。

芒果皮可入药，为利尿剂。其核仁肥大，含蛋白质 6%，脂肪 16%，碳水化合物 69%，也可入药。

草莓：分解脂肪，利于消化

草莓属蔷薇科，是多年生常绿草本植物，又称洋莓、地果、地莓、凤梨草莓等。在园艺上属浆果类果树，本世纪初传入我国。草莓外观呈心形，色鲜艳粉红，果肉多汁，酸甜适口，芳香宜人，营养丰富。

草莓富含氨基酸、果糖、蔗糖、葡萄糖、柠檬酸、苹果酸、果胶、胡萝卜素、维生素 B_1、维生素 B_2、烟酸及矿物质钙、镁、磷、铁等，这些营养素对生长发育有很好的促进作用，对老人、儿童大有裨益。

国外学者研究发现，草莓中的有效成分可抑制癌细胞的生长。每100 克草莓含维生素 C 50～100 毫克，比苹果、葡萄高 10 倍以上。科学研究业已证实，维生素 C 能消除细胞间的松弛与紧张状态，使脑细胞结构坚固，皮肤细腻有弹性，对脑和智力发育有重要影响。饭后吃一些草莓，可分解食物脂肪，利于消化。

草莓入药亦堪称上品。中医认为，草莓性味甘凉，入脾、胃、肺经，有润肺生津、健脾和胃、利尿消肿、解热祛暑之功，适用于肺热咳嗽、食欲不振、小便短少、暑热烦渴等。

草莓中丰富的维生素 C 除了可以预防坏血病外，对动脉硬化、冠心病、心绞痛、脑溢血、高血压、高血脂等，都有积极的预防作用。草莓中含有的果胶及纤维素，可促进胃肠蠕动，改善便秘，预防痔疮、肠癌的发生。草莓中含有的胺类物质，对白血病、再生障碍性贫血有一定疗效。

草莓中含有抗癌的异蛋白物质，能阻止致癌物质亚硝胺的合成。草莓含有多种有机酸、果酸和果胶类物质，能分解食物中的脂肪，增强食欲，促进消化液分泌和胃肠蠕动，帮助消化，排除多余的胆固醇和有害重金属。食用草莓对冠心病、高血压、高血脂、动脉硬化、便秘、贫血、肺结核、气虚、消化不良、暑热烦渴、糖尿病、小便频数、遗精遗尿等多种病症有治疗作用。草莓及其制品更是孕妇和老年人不可多得的保健食品。

橙子：维生素 C 的代名词

橙子又名黄果、金环，为芸香科植物香橙的果实，原产于我国东南部，是世界四大名果之一。

橙子分甜橙和酸橙两种。酸橙又称红橙，味酸带苦，不宜食用，多用于制取果汁，很少鲜食。鲜食以甜橙为主。我国甜橙品种很多。甜橙果实为球形，上下稍扁平，表面滑润，未成熟时色青，成熟后变成黄色，果肉酸甜适度、汁多，富有香气，是人们喜欢吃的水果之一。

甜橙的可食部分为 74%。每 100 克甜橙含热量 197 千焦，蛋白质 0.8 克，脂肪 0.2 克，膳食纤维 0.6 克，碳水化合物 10.5 克，灰分 0.5 克，胡萝卜素 160 微克，硫胺素 0.05 毫克，核黄素 0.04 毫克，尼克酸 0.3 毫克，抗坏血酸 33 毫克，维生素 E 0.56 毫克，钾 159 毫克，钠 1.2 毫克，钙 20 毫克，镁 14 毫克，铁 0.4 毫克，锰 0.05 毫克，锌 0.14 毫克，铜 0.03 毫克，磷 22 毫克，硒 0.7 微克，还含橙皮甙、柚皮芸香甙、柚皮甙、柠檬苦素、那可汀、柠檬酸、苹果酸等。果皮含挥发油，有 70 多种活性物质，主要为正癸醛、柠檬醛、柠檬烯和辛醇等。

橙子味甘酸，性凉，具有生津止渴、开胃下气的功效。正常人饭后食橙子或饮橙汁，有解油腻、消积食、止渴、醒酒的作用。橙子营养极为全面，老幼皆宜。橙子中含量丰富的维生素 C、维生素 P，能增加机体抵抗力，增加毛细血管的弹性，降低血中胆固醇。高血脂症、高血压、动脉硬化者常食橙子有益。橙子所含纤维素和果胶物质，可促进肠道蠕动，有利于清肠通便，排除体内有害物质。

橙子几乎已经成为维生素 C 的代名词，它的维生素 C 含量丰富，能增强人体抵抗力，亦能将脂溶性有害物质排出体外，是名副其实的保安康抗氧化剂。橙皮又叫黄果皮，除含果肉中的成分外，胡萝卜素含量较多，可作为健胃剂、芳香调味剂。橙皮还含一定量的橙皮油，对慢性支气管炎有效。

西瓜：夏季瓜果之王

西瓜又名寒瓜，是水果中果汁含量最丰富的，号称"夏季瓜果之王"。西瓜是我国的主要果品之一，南北各地都有种植，只是品名、形状、口味与上市季节有所不同。

西瓜的水分约占全果的 90%。瓜瓤含糖量一般为 7%～11%，其中主要是果糖。此外，还含有维生素、蛋白质、果胶等。

食用西瓜有利于开胃口、助消化、利泌尿、促代谢、去暑疾、滋身体。西瓜性甘凉而不寒，老幼皆宜，孕妇和一些病人也可以食用。

西瓜还具有一定的药理作用，在《本草纲目》上有这样的记载："消烦解渴，解暑热，疗喉痹，宽中下气，利小水，治血痢，解血毒。"近代医药学认为：西瓜汁含有蛋白酶，可把不溶性蛋白质转化为可溶性蛋白质，配糖食用有降血压作用。

西瓜全身是宝，不但瓜瓤是防暑降温的最佳果品，就连瓜皮也可入药，而且瓜皮的利尿作用比瓜瓤显著。此外，西瓜子也颇具药用价值，有清肺润肠、和中止渴等作用。

哈密瓜：除烦热、生津止渴

哈密瓜古称甘瓜、甜瓜、穷隆，维吾尔语叫"库洪"。植物分类学上称哈密瓜为厚皮甜瓜。哈密瓜形状多样，有圆形、椭圆形、橄榄形、卵圆形、长棒形和短筒形等。瓜皮的颜色有白玉色、金黄色、青色，还有绿色和杂色等。瓜的风味各有特色，有的脆，有的绵，有的多汁，也有的酒香扑鼻，适合人们的不同口味（我国新疆独特的自然条件，对哈密瓜的生长十分有利，是闻名遐迩的哈密瓜原产地，所产哈密瓜味甜如蜜，爽脆无比，含糖量达20%，被誉为"最名贵之果"）。

哈密瓜不但风味佳，而且富有营养。瓜肉中含有干物质18%，含糖量15%。在每100克瓜肉中还有蛋白质0.4克，脂肪0.3克，灰分2克，钙14毫克，磷10毫克，铁1毫克。其中铁的含量比等量鸡肉多两三倍，比牛奶高17倍。哈密瓜瓜肉中维生素的含量比其他水果也毫不逊色。据测定，在哈密瓜鲜瓜肉中，维生素的含量比西瓜多4~7倍，比苹果高6倍。这些成分，有利于人的心脏和肝脏工作，以及肠道系统的活动，可促进内分泌和造血机能，加强消化过程。

哈密瓜不但营养丰富，而且还具有较高的药用价值。哈密瓜有清凉消暑、除烦热、生津止渴的作用，是夏季解暑的佳品。食用哈密瓜，还对人体造血机能有显著的促进作用。根据中医药资料记载，哈密瓜根、茎、叶、花、果、果蒂、果皮、种子均可供药用。《本草纲目》中记载，甜瓜具有"止渴、除烦热、利小便、通三焦团壅塞气、治口鼻疮"之功效。《神农本草经》更将它的瓜蒂列为上品之药。其瓜肉有利小便、止渴、除烦热、防暑气、抗癌等作用，可治发烧、中暑、口渴、小便不利、口鼻生疮等症。常感到身心疲倦、心神焦躁不安者，或是口臭者食用之，都能清热解燥。

现代医学研究发现，哈密瓜等甜瓜类的蒂含苦毒素，具有催吐作用，因能刺激胃黏膜引起呕吐，适量内服可急救食物中毒，而不会被胃肠吸收。

橘子：和胃利尿、润肺化痰

橘子俗称桔子，常与柑子一起被统称为柑橘。其颜色鲜艳，酸甜可口，是日常生活中最常见的水果之一。

橘子的营养丰富，在每 100 克橘子果肉中，含蛋白质 0.9 克，脂肪 0.1 克，碳水化合物 12.8 克，粗纤维 0.4 克，钙 56 毫克，磷 15 毫克，铁 0.2 毫克，胡萝卜素 0.55 毫克，维生素 B_1 0.08 毫克，维生素 B_2 0.3 毫克，烟酸 0.3 毫克，维生素 C 34 毫克，以及橘皮甙、柠檬酸、苹果酸、枸橼酸等营养物质。

橘子性平，味甘酸，有生津止咳的作用，用于胃肠燥热之症；有和胃利尿的功效，用于腹部不适、小便不利等症；有润肺化痰的作用，适用于肺热咳嗽之症。橘子有抑制葡萄球菌的作用，可使血压升高、心脏兴奋，能抑制胃肠、子宫蠕动，还可降低毛细血管的脆性，减少微血管出血。橘子对减肥也十分有利。

橘子肉、皮、络、核、叶都是药。橘子皮，又称陈皮，是重要的药物之一。《本草纲目》中说陈皮是"同补药则补，同泻药则泻，同升药则升，同降药则降"。橘皮是一味理气、除燥、利湿、化痰、止咳、健脾、和胃的要药。刮去白色内层的橘皮表皮称为橘红，它具有理肺气、祛痰、止咳的作用。橘瓣上的筋膜称为橘络，具有通经络、消痰积的作用，可治疗胸闷肋痛、肋间神经痛等症。橘子核可治疗腰痛、疝气痛等症。橘叶具有疏肝作用，可治肋痛及乳腺炎初起等症。橘肉具有开胃理气、止咳润肺作用，常吃橘子，对治疗急慢性支气管炎、老年咳嗽气喘、津液不足、消化不良、伤酒烦渴、慢性胃病等有一定的效果。

橘子富含维生素 C 与柠檬酸，前者具有美容作用，后者则具有消除疲劳的作用。如果把橘子内侧的薄皮一起吃下去，除维生素 C 外，还可摄取膳食纤维——果胶，它可以促进通便，并降低胆固醇。橘皮甙可以加强毛细血管的韧性，降血压，扩张心脏的冠状动脉。除了可以提供人体所需的维生素 A、维生素 C 外，橘子还含有一种名为"枸橼酸"的酸性物质，可以预防动脉硬化、解除疲劳，经常食用除对健康有益外，还能长葆青春。美国佛罗里达大学研究人员证实，食用柑橘可以降低沉积在动脉血管中的胆固醇，有助于使动脉粥样硬化发生逆转。

在鲜柑橘汁中，有一种抗癌活性很强的物质"诺米灵"，它能使致癌化学物质分解，抑制和阻断癌细胞的生长，使人体内除毒酶的活性成倍提高，阻止致癌物对细胞核内部的损伤，保护基因的完好。

梨：润肺凉心、消痰降火

梨树属蔷薇科，梨属，是人类最早栽培的果树之一，有"果树祖宗"之称。梨是令人生机勃勃、精力十足的水果。梨含有85%的水分，6%～9.7%的果糖，1%～3.7%的葡萄糖，0.4%～2.6%的蔗糖。

每100克可食部分中，约含钙5毫克，磷6毫克，铁0.2毫克，维生素C 4毫克。另外，还有一定量的蛋白质、脂肪、胡萝卜素、维生素B_1、维生素B_2、苹果酸等。

梨水分充足，富含维生素A、维生素B、维生素C、维生素D、维生素E和微量元素碘，能维持细胞组织的健康状态，帮助器官排毒、净化，还能软化血管，促使血液将更多的钙质运送到骨骼。中医认为，梨味甘，微酸，性寒，有润肺凉心、消痰止咳、降火清心等功效，可用于咳嗽痰喘、口渴失音、小儿风热、眼赤肿痛、喉痛、反胃等症。

健康小贴士

饭后吃梨能促进胃酸分泌，帮助消化和增进食欲。

常食熟梨，对增加津液、滋养咽喉有益。

梨性寒，产妇、胃寒及脾虚泄泻者不宜食用。

猕猴桃：水果之王

猕猴桃又名猕猴梨、金梨、藤梨、洋桃，为猕猴桃科猕猴桃属，多年生藤本灌木果树的果实，因猕猴喜食而得名。

猕猴桃是一种深受人们喜爱的水果，其果实细嫩多汁，清香鲜美，酸甜宜人，营养极为丰富，药用价值也很高，素有"水果之王"的美称。猕猴桃含有人体必需的钾、钙、磷、铁等多种元素，以及氨基酸、磷酸单脂酶、猕猴碱和猕猴桃素等多种营养物质。猕猴桃果实含糖量为8%～14%，含酸1.4%～2%，含蛋白质1%。每100克猕猴桃鲜果含维生素C高达100～420毫克，比柑橘、苹果等水果高几倍甚至几十倍。

中医认为，猕猴桃味甘酸，性寒，有生津止渴、解热、通淋等功效，可用于烦热、消渴、黄疸、石淋、痔疮、食欲不振、消化不良、呕吐、痢疾、坏血病等症。据美国某大学食品研究中心测试，猕猴桃是各种水果中营养成分最丰富、最全面的水果。

猕猴桃含有优良的膳食纤维和丰富的抗氧化物质，能够起到清热降火、润燥通便的作用，可以有效地防治便秘和痔疮。

猕猴桃含有抗突变成分谷胱甘肽，有利于抑制诱发癌症基因的突变，对肝癌、肺癌、皮肤癌、前列腺癌等多种癌细胞病变有一定的抑制作用。

猕猴桃富含精氨酸，能有效地改善血液流动，阻止血栓形成，对降低冠心病、高血压、心肌梗塞、动脉硬化等心血管疾病的发病率和治疗阳痿有特别功效。

猕猴桃含有大量的天然糖醇类物质肌醇，能有效地调节糖代谢，调节细胞内的激素和神经的传导效应，对防止糖尿病和抑郁症有独特功效。

猕猴桃含有维生素 C、维生素 E、维生素 K 等多种维生素，属营养和膳食纤维丰富的低脂肪食品，对减肥和美容有独特的功效。

猕猴桃含有丰富的叶酸，叶酸是构筑健康体魄的必需物质之一。

猕猴桃含有丰富的叶黄素，叶黄素在视网膜上积累能防止斑点恶化导致永久失明，对白内障患者有益。

猕猴桃病虫害少，一般无须使用农药，是极少数没有农药污染的无公害果品之一，这是维护人体健康的最佳保证。

葡萄：水果皇后

葡萄又名草龙珠，古称蒲桃。葡萄营养丰富，被誉为"水果皇后"。常见的鲜食优良品种有玫瑰香、巨峰、无核白葡萄等。

各种葡萄所含的营养成分大致相同。每 100 克中含蛋白质 0.5 克，脂肪 0.2 克，碳水化合物 10.1 克，钙 2 毫克，磷 15 毫克，铁 0.5 毫克，硫胺素 0.03 毫克，尼克酸 0.2 毫克，抗坏血酸 3 毫克。碳水化合物的主要成分是葡萄糖，可为人体直接吸收，其次是果糖、蔗糖、木糖等。此外，还含有卵磷脂和大量有机酸，如酒石酸、草酸、柠檬酸、苹果酸等。葡萄所含热量远比苹果、梨等水果高。

葡萄中大部分有益物质可以被人体直接吸收，对人体新陈代谢等一系列活动可起到良好作用。中医认为，葡萄味甘性平，有利筋骨、治痿痹、益气补血、除烦解渴、健胃利尿等功效，常食能使人健壮、耐风寒。葡萄还具有杀灭病毒及抗衰老作用。

柠檬：西餐之王

柠檬又称柠果、洋柠檬、益母果等，为芸香科小乔木的果实。因其味极酸，肝虚孕妇最喜食，故称益母果或益母子。

柠檬果肉中含有丰富的柠檬酸，占汁液总量的5%以上，因此被誉为"柠檬酸仓库"。柠檬的营养价值极高，柠檬汁富含维生素C，并含少量维生素B，还含有许多人体必需的微量元素，如钙、铁、锌、镁等。因为柠檬果实汁多肉脆，味道特酸，有浓郁的芳香气，故只能作为上等调味料，用来调制饮料菜肴。

柠檬是西餐桌上常备果品，有"西餐之王"的美誉。中医对柠檬还有特殊评价，认为柠檬有清热、杀菌、健脾、开胃及化痰、止咳的功效。吃柠檬果或喝柠檬汁，可以化食、解酒、减肥。女性食用柠檬，还有润肤、养颜、消除异味的作用。

柠檬含有烟酸和丰富的有机酸，其味极酸。柠檬酸汁有很强的杀菌作用，对食品卫生很有好处。实验显示，酸度极强的柠檬汁在15分钟内可把海生贝壳内所有的细菌杀死。

柠檬富有香气，能解除肉类、水产的腥膻之气，并能使肉质更加细嫩。柠檬还能促进胃中蛋白分解酶的分泌，增加胃肠蠕动。因此，柠檬在西方人日常生活中，经常被用来制作冷盘凉菜及腌食等。

柠檬汁中含有大量柠檬酸盐，能够抑制钙盐结晶，从而阻止肾结石形成，甚至已成之结石也可被溶解掉。所以食用柠檬能防治肾结石，使部分慢性肾结石患者的结石减少。

吃柠檬还可以防治心血管疾病。柠檬酸有收缩、增固毛细血管，降低通透性，提高凝血功能及血小板数量的作用，可缩短凝血时间和出血时间31%~71%，具有止血作用。

鲜柠檬维生素含量极为丰富，是天然的美容佳品，能防止和消除皮肤色素沉着，具有美白作用。另外，柠檬生食还具有良好的安胎止呕作用。因此柠檬是适合女性的水果。

石榴：生津止渴、止泻止血

石榴又名安石榴、金罂、金庞、钟石榴，为石榴科植物石榴的果实。石榴原产于西域，汉代时传入我国，主要有玛瑙石榴、粉皮石榴、青皮石榴等不同品种。成熟的石榴皮色鲜红或粉，常分裂开，露出晶莹如宝石般的籽粒，酸甜多汁，回味无穷。

石榴营养丰富，每 100 克含水分 76.8 克，蛋白质 1.5 克，脂肪 1.6 克，碳水化合物 16.8 克，粗纤维 2.7 克，钙 11 毫克，磷 105 毫克，铁 0.4 毫克，抗坏血酸 11 毫克。此外，还含有苹果酸和柠檬酸等。

石榴可作为药用，生津止渴、收敛固涩、止泻止血，主治津亏口燥、咽干、烦渴引饮、久泻、久痢、便血、崩漏等病症。

石榴汁抵抗心血管疾病的临床效果非同寻常，是一种比红酒、番茄汁、维生素 E 等更有效的抗氧化果汁。石榴有明显的收敛作用，能够涩肠止血，加之具有良好的抑菌作用，所以是治疗腹泻、出血的佳品。

石榴汁的多酚含量比绿茶高得多，是抗衰老和防治癌瘤的"超级明星"，对大多数依赖雌激素的乳腺癌细胞有毒性，但对正常细胞一般没影响。

现代医学研究认为，石榴皮内含有"石榴根皮碱"，对各种杆菌和皮肤真菌都有抑制作用。酸石榴含有较多的鞣质，有收敛杀菌效果，可治腹泻、痢疾，并可开胃口、助消化。

柿子：润肺生津

柿子又名米果、猴枣，为柿科植物柿的果实。柿子是人们比较喜欢食用的果品，甜腻可口，营养丰富。

每 100 克柿子含蛋白质 0.7 克，脂肪 0.1 克，碳水化合物 10.8 克，粗纤维 3.1 克，灰分 2.9 克，钙 16 毫克，磷 19 毫克，铁 0.2 毫克，胡萝卜素 0.15 毫克，硫胺素 0.01 毫克，核黄素 0.02 毫克，尼克酸 0.3 毫克，抗坏血酸 11 毫克，钾 132 毫克，镁 8 毫克，铜 0.16 毫克，以及大量的碘。

84

柿子含有大量水分、糖、维生素 C、蛋白质、氨基酸、甘露醇等物质，能有效补充人体的养分及细胞内液，起到润肺生津之效。

柿子含有大量的维生素及碘，能抗甲状腺肿大。柿子中有大量的有机酸和鞣质（特别是未成熟的柿子），能帮助胃肠对食物进行消化，增进食欲。又因酸性收敛，故有涩肠止血之功，可用于治疗血痢和痔疮出血。

柿子能促进血液中乙醇的氧化，帮助机体对酒精的排泄，减少酒精对机体的伤害，能够醒酒解醉。柿子含有黄酮甙，可降低血压、软化血管、增加冠状动脉流量，并能活血消炎，改善心血管功能，防治冠心病、心绞痛。

健康小贴士

柿子宜在饭后吃。

吃柿子应尽量少吃皮。

柿子含单宁，易与铁质结合起来，从而妨碍人体对食物中铁质的吸收，所以贫血患者应少吃为好。

柿子和螃蟹同属寒性食物，因而不宜同吃。

患慢性胃炎、排空延缓、消化不良等胃动力功能低下者，以及胃大部切除术后不宜食柿子。

柿子含糖量较高，糖尿病患者不宜食用。

桃：补益气血、养阴生津

桃是人们喜欢食用的水果之一。按果实形态桃可分为粘核桃和离核桃，按果肉可分为溶质品种和非溶质品种等。桃常被作为福寿吉祥的象征。人们认为桃子是仙家的果实，吃了可以长寿，故对桃格外青睐，又称桃为仙桃、寿果。

桃是一种营养价值很高的水果，含有蛋白质、脂肪、糖、钙、磷、铁和维生素 B、维生素 C 等成分。桃中含铁量较高，在水果中几乎居首位，故吃桃能防治贫血。桃富含果胶，经常食用可预防便秘。桃含钾多，含钠少，适合水肿病人食用。桃有补益气血、养阴生津的作用，可用于气血亏虚、面黄肌瘦、心悸气短者。中医认为，桃味甘酸，性微温，具有补气养血、养阴生津、止咳杀虫等功效。

桃的药用价值，主要在于桃仁，桃仁中含油高达45%，同时含有苦杏仁苷、脂肪油、挥发油、苦杏仁酶及维生素B1等。《神农本草经》上有："桃核仁味苦、平。主淤血血闭，症瘕邪气，杀小虫。"桃对治疗肺病有独特功效，唐代名医孙思邈称桃为"肺之果"。桃仁有活血化淤、润肠通便作用，可用于闭经、跌打损伤等症的辅助治疗。桃仁提取物有抗凝血作用，并能抑制咳嗽中枢而止咳。同时能使血压下降，可用于高血压病人的辅助治疗。桃仁有毒，不可生食。

未成熟桃的果实干燥后，称为碧桃干，性味苦、温，有敛汗、止血之功能。桃花也可入药。白桃花焙干研成细末，对浮肿腹水、脚气足肿、大便干结、小便不利疗效显著。而桃树皮中分泌的树脂，性黏稠，味甘苦，无毒，也具有药用价值，可治疗乳糜尿、糖尿病等症。

无花果：天然的保健美食

无花果又名天生子、文仙果、密果、奶浆果等，为桑科植物。无花果既是鲜食果品，又是一种中药材。《本草纲目》载："无花果性味甘平，无毒，主开胃，止泻痢，治五痔、咽喉痛。"无花果味甘甜如柿而无核，营养丰富而全面。

每100克无花果含蛋白质1.5克，脂肪0.1克，粗纤维3克，碳水化合物13克，灰分1.1克，胡萝卜素30微克，硫胺素0.03毫克，核黄素0.02毫克，尼克酸0.1毫克，抗坏血酸2毫克，维生素E类1.82毫克，钾212毫克，钠5.5毫克，钙67毫克，镁17毫克，铁0.1毫克，锰0.17毫克，锌1.42毫克，铜0.01毫克，磷18毫克，硒0.67微克。此外，还含有柠檬酸、延胡索酸、琥珀酸、苹果酸、丙乙酸、草酸、奎宁酸、脂肪酶、蛋白酶以及人体必需的多种氨基酸等。

无花果是一种天然的保健美食。它含有苹果酸、柠檬酸、脂肪酶、蛋白酶、水解酶等，能帮助人体对食物的消化，促进食欲。又因其含有多种脂类，故具有润肠通便的效果。

无花果中所含的脂肪酶、水解酶等有降低血脂和分解血脂的功能，可减少脂肪在血管内的沉积，起到降血压、预防冠心病的作用。

无花果中含有柠檬酸、延胡索酸、琥珀酸、苹果酸、丙乙酸、草酸、奎宁酸等物质，具有抗炎消肿之功，可利咽消肿。

无花果含有大量的糖类、脂类、蛋白质、纤维素、维生素、无机盐及人体必需的氨基酸等，可有效补充人体的营养成分，增强机体抗病能力。

未成熟果实的乳浆中含有补骨脂素、佛柑内酯等活性成分，其成熟果实的果汁中可提取一种芳香物质"苯甲醛"，二者都具有防癌抗癌作用，可以预防肝癌、肺癌、胃癌的发生。

樱桃：早春第一果

樱桃属于蔷薇科樱桃属植物，温带落叶果树。樱桃成熟期早，有"早春第一果"的美誉。我国作为果树栽培的樱桃有中国樱桃、甜樱桃、酸樱桃和毛樱桃四种。樱桃红似玛瑙，大如弹丸，小似珠玑，水汪汪，亮晶晶，非常诱人。

樱桃不仅颜色艳丽，而且味道甘美，营养丰富。它既含碳水化合物、蛋白质，也含有钙、磷、铁和多种维生素。尤其是铁的含量，每100克高达 6 ~ 8 毫克，比苹果、橘子、梨高 20 ~ 30 倍；维生素 A 的含量比苹果、橘子、葡萄高 4 ~ 5 倍，所以食用樱桃具有促进血红蛋白再生及防癌的功效。

樱桃有药用价值，其根、枝、叶、核、鲜果皆可入药，能治疗多种疾病。

《本草纲目》中记载，樱桃有益气、祛风湿、透疹、解毒等多种功效。

健康小贴士

樱桃性热，患热性病及喘咳者不宜食用。
樱桃仁含氰甙，水解产生氢氰酸，误食可能出现中毒症状。

柚子：健胃化食、下气消痰

柚子为芸香科植物常绿果树柚树的果实，又名朱栾、雷柚、气柑、文旦等，是维生素 C 的优质来源。

每 100 克柚子含水分 84 克，蛋白质 0.7 克，脂肪 0.6 克，碳水化合物 12.2 克，粗纤维 0.8 克，钙 41 毫克，磷 43 毫克，铁 0.9 毫克，胡萝卜素 0.12 毫克，维生素 B_1 0.07 毫克，维生素 B_2 0.02 毫克，尼克酸

0.5 毫克，维生素 C 41 毫克，可供热量 238 千焦。

中医学认为，柚子味甘酸，性寒，有健胃化食、下气消痰、轻身悦色等功用。现代医学研究发现，柚子具有健胃、润肺、补血、清肠、利便等功效，可促进伤口愈合，对败血症等有良好的辅助疗效。

此外，由于柚子含有生理活性物质皮甙，可降低血液的黏稠度，减少血栓形成，对脑血管疾病，如脑血栓、中风等有较好的预防作用。鲜柚肉由于含有类似胰岛素的成分，更是糖尿病患者的理想食品。

柚子中含有大量的维生素 C，能降低血液中的胆固醇，是现代人追求健康的理想食物。柚子所含的天然维生素 P 能强化皮肤毛细孔功能，加速复原受伤的皮肤组织。女性常吃柚子最符合"自然美"的原则。

枣：活维生素丸

枣又名大枣、红枣，为鼠李科枣属，多年生落叶果树。枣由野生酸枣演化而来，中国是唯一大量栽培枣树的国家，枣树资源丰富，品种达700 个。枣按地理分布可分为北枣和南枣。北枣含糖量较高，含水分少，多用于晒制干枣；南枣含糖量较低，水分多，一般用于加工蜜枣。此外，枣还有酸枣、无刺枣和龙爪枣三个变种。其中酸枣又名棘，果星球形，较小，果肉薄，味酸甜，核较大，抗坏血酸含量极为丰富。

枣营养丰富。每 100 克新鲜枣果肉中含糖 23.2 ~ 40.0 克，蛋白质1.2 克，脂肪 0.2 克，钙 14 ~ 41 毫克，磷 23 毫克，铁 0.5 毫克，钾0.2 ~ 0.35 毫克。此外，还有尼克酸及其他微量元素。枣含有 18 种氨基酸，其中 8 种是人体不能合成的重要种类。

鲜枣的维生素 C 含量为水果中最高，每 100 克鲜枣中可达 200 毫克以上，维生素 D 的含量比苹果高 70 多倍，被称为"活维生素丸"。枣中黄酮类、芦丁含量较高，黄酮可保护血管，芦丁有降血压效果，所以枣是心血管病人的保健食品。

中医认为，枣可以养血、益气、安神、润心肺、补五脏、治虚损，常将枣用于补气补血的药方中。现代研究发现，枣可促进蛋白质的合成，增加机体抵抗力，还有益于保肝、镇静、降压、抗过敏，并有抗癌、抗菌、止咳作用。

此外，枣对单纯性和过敏性紫癜，血小板减少有明显疗效。酸枣仁中含有植物甾醇和皂甙，有明显的镇静作用。

杏：抗癌之果

杏又名杏子、杏实，它酸甜可口，是人们爱吃的水果之一。

杏中蛋白质、钙、磷、铁等的含量，在水果中名列前茅。杏还含有胡萝卜素、维生素 B_1、维生素 B_2、烟酸、维生素 C 等，其中胡萝卜素含量在水果中仅次于芒果，被人们称为"抗癌之果"。杏脯的营养含量更高，适于贫血患者食用。据最近报道，南太平洋斐济国人多长寿，无人得癌，这与他们最喜食杏有密切关系。

据分析，杏仁中含蛋白质 35%，脂肪 51%，糖 9%。每 100 克杏中含钙 141 毫克，磷 202 毫克，铁 3.9 毫克。

杏有生津止渴、润肺定喘的功效，可用于暑热伤津、口渴咽干、肺燥喘咳等。鲜食杏肉可促进胃肠蠕动、开胃生津，但一次不宜吃得太多。

杏还含有苦杏仁甙、杏仁油及多种游离氨基酸。苦杏仁甙被苦杏仁酶水解，可生成氢氰酸和苯甲醛，对人有毒。氢氰酸可致死，苯甲醛可抑制胃蛋白酶的消化功能。氢氰酸煮沸可挥发掉，避免中毒，而低剂量则有镇静呼吸中枢作用，故可镇咳平喘。苦杏仁油有驱虫杀菌作用，能杀死蛔虫及伤寒、副伤寒杆菌，临床上可用于驱除蛔虫、钩虫、蛲虫等。

杏仁分苦、甜两种。甜杏仁偏于营养，有润肺止咳、滑肠的作用，适用于肺虚久咳、干咳无痰、大便不爽等症；苦杏仁祛痰止咳、润肠作用较强，适用于伤风感冒引起的咳嗽、多痰、气喘、大便燥结等症。《本草纲目》记载，杏仁有"润肺脾、消食积、散滞气"三大好处。

杏仁可治慢性支气管炎。据临床报道，带皮苦杏仁与冰糖捣碎做成杏仁糖，早晚各服 10 克，10 天为一疗程，治愈率可达 96.8%。

核桃：长寿之果

核桃又名胡桃、羌桃，为胡桃科胡桃属落叶乔木的果实。核桃是食品中的佼佼者，历代医书中对其保健作用极为推崇，称其能"通经络，润血脉，黑须发"。《本草纲目》云："核桃有黑发，固精，治燥，调血之功。"核桃既可生食、炒食，也可以榨油及配制糕点、糖果等，不仅味美，而且营养价值也很高，被誉为"万岁子""长寿果"。核桃与扁桃、腰果、榛子并称为世界著名的"四大干果"。另有一种山核桃，又叫野核桃，是我国浙江杭州的土特产，营养与核桃基本相同。

核桃含有丰富的蛋白质、脂肪、矿物质和维生素。每100克中含蛋白质15.4克，脂肪63克，碳水化合物10.7克，钙108毫克，磷329毫克，铁3.2毫克，硫胺素0.32毫克，核黄素0.11毫克，尼克酸1.0毫克。脂肪中含亚油酸多，营养价值较高。

核桃含有丰富的维生素B和维生素E，可防止细胞老化，增强记忆力及延缓衰老。核桃中还含有特殊的维生素成分，不但不升高胆固醇，还能减少肠道对胆固醇的吸收，适合动脉硬化、高血压和冠心病患者食用。

核桃仁含有亚油酸及钙、磷、铁，是理想的肌肤美容剂，经常食用能润肌肤、乌须发，并有防治头发过早变白和脱落的功能。

核桃仁还含有多种人体必需的微量元素，是中成药的重要辅料，有顺气补血、止咳化痰、润肺补肾等功能。感到疲劳时，嚼些核桃仁，有缓解疲劳和压力的作用。

桂圆：滋补强体、润肤美容

桂圆古称龙目，又名龙眼、圆眼、福圆、益智等。鲜桂圆果肉呈乳白色、半透明，味甜如蜜，干后果肉变为暗褐色，质柔韧，称龙眼肉，可食用，可药用。桂圆含有糖、蛋白质和多种维生素等营养成分，是人们喜爱的美味水果之一。

桂圆的营养成分非常丰富。每100克鲜桂圆中含蛋白质1.2克，脂肪0.1克，碳水化合物16.2克，钙13毫克，磷26毫克，铁0.4毫克，硫胺素0.04毫克，核黄素0.03毫克，尼克酸1.0毫克，抗坏血酸60毫克。桂圆干品中蛋白质和碳水化合物及矿物质含量明显提高，但受加工影响，抗坏血酸含量则下降。碳水化合物主要以葡萄糖、蔗糖形式存在，故味甜。此外，还含有腺嘌呤、胆碱、酒石酸等物质。

因为含有大量有益人体健康的微量元素，桂圆早已成为一味良药。其主要功能是安神，可治失眠、健忘、惊悸。古人很推崇桂圆的营养价值，有许多本草书都介绍了桂圆的滋养和保健作用。早在汉朝时期，桂圆就已作为药用，有滋补强体、补心安神、养血壮阳、益脾开胃、润肤美容的功效。桂圆的糖分含量很高，且含有能被人体直接吸收的葡萄糖，体弱贫血，年老体衰，久病体虚，经常吃些桂圆很有补益；妇女产后，桂圆也是重要的调补食品。

板栗：健脾胃、益气补肾

板栗又叫大栗、魁栗，是多年生落叶果树乔木，原产于中国。板栗与李、杏、桃、枣并列为我国古代"五大名果"。板栗果实营养丰富，含蛋白质5%～10%，脂肪7%～8%，糖10%～20%，淀粉62%～70%，以及各类维生素等。板栗可生食、炒食，也可煮食，还可磨成栗粉作烹调原料。

板栗属于坚果类，但它不像核桃、榛子、杏仁等坚果那样富含油脂，它的淀粉含量很高。干板栗的碳水化合物含量达77%，与粮谷类的75%相当；鲜板栗也有40%之多，是马铃薯的2.4倍。鲜板栗的蛋白质含量为4%～5%，虽不如花生、核桃多，但略高于煮熟后的米饭。某些方面板栗的营养更高于粮食。栗子的维生素 B_1、维生素 B_2 含量丰富，维生素 B_2 的含量至少是大米的4倍。

每100克板栗还含有24毫克维生素 C，这是粮食所不能比拟的。鲜板栗所含的维生素 C 比公认含维生素 C 丰富的西红柿还要多，是苹果的十几倍。栗子所含的矿物质也很全面，有钾、镁、铁、锌、锰等，虽然达不到榛子、瓜子那么高的含量，但仍然比苹果、梨等普通水果高得多，尤其是含钾量突出，比号称富含钾的苹果还高4倍。板栗药用有健脾胃、益气、补肾、强心的功用，主治反胃、吐血、便血等症，老少皆宜。

其他类

菜籽油：软化血管、延缓衰老

菜籽油就是我们俗称的菜油，又叫油菜子油、香菜油，是用油菜子榨出来的一种食用油。菜籽油色泽金黄或棕黄，有一定的刺激性气味。

人体对菜籽油的吸收率很高，可达99%，它所含的亚油酸等不饱和脂肪酸和维生素E等营养成分能很好地被机体吸收，可起到软化血管、延缓衰老的作用。由于榨油的原料是植物的果实，一般会含有一定的种子磷脂，磷脂对血管、神经、人脑的发育十分重要。菜籽油中几乎不含胆固醇成分，所以怕胆固醇的人可以放心食用。

> **健康小贴士**
>
> 油脂有一定的保质期，放置时间太久的油不要食用。
>
> 菜籽油有"青气味"，所以不适合直接用于凉拌菜。
>
> 经高温加热的油应避免反复使用。

菜籽油中缺少油酸等人体必需的脂肪酸，且构成也不平衡，营养价值要略低于一般植物油，因此在有条件的情况下以少食用菜籽油为宜。

菜籽油中芥酸的含量特别高，是否会引起心肌脂肪沉积和使心脏受损目前尚有争议，有冠心病、高血压的患者还是应当少吃。

花生油：预防肿瘤、延缓衰老

花生油具有花生的香味，是中国人日常生活中的一种主要食用油。花生油可提供给人体大量营养，而且能增加食品的美味，是构成人体内多种组织成分的重要原料。

中国预防医学科学院研究证实，花生油含锌量是色拉油的37倍，粟米油的32.6倍，菜籽油的16倍，豆油的7倍。虽然补锌的途径很多，但油脂是人们日常必需的补充物，所以食用花生油特别适宜于大众补锌。

营养专家还在花生油中发现三种有益于心脑血管的保健成分：白藜芦醇、单不饱和脂肪酸和β－谷固醇。实验证明，这三种物质是肿瘤类疾病的化学预防剂，也是降低血小板聚集度，防治动脉硬化及心脑血管疾病的化学预防剂。

优质花生油中含多种抗衰老成分，有延缓脑衰老的功效，是中老年人理想的食用油脂之一。

> **健康小贴士**
>
> 适合所有人，特别是中老年人食用，每天以40克为宜。

花生油耐高温，除炒菜外适合于煎炸食物。

热量很高，并含有大量脂肪，食用过多对心脑血管还是会有一定影响，而且容易发胖。

橄榄油：可以吃的化妆品

橄榄油被认为是迄今所发现的油脂中最适合人体营养的油脂。由于橄榄油在生产过程中未经任何化学处理，所有的天然营养成分保存得非常完好，不含胆固醇，消化率可达到 94% 左右。橄榄油对婴幼儿的发育极为适宜，它的基本脂肪酸的比例与母乳非常相似。无论是老年时期，还是生长发育时期，橄榄油都是人类的最佳食用油。

橄榄油可以给任何烹调物增添独特风味，从浅淡到浓烈，从甜蜜到辛辣，样样俱全，品种多样。它能增进消化系统功能，激发人的食欲，并易于被消化吸收。

橄榄油中含有一种多酚抗氧化剂，它可以抵御心脏病和癌症，并能与一种名叫"鳖烯"的物质聚合，从而减缓结肠癌和皮肤癌细胞的生长。橄榄油具有良性的"双向调节"作用，可降低血黏度，有预防血栓形成和降低血压的作用。世界卫生组织的调查结果表明：以橄榄油为食用油的希腊，心血管系统疾病和癌症发病率极低。究其原因，这与希腊当地居民长期食用橄榄油有密切关系。橄榄油被西方人誉为"美女之油"和"可以吃的化妆品"，可以直接作为美容护肤品使用。无论食用还是外用，都能防止皮肤皱纹的出现，使皮肤有自然弹性、光泽而柔嫩，同时还有利于减肥。既想减肥，又想保持皮肤细腻的人，应该多用橄榄油。

健康小贴士

适合所有人食用，每天以 40 克为宜。

橄榄油带有橄榄果的清香，特别适合凉拌菜，也可用于烧煮煎炸。

橄榄油加热后会膨胀，所以烹制同一个菜，需要的量比其他的油少。

因其中的果味易挥发，保存时忌与空气接触，忌高温和光照，且不宜久存。

色拉油：降血脂和胆固醇

色拉油，又译作"沙拉油"，是植物油经过脱酸、脱杂、脱磷、脱色和脱臭等五道工艺之后制成的食用油，特点是色泽澄清透亮，气味新鲜清淡，加热时不变色，无泡沫，很少有油烟，并且不含黄曲霉素和胆固醇。

色拉油中不含致癌物质黄曲霉素和胆固醇，对机体有保护作用；含有丰富的亚油酸等不饱和脂肪酸，具有降低血脂和胆固醇的作用，在一定程度上可以预防心血管疾病；含有一定的豆类磷脂，有益于神经、血管、大脑的发育生长。

健康小贴士

所有人都能食用，每天以40克为宜。

可以直接用于凉拌，但最好还是加热后再用。

色拉油食用过多对心脑血管还是会有一定影响，而且容易发胖。

动物油：增食欲、高热量

猪油，又称大油、荤油，在西方被称为猪脂肪。猪油色泽白或黄白，具有猪油的特殊香味，深受人们欢迎。很多人都认为，炒菜若不用猪油菜就不香。

牛油，又叫牛脂，具有牛油的特殊香味和膻味。精制后的牛油色泽黄白，质地细腻，又称作黄油，是西方人餐桌上的常用食物。它既可直接食用，也可用于热炒、烘烤食品。

动物油与一般植物油相比，有不可替代的特殊香味，可以增进人们的食欲。特别与萝卜、粉丝及豆制品相配时，可以获得用其他调料难以达到的美味。动物油中含有多种脂肪酸，饱和脂肪酸和不饱和脂肪酸的含量相当。动物油具有一定的营养，能提供极高的热量。

健康小贴士

一般健康人都可以食用，每天以20克为宜。

猪油、牛油不宜用于凉拌和炸食。用它们调味的食品要趁热食用，放凉后会有一种油腥气，影响人的食欲。

动物油热量高、胆固醇高，故老年人、肥胖者和心脑血管病患者都不宜食用。一般人食用动物油也不要过量。

盐：百味之祖

盐是咸味的载体，是调味品中用得最多的，可以说人们餐餐都少不了它，而且以它为基本味，可以调制出许多味型，号称"百味之祖"。

食盐调味，能去除腥膻之味，使食物保持原料的本味。

盐水有杀菌、保鲜防腐作用，用来清洗创伤可以防止感染，撒在食物上可以短期保鲜，用来腌制食物还能防变质。

用盐调水洗脸能清除皮肤表面的角质和污垢，使皮肤呈现出一种鲜嫩、透明的靓丽感，还可以促进皮肤的新陈代谢，防治某些皮肤病，起到较好的自我保健作用。

健康小贴士

一般健康人每天摄入量不超过10克。

由于现在的食盐中都添加了碘、锌、硒等营养元素，用于烹饪宜在菜肴即将出锅时加入，以免这些营养素受热蒸发掉；平时储存也应避光密闭。

制作鸡、鱼一类的菜肴应少加盐，因为它们富含具有鲜味的谷氨酸钠，本身就会有些咸味。

若长期过量食用盐，容易引发高血压、动脉硬化、心肌梗塞、中风、肾脏病和白内障。

儿童不宜过多食用盐。

虽然多吃盐有碍健康，饮食宜清淡，但并不是吃盐越少越好。

酱油：增香添色

酱油俗称豉油，主要由大豆、淀粉、小麦、食盐等经过制曲、发酵等程序酿制而成的。我国人民在数千年前就已经掌握酱油的酿制工艺了。酱油一般有老抽和生抽两种：老抽较咸，用于提色；生抽用于提鲜。

烹调食品时加入一定量的酱油，可增加食物的香味，并可使其色泽更加美观，从而增进食欲。

酱油的主要原料是大豆，它的营养价值很高。大豆及其制品因富含硒等矿物质而有防癌的效果。

酱油含有多种维生素和矿物质，可降低人体胆固醇，降低心血管疾病的发病率，并能减少自由基对人体的损害，其效果与红葡萄酒相当。

健康小贴士

一般人都适合食用，每次以 10~30 毫升为宜。

发霉变质的酱油不能吃。

要食用"酿造"酱油，而不要吃"配制"酱油。

服用治疗血管疾病、胃肠道疾病的药物时，禁止食用酱油烹制的菜肴，以免发生恶心、呕吐等副作用。

醋：提味治病

醋，古时称酢、苦酒和"食总管"，是一种发酵的酸味液态调味品，在我国已有 2000 多年的食用历史。醋的种类很多，其中以米醋和陈醋为最佳。

每 100 克醋中含蛋白质 1.3 克，脂肪 0.7 克，碳水化合物 2.5 克，钙 65 毫克，磷 135 毫克，铁 1.1 毫克，维生素 B_1 0.03 毫克，维生素 B_2 0.05 毫克，烟酸 0.9 毫克。

醋可提味。在烹调蔬菜时，加些醋，可使菜的味道变得鲜美；在吃凉拌菜时，加些醋，既能增进食欲，又能帮助消化；当不思饮食时，用醋加少许白糖温开水送下，可开胃思食；在炒菜时，加点醋，可使蔬菜中的维生素 C 不被破坏，起到保护食品中维生素 C 的作用。

醋可治病。醋具有杀菌作用，在炎夏肠道传染病流行期间，多吃点醋，可以杀死或抑制肠道致病菌；醋还有解酒、解辣、软化鱼骨刺等功能；常食醋，可软化血管，对心脑血管疾病有一定的疗效；食醋可以消除疲劳，促进睡眠，并能减轻晕车晕船的不适症状。

另外，食醋对皮肤、头发能起到很好的保护作用。中国古代医学就有用醋入药的记载，认为它有生发、美容、降压、减肥的功效。

健康小贴士

吃饺子蘸醋或食用醋较多的菜肴后应及时漱口，以保护牙齿。

正在服用某些药物，如磺胺类药、碱性药、抗生素、解表发汗中药的人，不宜食醋。

胃溃疡和胃酸过多者不宜食醋，否则会导致胃病加重。

大量饮醋会导致体内的钙流失。

茶：提神醒脑，增强免疫力

茶叶是大众化饮品，一般分三大类：绿茶、红茶和乌龙茶。其中绿茶在日本、韩国、印度等亚洲国家较普及。西方国家更习惯于饮红茶。中国人饮茶历史已有上千年之久，深受各界人士喜爱。

茶叶是富含维生素 K 的饮品，而且还含维生素 C 等成分，具有抗血小板凝集、促进纤维蛋白溶解、降血压、降血脂的作用，对防治心血管疾病十分有利。

茶中含有氟、茶多酚等成分，饮茶能防龋固齿。

茶中维生素 A、维生素 E 含量丰富，并含有多种抗癌防衰的微量元素。它是天然的健美饮料，有助于保护皮肤光洁白嫩，减少皱纹，还能抗氧化、防辐射、提高免疫力、预防肿瘤。

茶叶还具有提神醒脑、振奋精神、增强免疫力、消除疲劳等作用。

红茶有暖胃祛寒的作用。乌龙茶祛脂减肥力强。

健康小贴士

茶叶浸泡时间不宜过长，不要用保温杯泡茶。

饮茶不宜过浓，茶叶每次泡 3～8 克为宜。

隔夜茶不要再喝。

发热、肾功能不良、心血管疾病、习惯性便秘、消化道溃疡、神经衰弱及失眠者忌饮茶。

孕妇、哺乳期妇女和儿童忌饮茶。

不要用茶水送服药物，服药前后 1 小时内不要饮茶。

菊花茶：散风热、平肝明目

菊花不仅让人悦目，采摘下的菊花可制成保健茶。每年 10 月底，菊花茂盛之时，人们将其采摘下来，经过蒸汽杀青之后，晒干至含水率 70% 以下，手捻花瓣即成粉末时，便可备用。

《本草纲目》中对菊花茶的药效有详细记载：味甘、性寒，具有散风热、平肝明目之功效。《神农本草经》认为，白菊花茶能主诸风头眩、肿痛、目欲脱、皮肤死肌、恶风湿痹，久服利气，轻身耐劳延年。

泡饮菊花茶时，最好用透明的玻璃杯，每次放上四五粒，用沸水冲泡即可。若是饮用的人多，可用透明的茶壶，每次放一小把，冲入沸水泡 2~3 分钟，再把茶水倒入每个人的透明玻璃杯中即可。

饮菊花茶时可在茶杯中放入几块冰糖，这样喝起来味更甜。菊花茶对口干、火旺、目涩，或由风、寒、湿引起的肢体疼痛、麻木等疾病均有一定疗效。健康人平时也可当开水饮用。每次喝时，不要一次喝完，要留下三分之一杯的茶水，再加上新茶水，泡上片刻，而后再喝。

由于菊花茶的药效，它普遍被人们喜爱。现代科学已能提取菊花中的有效成分，制成菊花晶、菊花可乐等饮品，让喜欢快捷省时的人饮用起来更为方便。菊花茶是老少皆宜的茶饮品。

咖啡：提神、防辐射

咖啡是西方人的主要饮料之一。它味苦却有一种特殊的香气，还有提神功效，因此我国很多人也十分喜爱。经常加班、熬夜的人常用它来提神。情侣们往往酷爱咖啡店的温馨氛围。可以说，咖啡也是我国的主要饮料之一。

人们在生活中不可避免地接触到各种辐射，如光波、电磁波等，久而久之，就会对身体产生不同程度的伤害，适量饮用咖啡可以减轻这种伤害。

日本医科大学研究发现：每天饮用一杯咖啡，有抑制肝癌的作用。

咖啡中含有咖啡因，有刺激中枢神经，促进肝糖原分解，升高血糖的功能，适量饮用可使人暂时精力旺盛、思维敏捷；运动后饮用，有消除疲劳、恢复体力、振奋精神之效。

健康小贴士

一般健康人都可以饮用，每天以 1~2 杯为宜，最好不要超过 5 杯。

品咖啡时应搭配一杯白水。品咖啡前先喝一口白水，冲掉口中异味，再品咖啡才会感到香醇。由于咖啡有利尿功能，多喝白水可以提高排尿量，促进肾功能而不必担心上火。

经常喝咖啡的人应注意补钙。老年妇女常饮咖啡会导致骨质疏松，易发生骨折。

患心血管疾病的人应少喝咖啡。

患胃病和维生素 B₁ 缺乏症的人应尽量不喝咖啡。

孕妇过量饮用咖啡，可导致胎儿畸形或流产。

过量饮用咖啡对正常人有致癌危险。对已患癌症的人来说，还是不喝咖啡为好。

牛奶：滋润肺胃、润肠通便

牛奶是人们日常生活中喜爱的饮食之一。每年 5 月的第三个星期二，是"国际牛奶日"。喝牛奶的好处如今已越来越被大众所认识。牛奶中含有丰富的钙、维生素 D 等，包括人体生长发育所需的全部氨基酸，消化率可高达 98%，是其他食物无法比拟的。

牛奶中的一些物质对中老年男子有保护作用，喝牛奶的男子身材往往比较苗条，体力充沛，高血压的患病率也较低，脑血管病的发生率也较少。

牛奶中的钙最容易被吸收，而且磷、钾、镁等多种矿物质搭配也十分合理。孕妇应多喝牛奶。绝经期前后的中年妇女常喝牛奶可减缓骨质流失。

牛奶加蜂蜜可改善儿童贫血。牛奶还是美容护肤的佳品。古罗马帝国时期，埃及艳后克丽奥佩特拉深信牛奶的洁肤、柔肤和漂白功用，每天都让自己浸浴在柔滑的牛奶中。于是，她光芒四射的美丽，丝般光洁的肌肤，更令恺撒和安东尼深深迷恋。

中医认为，牛奶味甘，性微寒，具有滋润肺胃、润肠通便、补虚的作用。

健康小贴士

牛奶适合各年龄层次人群。一般人每天 200 毫升左右即可，孕妇每天应喝 200 ~ 400 毫升。

脱脂奶适合老年人、血压偏高的人群。高钙奶适合中等及严重缺钙的人、少儿、老年人、失眠者和工作压力大的女性。

煮牛奶时不要加糖，须待煮熟离火后再加。

加热时不要煮沸，也不要久煮，否则会破坏营养素，影响人体吸收。科学的方法是用旺火煮奶，奶将要开时马上离火，然后再加热，如此反复 3～4 次，既能保持牛奶的养分，又能有效地杀死奶中的细菌。

不要空腹喝牛奶。喝牛奶时应吃些面包、糕点等，以延长牛奶在消化道中的停留时间，使其得到充分消化吸收。

婴儿喝牛奶需经过适当稀释。

肠胃功能较差的人不宜大量饮用牛奶。

喝牛奶时不要吃巧克力。

酸奶：有独特功能的营养品

酸奶是用鲜牛奶经乳酸菌发酵制成的，其口味酸甜细滑，营养丰富，深受人们喜爱。专家称它是"21 世纪的食品"，是一种"有独特功能的营养品"。

在发酵过程中，酸奶中可溶性蛋白、非蛋白态氮和氨基酸的含量有所提高。据测算，酸奶中蛋白质的消化吸收性能是牛乳中蛋白质的 2 倍。酸奶在发酵过程中使奶中的游离脂肪酸含量提高，更易被人体所吸收。同样，酸奶还使人体对钙和磷的利用率提高了，促进了人体对铁和维生素 D 的吸收。

酸奶含有维生素 C、维生素 B 等营养成分。某些乳酸菌能合成维生素 C，所以酸奶里的维生素 C 含量较高。同时，在发酵过程中，酸奶中维生素 B_1 和维生素 B_2 的含量也得到了提高。

酸奶中乳酸含量高。乳糖在发酵过程中大部分被分解为乳酸，可适合更多的人饮用。乳酸能提高食欲，增进消化。

酸奶有一定的保健作用。乳酸菌在酸奶中除产生有机酸外，还能产生抗菌物质，在肠道中能抑制腐败菌的繁殖，减少腐败菌在肠中产生的毒素，起到较好的保健作用。

酸奶中的胆碱含量高，经常食用酸奶可降低血清的胆固醇含量，增强机体的免疫力，减少老年人心血管病的发病率。

豆浆：植物奶

豆浆是我国人民喜爱的一种饮品，又是一种老少皆宜的营养食品，在欧美享有"植物奶"的美誉。

豆浆含有丰富的植物蛋白和磷脂，还含有维生素 B_1、维生素 B_2 和烟酸。此外，豆浆还含有铁、钙等矿物质，尤其是其所含的钙，虽不及豆腐，但比其他任何乳类都高，非常适合于老人和婴儿。

鲜豆浆被我国营养学家推荐为防治高血脂症、高血压、动脉硬化等疾病的理想食品。多喝鲜豆浆可预防老年痴呆症的发生。饮用鲜豆浆可防治缺铁性贫血。豆浆对于贫血病人的调养，比牛奶作用要强。以喝熟豆浆的方式补充植物蛋白，可以使人的抗病能力增强，从而达到抗癌和保健作用。长期坚持饮用豆浆能防治气喘病。中老年妇女饮用豆浆，能调节内分泌系统，减轻并改善更年期症状，促进体态健美和防止衰老。青年女性常喝豆浆，则能减少面部青春痘、暗疮的发生，使皮肤白皙润泽，容光焕发。

| 健康小贴士 |

适用于各年龄层次人群，特别是女性、老人和婴儿。

成年人每天饮 1~2 次即可，每次 250~350 毫升；儿童 200~250 毫升就足够。

不要用豆浆代替牛奶喂婴儿，因为它的营养不足以满足婴儿生长的需要。

不要空腹饮豆浆，否则豆浆里的蛋白质大都会在人体内转化为热量而被消耗掉，不能充分起到补益作用。

饮豆浆不要加红糖，白糖须煮熟离火后再加。

有些药物（如抗生素类药物）会破坏豆浆里的营养成分，所以豆浆不能与药物同用。

不宜饮用过多，以免引起消化不良，出现腹胀、腹泻等不适。

豆浆性平、偏寒而滑利，平素胃寒，脾虚，易腹泻、腹胀的人不宜饮用豆浆。

不要饮未煮熟的豆浆。

不能用豆浆冲鸡蛋，否则鸡蛋的蛋清会与豆浆里的胰蛋白结合，产生不易被人体吸收的物质。

啤酒：液体面包

啤酒含有丰富的营养，有健脾开胃等功效，有人把它当作日常软饮料，甚至誉为"液体面包"。更有些男士每餐必饮啤酒，以啤酒代替饮料、汤羹。

啤酒是由发酵的谷物制成的，因此含有丰富的 B 族维生素和其他营养素，并具有一定的热量，"面包"之称虽有些过，但确实有类似之处。

啤酒特别是黑啤酒可使动脉硬化和白内障的发病率降低 50%。

男性以及年轻女性经常饮用啤酒，可以减少年老时得骨质疏松症的几率。骨质的密度和硅的摄取量有密切关系，而啤酒中含有大量的硅，经常饮用有助于保持人体骨骼强健。

健康小贴士

健康成年人都可以饮用，以每天 300 毫升左右为宜，最多不应超过 2 升。

啤酒毕竟是酒，大量喝进胃肠，也会有损健康，所以饮啤酒不宜过量。

下午是饮酒的最佳时间。酒温不要过高或过低，一般以 5~10℃为宜，最高不超过 20℃，最低不低于 5℃。不宜与烈性酒同饮，以避免酒精被大量快速吸收。

大量喝啤酒会导致肥胖（啤酒肚），并对肝脏、生育等方面有很大影响，甚至会导致癌症。

胃炎、肝病、痛风、糖尿病、心脏病、泌尿系结石和溃疡病患者不宜饮啤酒。

服药期间不要喝啤酒，用啤酒送药更是不可取的，因为啤酒会影响药物的分解和吸收。

葡萄酒：保护心脏、防止中风

葡萄酒是由葡萄发酵酿制而成的，葡萄酒酒精含量为 8%~20%，味道甘甜醇美，营养丰富，并能防治多种疾病，在法国最盛行。

葡萄酒是唯一的碱性酒精性饮品，可以中和现代人每天吃下的大鱼大肉及米面类的酸性食物，降低血中的不良胆固醇，促进消化。

葡萄酒中含有的抗氧化成分和丰富的酚类化合物，可防止动脉硬化和血小板凝结，保护并维持心脑血管系统的正常生理机能，起到保护心脏、防止中风的作用。

红葡萄酒中含有丰富的单宁酸，可预防蛀牙及防止辐射伤害。

饮用葡萄酒对女性有很好的美容养颜功效，可养气活血，使皮肤富有弹性。

红葡萄酒中含有较多的抗氧化剂，能消除或对抗氧自由基，具有抗老防病的作用，经常饮用还可以预防老年痴呆。

葡萄皮中含有白藜芦醇，这种成分可以防止正常细胞癌变，并能抑制癌细胞的扩散，抗癌性能非常好。红葡萄酒正是由葡萄全果酿制的，故是预防癌症的佳品。

健康小贴士

健康成年人都可饮用，女性更适宜。

每次以 50～100 毫升为宜，每天不宜超过 200 毫升。

在葡萄酒中掺入雪碧、可乐等碳酸类饮料是不正确的。这样一方面破坏了原有的纯正果香，另一方面也会因大量糖分和气体的加入而影响原有的营养和功效。加冰块饮用也是不正确的。因为加冰之后葡萄酒被稀释，不太适合胃酸过多和患溃疡病者饮用。

红葡萄酒在室温下饮用即可，无须冰镇；白葡萄酒则冰镇后再饮用口味更佳。

糖尿病和严重溃疡病患者不宜饮葡萄酒。

料酒：调味佳品

料酒，顾名思义，就是专门用于烹饪调味的酒。料酒在我国应用已有上千年的历史，日本、美国及欧洲的某些国家也有使用料酒的习惯。从理论上来说，啤酒、白酒、黄酒、葡萄酒、威士忌都可用作料酒。但人们经过长期的实践、品尝后发现，不同的料酒所烹饪出来的菜肴风味相距甚远。经过反复试验，人们发现以黄酒烹饪为最佳。

黄酒在烹饪中的主要功效为去腥、解油腻。烹饪时还可通过其中所含芳香醇的挥发，把食物固有的香气诱导出来，使菜肴香气四溢。

黄酒中还含有多种维生素和微量元素，而且氨基酸含量很高，用于烹饪能增添鲜味，使菜肴的营养更加丰富。

在烹饪肉、禽、蛋等菜肴时，调入黄酒能渗透到食物组织内部，溶解微量有机物质，从而使菜肴质地松嫩。

饮黄酒，有助于血液循环，能促进新陈代谢，具有补血养颜、活血祛寒、预防感冒的功效。黄酒还可作为药引子食用。

> **健康小贴士**
>
> 成年人均可享用，但夏季不宜饮用。
>
> 直接饮用时每次以30毫升左右为宜，每日最多不超过200毫升。
>
> 烹调菜肴时不要放得过多，以免料酒味太重而影响菜肴本身的滋味。
>
> 烫热喝可以使黄酒中极微量的甲醇及醛、醚类等有机化合物挥发掉，同时使所含的脂类芳香物蒸腾掉，使酒更加甘爽醇厚、芬芳浓郁，有利于健康。

茴香：健胃、行气

茴香分大、小两种，都是常用的调料，是烧鱼炖肉、制作卤制食品时的必用之品。

大茴香即大料，学名叫"八角茴香"。小茴香的种实是调味品，而它的茎叶部分也具有香气，常被用来做包子、饺子等食品的馅料。

茴香所含的主要成分都是茴香油，能刺激胃肠神经血管，促进消化液分泌，增加胃肠蠕动，排除积存的气体，所以有健胃、行气的功效；有时胃肠蠕动在兴奋后又会降低，因而有助于缓解痉挛、减轻疼痛。中国《药典》载有茴香制剂是常用的健胃、散寒、行气、止痛药。茴香烯能促进骨髓细胞成熟，有明显的升高白细胞作用，主要是升高中性粒细胞，可用于白细胞减少症。

> **健康小贴士**
>
> 用茴香调料每次3~5克，用茴香做菜每次60~80克，多食容易伤目，导致长疮。
>
> 发霉的茴香不宜吃。

茴香菜做馅前应先用开水焯一下。

阴虚火旺的人不宜食用茴香。

胡椒：解油腻、助消化

胡椒的主要成分是胡椒碱，它也含有一定量的芳香油、粗蛋白、淀粉及可溶性氮，具有去腥、解油腻、助消化作用，其芳香气味能令人们胃口大开。

胡椒性温热，善于温中散寒，对胃寒所致的胃腹冷痛、肠鸣腹泻都有很好的缓解作用，并可促使发汗，治疗风寒感冒。有胡椒的菜肴不易变质，说明胡椒还有防腐抑菌作用，而且它可以解鱼虾肉毒。

白胡椒以药用价值为主，调味次之。黑胡椒（黑椒）与白胡椒同是藤本植物上的果实，果熟时变为黄中带红。将未成熟的绿色嫩胡椒摘下，放在滚水中浸泡5～8分钟，捞起晾干，再放在阳光下晾晒3～5天（或用火焙干，但以阳光晒干者为上品），将干后的嫩胡椒表皮搓开，就成了黑胡椒。

黑胡椒味道比白胡椒更为浓郁，厨师们别出心裁地把它应用于烹调菜肴上，使之达到香中带辣、美味醒胃的效果。

健康小贴士

无论黑、白胡椒皆不能高温油炸，应在菜肴或汤羹即将出锅时添加。

黑椒与肉食同煮的时间不宜太长，因黑椒含胡椒辣碱、胡椒脂碱、挥发油和脂肪油，烹饪太久会使辣味和香味挥发掉。

掌握调味浓度，保持热度，可使胡椒的香辣味更加浓郁。

粉状胡椒的辛香气味易挥发掉，因此保存时间不宜太长。

用胡椒调味，少许即可。用量过大或长期较大量食用胡椒，对胃肠黏膜刺激较大，可引起充血性炎症，并能诱发痔疮、血压升高以及心慌、烦躁等症状。消化道溃疡、咳嗽咯血、痔疮、咽喉炎症、眼疾患者应慎食。

花椒：芳香健胃、除湿止痛

外国人认识中国菜是从麻婆豆腐开始的。麻婆豆腐中的重要调味料

105

就是花椒。花椒是中国特有的香料，有"中国调料"之称。

花椒位列调料"十三香"之首，为职业厨师和家庭主妇所青睐，尤以川菜中使用最为广泛，红烧、卤味、小菜、四川泡菜、鸡鸭鱼肉等菜肴均可用到它。花椒也可粗磨成粉和盐拌匀为椒盐，供蘸食用。

花椒气味芳香，可以除各种肉类的腥臊臭气，改变口感，能促进唾液分泌，增加食欲。日本医学家研究发现，花椒能使血管扩张，起到降低血压的作用。服食花椒水能驱除寄生虫。中医认为，花椒有芳香健胃、温中散寒、除湿止痛、杀虫解毒、止痒解腥之功效。

健康小贴士

一般人皆能食用，每次以3~5克为宜。

炸花椒油时要注意油温，尽量不要把花椒炸煳。

花椒是热性香料，多食容易消耗肠道水分，造成便秘。孕妇及阴虚火旺的人忌食花椒。

孜然：醒脑通脉、降火平肝

孜然又名安息茴香，维吾尔族称之为"孜然"，来自于中亚、伊朗一带，在我国只产于新疆。它主要用于调味、提取香料等，是烧、烤食品必用的上等作料，口感风味极为独特，富有油性，气味芳香而浓烈。孜然也是配制咖喱粉的主要原料之一。

用孜然加工牛羊肉，可以去腥解腻，并能令肉质更加鲜美芳香，增加人的食欲。孜然具有醒脑通脉、降火平肝等功效，能祛寒除湿、理气开胃、祛风止痛，对消化不良、胃寒疼痛、肾虚便频均有疗效。做菜时用孜然调味还能防腐杀菌。

健康小贴士

一般人均可食用，每次以3~8克为宜。

孜然性热，所以夏季应少食。

便秘或患有痔疮者应少食或不食。

芥末：开胃、美容

芥末，又称芥子末、芥辣粉，是芥菜的成熟种子碾磨成的一种辣味调料。它原产于我国，历史悠久，从周代起就已开始在宫廷食用。芥末的辣味十分独特，芥末粉润湿后有香气喷出，具有催泪的强烈刺激性辣味，对味觉、嗅觉均有刺激作用。

芥末辣味强烈，可刺激唾液和胃液的分泌，有开胃之功，能增强人的食欲。芥末具有很强的解毒功能，能解鱼蟹之毒，故生食三文鱼等生鲜食品经常会配上芥末。

芥末呛鼻的主要成分是异硫氰酸盐。这种成分不但可预防蛀牙，对预防癌症、防止血管凝块、辅助治疗气喘等似乎也有一定的效果。

芥末还有预防高血脂、高血压、心脏病，降低血液黏稠度等功效。

芥末油有美容养颜功效。在美体方面，芥末油是很好的按摩油。

健康小贴士

芥末不宜长期存放，当有油脂渗出并变苦时就不要继续食用了。

在芥末中酌量添加糖或食醋，能缓冲辣味，并使其风味更佳。

芥末具有强烈的刺激性，有胃炎或消化道溃疡的人忌食。

芥末能"催人泪下"，眼睛有炎症的人不宜食用。

一次不要食用太多，以免伤胃。

咖喱：增加胃肠蠕动

咖喱是以姜黄为主料，另加多种香辛料配制而成的复合调味料，具有特别的香气，主要用于烹调牛羊肉、鸡、鸭、土豆、菜花和汤羹等。在东南亚许多国家中，咖喱是必备的重要调料。在许多西餐中也会用到咖喱。

咖喱中含有辣味香辛料，能促进唾液和胃液的分泌，增加胃肠蠕动，增进食欲。咖喱能促进血液循环，达到发汗的目的。所以在亚热带，人们特别喜欢吃咖喱菜肴。美国癌症研究协会的最新研究指出，咖喱内所含的姜黄素具有激活肝细胞并抑制癌细胞功能。咖喱还具有协助伤口复合，甚至预防老年痴呆症的作用。

健康小贴士

一般人都可以食用，以每次不超过20克为宜。

咖喱应密封保存，以免香气挥发。

咖喱对胃有一定的刺激作用，患有胃炎、溃疡病的人应少吃。

患病服药期间不宜食用咖喱。

味精：现代调味品

味精是采用微生物发酵的方法由粮食制成的现代调味品，其主要成分是谷氨酸钠。它是既能增加人们的食欲，又能提供一定营养的家常调味品。味精能补充人体的氨基酸，有利于增进和维持大脑机能。

健康小贴士

味精的适用量尚无定论，有的国家规定每千克体重日摄入不超过120毫克。

投放味精的最佳时机是在菜肴将要出锅的时候。若菜肴需勾芡的话，味精投放应在勾芡之前。

烹制含碱食物时不要放味精，以免产生不良气味。甜味菜、酸味菜也不要放味精。

高汤、鸡肉、鸡蛋、水产制出的菜肴中不用再放味精。

忌高温烹调，否则会产生致癌物。

孕妇及婴幼儿不宜吃味精，因为味精可能会引发胎儿缺陷；老人和儿童也不宜多食。

患有高血压的人如果食用味精过多，会使血压更高。所以，高血压患者不但要限制食盐的摄入量，而且还要严格控制味精的摄入。

糖：养阴生津、补血破淤

糖在人们的日常膳食中也是必不可少的调味品之一，最常用的是白糖、冰糖和红糖。它们都是从甘蔗中提取的，都属于蔗糖的范畴。白糖性平，纯度较高；红糖性湿，杂质较多；冰糖则是糖的结晶。

适当食用白糖有助于提高机体对钙的吸收，但过多就会妨碍机体对钙的吸收。

冰糖能养阴生津、润肺止咳，对肺燥咳嗽、干咳无痰、咯痰带血都有很好的食疗作用。

红糖虽杂质较多，但营养素保留较好。它具有益气缓中、助脾化食、补血破淤等功效，还兼具散寒止痛作用。所以，妇女因受寒体虚导致痛经等症或是产后喝些红糖水往往效果显著。红糖对老年体弱，特别是大病初愈的人，还有极好的疗虚进补作用。另外，红糖对血管硬化有一定的治疗作用，且不易诱发龋齿等牙科疾病。

健康小贴士

除糖尿病患者以外，一般人都可食用糖，每天的摄入量以不超过30克为宜。

吃糖后应及时漱口或刷牙，以防产生龋齿。

存放日久的糖不要生吃，应煮开后食用。

孕妇和儿童不宜大量食用白糖。产妇适合食用红糖，但时间不要太久，一般以半个月为佳。

老年人、阴虚内热者不宜多吃红糖。

蜂蜜：老人的牛奶

蜂蜜是一种天然食品，味道甜美，所含的单糖可以直接被人体吸收。对妇、幼及老人具有良好的保健作用，被称为"老人的牛奶"。

失眠的人在每天睡觉前口服一汤匙蜜糖（加入一杯凉开水内），可以很快进入梦乡。

蜂蜜能改善血液的成分，促进心脏和血管功能，因此经常服用对于心血管病人很有好处。蜂蜜对肝脏有保护作用，能促使肝细胞再生，对脂肪肝的形成有一定的抑制作用。蜂蜜还能解酒。便秘者长期服用蜂蜜，可润肠通便。食用蜂蜜能迅速补充体力，解除疲劳，增强对疾病的抵抗力。蜂蜜还具有杀菌作用。经常食用蜜糖，不仅对牙齿无损害，还能在口腔内起到杀菌消毒作用。

健康小贴士

对所有人都适合，更适宜老人和小孩食用，每天以20克为宜。

夏秋季节不宜食生蜂蜜。

婴儿不可食用蜂蜜，以免因肠胃稚嫩发生蜂蜜中毒。

食用时温开水冲服即可，不能用沸水冲，更不宜煎煮。

蜂蜜含果糖量高，糖尿病患者食用要适量。

蜂蜜不能盛放在金属器皿中，以免增加蜂蜜中重金属的含量。

蜂蜜不宜与茶水同饮，否则会生成沉淀物，有害健康。

奶酪：乳品中的"黄金"

奶酪是牛奶经浓缩、发酵而得到的奶制品，它基本上排除了牛奶中大量的水分，保留了其中营养价值极高的精华部分，被誉为乳品中的"黄金"。1千克奶酪制品浓缩了10千克牛奶的蛋白质、钙和磷等人体所需的营养素，独特的发酵工艺，使其营养的吸收率达到了96%～98%。

奶制品是食物补钙的最佳选择，奶酪正是含钙最多的奶制品，而且这些钙很容易被吸收。就钙的含量而言，250毫升牛奶等于200毫升酸奶，等于40克奶酪。

奶酪能增进人体抵抗疾病的能力，促进代谢，增强活力，保护眼睛健康，并能使肌肤健美。

奶酪中的乳酸菌及其代谢产物对人体有一定的保健作用，有利于维持人体肠道内正常菌群的稳定和平衡，防治便秘和腹泻。

奶酪中的脂肪和热能都比较多，其胆固醇含量却比较低，对心血管健康也有有利的一面。

健康小贴士

所有人均可食用奶酪，每次以20克为宜。

对于孕妇、中老年人及成长发育旺盛的青少年儿童来说，奶酪是最好的补钙食品之一。

吃比萨饼时最好不要同时吃水果沙拉，因为比萨中奶酪的钙会与果酸等物质化合，不利于吸收。

奶酪热量较高，多吃容易发胖。

巧克力：精神振奋剂

巧克力是以可可粉为主要原料制成的一种甜食。它不但口感细腻甜美，而且还具有一股浓郁的香气。巧克力既可以直接食用，也常被用来制作蛋糕、冰淇淋等。在浪漫的情人节，它更是表达爱情少不了的主角。

巧克力能缓解情绪低落，使人兴奋，对于集中注意力、加强记忆力和提高智力都有作用。有些司机把巧克力作为提高驾驶能力的"精神振奋剂"。考试的学子也可用巧克力来健脑。

吃巧克力有利于控制胆固醇的含量，保持毛细血管弹性，具有防治心血管疾病的作用。巧克力中含有一种茶酸，这种茶酸能增强免疫力，预防癌症，干扰肿瘤的供血。有关人员研究发现，男性常吃巧克力还能防治感冒。巧克力是抗氧化食品，对延缓衰老有一定功效。

健康小贴士

巧克力是成年人的健康食品，每天以 20 克为宜。

儿童不宜吃巧克力。虽然巧克力的热量高，但它所含营养成分的比例不符合儿童生长发育的需要。另外，由于一般巧克力含糖量高，容易导致龋齿。

糖尿病患者应少吃巧克力，或可以专门食用淡巧克力。

女性在经期食用过多的巧克力会加重经期烦躁和乳房疼痛。

动物血：液体肉

动物血通常被制成血豆腐，是最理想的补血佳品之一。在日本和欧美许多国家的食品市场上出现的以动物血为原料的香肠、点心等很受消费者青睐。在我国，人们喜欢用血豆腐制作菜肴，称之为"液体肉"。

动物血中含铁量较高，而且以血红素铁的形式存在，容易被人体吸收利用。处于生长发育阶段的儿童、孕妇和哺乳期妇女多吃些有动物血的菜肴，可以防治缺铁性贫血。同时，由于动物血中含有微量元素钴，对其他贫血病，如恶性贫血也有一定的防治作用。

动物血具有利肠通便作用，可以清除肠腔的沉渣浊垢，对尘埃及金属微粒等有害物质具有净化作用，能避免积累性中毒。因此它是人体污物的"清道夫"。

动物血含有维生素 K，能促使血液凝固，因此有止血作用。

动物血还能为人体提供多种微量元素，对营养不良、肾脏疾患、心血管疾病和病后的调养都有益处。

健康小贴士

一般人都能食用，每次以 50 克为宜。贫血患者、老人、妇女和从事粉尘、纺织、环卫、采掘等工作的人尤其应该常吃。

食用动物血一定要汆透。

烹调时应配有葱、姜、辣椒等作料，以去除异味，不宜单独烹饪。

动物血不宜食用过多，以免增加体内的胆固醇。

高胆固醇血症、肝病、高血压和冠心病患者应少食。

豆腐：含有丰富的植物蛋白

豆腐在我国是一种传统的、大众化的豆制食品。在一些古籍中都有记载，五代时人们就称豆腐为"小宰羊"，认为豆腐的白嫩与营养价值可与羊肉相提并论。

豆腐中丰富的植物蛋白，是人体生命活动的物质基础。蛋白质的基本组成是各种氨基酸，在目前所测到的氨基酸中有八种是人体不能合成的，必须从食物的蛋白质中取得。大豆蛋白质中这八种氨基酸都含有，且数量较多。

豆腐不仅可以补充人体所需的蛋白质，还能提供多种维生素和矿物质，尤以钙、磷为多，在人体内的消化率极高。

豆腐具有抗氧化的功效。它所含的植物雌激素能保护血管内皮细胞，使其不被氧化破坏，经常食用可以有效地防止血管系统被氧化破坏。另外，这些雌激素还能有效地预防骨质疏松、乳腺癌和前列腺癌的发生，是更年期的保护神。

豆腐中含量丰富的大豆卵磷脂有益于神经、血管、大脑的发育生长。比起吃动物性食品或鸡蛋来补养、健脑，豆腐有极大的优势，因为豆腐在健脑的同时，还能抑制胆固醇的摄入。

大豆蛋白可以显著降低血浆胆固醇、甘油三酯和低密度脂蛋白，同时不影响血浆高密度脂蛋白。所以，大豆蛋白恰到好处地起到了降低血脂的作用，保护了血管细胞，有助于预防心血管疾病。

第二篇　怎么吃最健康

营养均衡是健康饮食的前提，而要做到这一点，就不能由着自己的性子，爱吃的吃个够，不爱吃的，就与它老死不相往来。唯有喜吃的不多吃，不喜吃的也要吃，均衡摄取营养，才是最健康的吃法，这样才能一直与健康相伴。

茎叶类菜谱

醋熘白菜

此菜色泽浅红，白菜脆嫩清爽，咸酸微甜，清脆爽口。

原料

嫩白菜帮 400 克，葱丝 10 克，姜丝 5 克，花椒 1 克，盐 3 克，酱油 10 克，醋 25 克，味精 1 克，白糖 10 克，水淀粉 10 克，植物油 20 克。

制作

1. 将白菜帮洗净后切成菱形块。

2. 炒锅置旺火上，加入植物油，烧至五成热时放入花椒，炸出香味后将花椒捞出，再放入葱姜丝炝锅，烹入醋，加入白菜翻炒几下，然后依次加入酱油、盐、白糖，用旺火炒至白菜断生后加入味精，用水淀粉勾芡后翻匀装盘即可。

要点

葱姜丝炝锅后随即烹入醋，至出现醋香味时，方可加入其他原料；加糖量宜少不宜多。

干烧白菜

此菜色泽红亮，香咸辣鲜，回味略甜，白菜酥烂，味醇浓，适合佐饭。

原料

大白菜 500 克，葱末 5 克，姜末 3 克，蒜末 3 克，盐 1 克，味精 1 克，豆瓣辣酱 15 克，酱油 10 克，料酒 5 克，白糖 10 克，辣椒油 5 克，水淀粉 10 克，植物油 30 克。

制作

1. 将大白菜洗净控水后，切成 5 厘米长、1 厘米宽的条；豆瓣辣酱剁细备用。

2. 炒锅置旺火上，加入少许植物油，烧至八成热时放入白菜，用旺火煸炒至白菜出水，倒入漏勺控净。

3. 炒锅置中火上，加入剩余的植物油，烧至四成热时放入豆瓣辣酱，炒至油红并出现豆瓣香味时，加入葱姜蒜末炝锅，然后依次加入料酒、酱油、盐、白糖、白菜和少许水，加盖焖入味。

4. 改用旺火加热至汤汁较少时，放入味精搅匀，用水淀粉勾芡，使芡汁全部包在白菜上，最后沿炒锅边淋入辣椒油，搅匀后出锅装盘即可。

要点

白菜以菜帮为主；用油量比一般菜肴略多；因豆瓣辣酱含盐分，所以在调味时宜少加盐，以免菜肴过咸；炒豆瓣辣酱时用中火低温油。

酥菜

此菜选用多种原料，采用酥的烹调方法成菜。此菜多为批量制作，随食随取，具有原料多样、肉烂、质酥、味咸甜适口等特点，特别适合冬季食用。

原料

大白菜 5000 克，水发海带 2500 克，鲜鲫鱼 1000 克，鸡 1 只（约 1000 克），鲜嫩藕 1000 克，带骨猪肉 1500 克，葱段 200 克，姜片 100 克，盐 100 克，味精 10 克，酱油 1500 克，醋 750 克，白糖 500 克，香料包1个（50克），芝麻油500克。

制作

1. 将白菜剥去老叶，掰掉每片叶子洗净，用沸水略烫；将海带反复洗净，卷成直径7厘米的卷；鲫鱼除去鳞和内脏洗净；鸡收拾干净后剁成3厘米见方的块，放入沸水中略烫捞出；藕去皮和节后洗净；猪肉去骨，切成15厘米长、5厘米宽的大块。

2. 将剔去肉的猪骨头平摆在大汤锅底，香料包放在骨头上，接着摆上一层藕，第二层摆鸡块、鱼、猪肉块，第三层摆上海带，最上面摆上白菜，每摆一层撒一层葱姜，最后加入酱油、盐、味精、醋和1500克水，再扣一大盘，将菜压住。

3. 将放好原料的大汤锅放在中火上炖1小时，放入白糖再炖1小时，倒入芝麻油后改用小火煨3小时，至汤剩一半时端离火口，晾凉即可。

要点

按顺序摆放原料，骨头在最底层，以防煳锅；根据汤量调节火力大小；成菜凉凉后食用口味更佳。

豆蓉白菜卷

白菜营养丰富，脆美爽口，与豆蓉同烹，色泽淡雅，咸鲜味美，充分体现了川菜平中见奇的特色。

原料

豆蓉500克，大白菜叶数个，精盐、味精、水豆粉、熟菜油各适量。

制作

1. 将豆蓉蒸熟，加精盐、菜油、味精拌匀成馅。

2. 白菜叶入锅焯断生时，捞出放凉水中投凉，然后控干水分置于案板上，一端放上豆蓉，卷成卷，改刀定于蒸碗内，上笼蒸熟后取出，翻扣于圆盘中，挂上白汁即可。

要点

豆蓉应炒干水分，卷制时要卷紧，定碗时排列紧凑；应用急火快速蒸制成菜，否则会上水，影响成菜形态美。

炝炒小白菜

此菜以小白菜为主料，用炝炒方法制成。成菜碧绿清新，滑爽细嫩，咸鲜香辣，既是大众菜肴佳品，也是席上可口的美味。

原料

小白菜 500 克，干辣椒段、干花椒、精盐、味精、色拉油、香油各适量。

制作

1. 将小白菜择洗干净，待用。

2. 将锅置火上，倒入色拉油烧热，用干辣椒段、干花椒炝锅，放入小白菜快速翻炒，调入精盐、味精炒熟，滴入少许香油，出锅装盘即成。

要点

炒小白菜时动作要快，出锅要及时，这样才能使菜肴外形美观，口感脆嫩，而且不损失其营养成分。

鲜香油菜

本菜将鲜嫩的油菜苗素炒成菜，素雅清爽，清香适口，咸鲜宜人。

原料

油菜 400 克，精盐、味精、鲜汤、色拉油各适量。

制作

1. 将油菜去掉老黄叶，洗净。

2. 锅置火上，放色拉油烧至四成热时，将油菜倒入锅中，迅速调入精盐、味精，烹入鲜汤，待油菜断生时，起锅即成。

要点

油菜入锅时间不宜过久，断生即可；精盐的用量不宜多，以保持油菜的清鲜原味。

砂锅菜心

菜心翠绿，汤鲜味美，此菜采用砂锅为盛器，有利于菜品保温，适合冬季食用。

原料

油菜心 400 克，猪里脊肉 50 克，笋 50 克，冬菇 50 克，水发海米 30 克，葱丝 5 克，姜丝 3 克，盐 5 克，味精 1 克，芝麻油 3 克，植物油 300 克（实耗 30 克）。

制作

1. 将油菜心洗净，切去上部松散菜叶，油菜心根帮部划十字花刀；猪里脊肉和笋切成长方片；冬菇切成片。

2. 炒锅置旺火上，加入植物油，烧至四成热时放入油菜心，炸至呈翠绿色捞出控油。另取砂锅，将油菜心根部朝外、叶朝里顺砂锅摆成圆形，将猪里脊肉、笋和冬菇间隔排成圆形盖在菜心上，中间撒上海米，加入盐、味精、葱姜丝及适量水，用旺火烧沸，撇去浮沫，改用小火煮至油菜心熟透时，淋入芝麻油即可。

要点

原料摆放要整齐；砂锅煮沸后改用小火加热；浮沫要撇净，以便成菜汤清美观。

三彩菠菜

此菜红黄白三色相间，艳丽美观，味咸酸鲜美。

原料

菠菜 300 克，水发粉丝 100 克，水发海米 50 克，鸡蛋 2 个，盐 3 克，味精 1 克，蒜末 5 克，醋 15 克，芝麻油 5 克，植物油 10 克。

制作

1. 将菠菜择洗干净，切成 5 厘米长的段，放入沸水中略烫，捞出放凉水中过凉后挤干水分；水发粉丝切成 10 厘米长的段；鸡蛋磕入碗中，加入少许盐搅匀。

2. 炒锅置中火上，加入植物油，烧至五成热时把搅匀的鸡蛋倒入锅内，然后转动锅，让蛋液在锅内摊开，摊成较薄的蛋皮，揭下后略煎另一面，取出放案板上切成丝。把菠菜、粉丝、蛋皮丝、醋、盐、蒜末、味精、芝麻油同放入盆中调拌均匀，盛入盘中，撒上水发海米即可。

要点

菠菜焯水后要将汁水挤干；摊蛋皮时转动炒锅的速度要适中，以便蛋皮完整、厚薄均匀。

蛋皮拌菠菜

此菜色泽协调，清鲜味美，通窍开胃。

原料

鸡蛋4个，菠菜500克，海米25克，芥末面15克，芝麻酱15克，米醋10克，精盐8克，味精2克，淀粉15克，蒜末10克，植物油少许。

制作

1. 将鸡蛋磕入碗内，加入淀粉、精盐（3克）搅匀。

2. 炒锅内放油，烧热，把鸡蛋液倒入锅内并转动锅，让蛋液在锅内摊开，摊成像煎饼一样的薄片饼。摊好后揭下，翻个个儿，再略煎一下取出，放在菜板上，切成3.5厘米长的丝。

3. 将菠菜择去黄叶，去根洗净，放入开水锅内稍烫捞出，用凉水过凉，挤净水分，切成3.5厘米长的段，码入盘内。再把鸡蛋丝围绕在四周。把海米用开水泡好，放在菠菜上。

4. 把芥末面、芝麻酱用少许水调匀，加入余下的精盐及味精、米醋、蒜末，搅拌均匀，浇在菠菜上即成。

要点

操作时要保持菜的完整，将菠菜段、蛋皮丝、海米分别摆放整齐上桌，待食用时，稍拌一拌。

蒜蓉菠菜

将新鲜菠菜配以蒜蓉，旺火急炒而成的"蒜蓉菠菜"，不仅较好地保存了营养成分，而且味香色美，蒜味浓郁，十分诱人。

原料

菠菜400克，蒜蓉、精盐、味精、色拉油各适量。

制作

1. 将菠菜洗净，入沸水锅氽后待用。

2. 炒锅置旺火上，加入色拉油，烧至五成热时放入蒜蓉炒香，下菠菜快速翻炒，放入精盐、味精炒匀，起锅装盘即成。

要点

烹制此菜时间不宜过长，急火短炒才能较好地保持原料的色泽与营养成分。

锅韭菜

此菜色泽黄绿相间，咸鲜柔软。

原料

嫩韭菜 100 克，鸡蛋 2 个，姜丝适量，盐 3 克，味精 1 克，酱油 10 克，醋 5 克，料酒 5 克，面粉 20 克，水淀粉 20 克，芝麻油 3 克，植物油 40 克。

制作

1. 将韭菜择洗干净，切成 3 厘米长的段；鸡蛋磕入碗中，加入面粉、水淀粉搅拌成糊，加入韭菜、盐拌匀。

2. 炒锅置中火上，加入植物油，烧至五成热时将碗中的韭菜糊倒入锅中，改用小火，用手勺将韭菜糊从中心向四周拨动，使其厚薄一致，待锅底部硬结时，翻过来煎另一面，至两面微黄时即可出锅，然后放在案板上切成 10 块。

3. 炒锅重置旺火上，加入植物油，烧至五成热时放入姜丝炝锅，烹入料酒、酱油、水、味精，加入煎好的韭菜饼，用中火收至汤汁较少时，加入醋，淋入芝麻油即可。

要点

韭菜饼第一次翻勺之前，可沿锅边淋入少许植物油，以防粘锅；加醋要少，不要出现酸味。

素炒圆白菜

此菜清香脆嫩，鲜美爽口，风味独特。

原料

圆白菜 300 克，植物油 30 克，酱油 10 克，盐、花椒、葱花各适量。

制作

1. 将圆白菜洗净、沥干，切成 2 厘米宽的长条，再斜刀切成象眼块。

2. 将炒锅放在旺火上，加入植物油烧热，放入花椒炸出香味。取出花椒不用，放入葱花，稍煸即放入圆白菜翻炒，最后加酱油、盐炒拌均匀即可出锅。

要点

放盐不宜过早，否则成菜不仅汤多、菜色不佳，而且口感不脆嫩。

糖醋莲白

作为传统川菜，本菜糖醋味适口，煳辣香味突出，口感脆嫩，是上好的菜肴之一。

原料

莲白 500 克，干辣椒节、干花椒粒、精盐、味精、葱末、姜末、蒜末、白糖、醋、酱油、色拉油各适量。

制作

1. 将莲白洗净，撕成块；将精盐、味精、白糖、醋、酱油及葱、姜、蒜末对成滋汁。

2. 炒锅置火上，加入色拉油烧热，用干辣椒、干花椒炝锅，倒入莲白迅速翻炒至断生，烹入滋汁，翻炒均匀即可出锅。

要点

炒莲白时动作要快，不能在锅内长时间翻炒，否则维生素损失过多，且口感不脆嫩。

椒油肉丝炒芹菜

本菜用绿色蔬菜芹菜和猪肉同炒，不仅使菜荤素兼备，营养互补，还可以增加芹菜中钙、铁的吸收率，也补充了人体需要的蛋白质、脂肪等营养。成菜清香浓郁，色泽美观，适宜家庭常吃。

原料

芹菜 400 克，猪肉 75 克，花椒 20 粒，植物油 15 克，料酒 5 克，淀粉 10 克，盐、味精、白糖各适量。

制作

1. 将猪肉切丝后，用淀粉上浆；芹菜择去叶洗净，切成 3 厘米长的段。

2. 炒锅加植物油上火，烧热后放肉滑熟，盛出待用。

3. 炒锅上火，烧热后放入植物油，油热后放花椒，煸出香味后，捞出花椒不用，放肉丝、芹菜、料酒、盐、白糖翻炒数下，加味精翻匀即可出锅。

要点

一定要等花椒煸出香味之后，再捞出扔掉，否则，成菜不会有椒油香味。

花生仁拌芹菜

此菜色泽美观，清香酥脆，鲜咸爽口。

原料

花生仁150克，芹菜30克，植物油250克（实耗15克），花椒油5克，精盐8克，味精2克。

制作

1. 将花生仁用凉水泡10分钟，然后沥干水分，放入热油锅内炸酥捞出，去掉红衣。

2. 将芹菜择去根、叶，洗净，切成2厘米长的段，放入开水锅内烫一下，捞出用凉水过凉后，沥干水分。

3. 把芹菜成圈状均匀地码在盘子边上，再将炸花生仁堆放在芹菜圈中。

4. 将精盐、味精、花椒油放在小碗内调好，浇在芹菜上，吃时拌匀即成。

要点

在炸花生仁前，要先用凉水泡10分钟，这样炸出的花生米香脆，久放不皮。

椿芽炒蛋

椿芽炒蛋属咸鲜味型，色泽中黄，味美清香，颇具乡间特色。

原料

椿芽400克，鸡蛋4个，精盐、味精、香油、色拉油各适量。

制作

1. 将椿芽洗净切末；鸡蛋打入碗中，加精盐、味精、香油、椿芽末搅匀。

2. 炒锅置火上，放入色拉油烧热，倒入鸡蛋液，炒熟即成。

要点

调料和椿芽、鸡蛋要搅匀，否则就会咸淡不均；蛋液入锅后要不停地翻锅颠炒，以免炒煳。

椿芽烧豆腐

白中夹绿，清香软烂，增强食欲。

原料

香椿芽 200 克，豆腐 300 克，料酒 5 克，姜末 5 克，蒜蓉 8 克，白糖 5 克，生抽 5 克，植物油 10 克，淀粉、盐、胡椒粉各适量。

制作

1. 将豆腐用开水汆一下，捞起，切成 1 厘米见方的丁。

2. 将香椿芽择洗干净，切段，用开水焯一下，捞起滤去水分。

3. 锅置火上，下植物油，爆香姜末、蒜蓉，淋入料酒，投入椿芽炒透，再加入豆腐、调味料煮熟，用淀粉勾芡，炒匀盛盘即可。

要点

豆腐在开水中汆过后口感会更筋道，而且成菜形状美观。

香椿豆

黄豆酥香，香椿味浓，有较好的补益作用。香椿豆不仅适宜早餐当小菜吃，也适合做下酒菜。

原料

鲜香椿 100 克，干黄豆 150 克，植物油 250 克，香油 10 克，酱油 15 克，盐适量。

制作

1. 将干黄豆洗干净，放入碗内用凉水泡 12 小时待用；鲜香椿洗净，用开水烫一下，用凉水浸凉，挤去水分，切末待用；将酱油、香油、盐放入碗中对成烹汁。

2. 将锅置于火上，加入植物油，烧热后投入泡过的黄豆（分次炸），炸成金黄色，酥脆时捞出，趁热倒入盆内，加入烹汁，撒入香椿末拌匀，装入盘内即成。

要点

黄豆一定要用凉水泡，用热水泡的豆不脆；黄豆一定要煮熟透，以免吃后胀气。

空心菜炝玉米

本菜是以嫩玉米配空心菜的茎根部分炝炒而成。成菜口感鲜爽，质地细嫩，既有玉米的清香，也有空心菜的脆爽，二者融于一体，使食者不忍释箸。

原料

嫩玉米 300 克，空心菜茎根 200 克，精盐、味精、鲜汤、干辣椒、色拉油、榨菜粒、花椒各适量。

制作

1. 将玉米洗净，空心菜茎根切粒，一起下沸水锅中汆一下，捞出待用。

2. 锅置旺火上，下油，将干辣椒炒成棕红色，下花椒和少许榨菜粒炒香，倒入玉米、空心菜，烹入鲜汤，加精盐、味精翻匀，起锅装盘即成。

要点

炒干辣椒和花椒时火力要控制好，以免出现辣椒黑煳变苦的现象。

蒜蓉空心菜

本菜以空心菜为主料，以味辛辣的大蒜为调辅料，成菜咸鲜爽口，质地细嫩，不失本味，且富有大蒜特殊的清香滋味，尤宜下饭。

原料

空心菜 400 克，大蒜蓉、精盐、味精、鲜汤、色拉油各适量。

制作

1. 将空心菜洗净，取尖。

2. 锅置旺火上，下油烧至三成热时，投入大蒜蓉炒香，倒入空心菜，烹入少许鲜汤，放入精盐、味精，炒至断生即成。

要点

制作此菜应做到热锅冷油，不宜在锅中翻炒过久，断生即成；烹入鲜汤的量应适当，以防成菜汤汁过多。

根类菜谱

白萝卜"东坡肉"

本菜以白萝卜加豆腐皮、淀粉、鸡蛋等制成，素菜荤吃，不仅使人感到新鲜美味，诱人食欲，而且使营养更加丰富全面。本菜具有"肉片"软嫩、汤汁清香、口感适宜、成菜美观等特点，放在早餐、中餐吃较为适宜。

原料

白萝卜500克，鸡蛋1个，植物油500克，豆腐皮1张，淀粉60克，胡椒粉5克，酱油5克，香油、味精、盐各适量。

制作

1. 将白萝卜洗净去皮，切成半厘米厚的大片，用盐腌20分钟，随后取出挤干水分蒸熟。

2. 将部分淀粉用鸡蛋调成蛋粉糊，取萝卜一片，拍上淀粉，再涂上蛋粉糊。

3. 将豆腐皮切成长方形的片，在上面平放萝卜两块，两块萝卜之间留有空隙。用另一片豆腐皮盖住萝卜片，再将其对折在一起，上笼屉蒸。

4. 铁锅洗净置火上，倒入植物油烧热。将蒸过的萝卜片入漏勺炸成金黄色时捞出，再上笼蒸至回软时取出放入盘中，恰似"肉片"。

5. 原锅留底油，下入清水、酱油、盐、味精、胡椒粉烧沸，调好口味后，下入剩余淀粉勾芡，淋入香油，浇在"肉片"上即成。

要点

炸萝卜片时要注意其形状，不能让豆腐皮散开，否则，成菜不美观。

红烧牛肉萝卜

本菜很有营养价值，因为其汤汁正好是胡萝卜素吸收的最佳环境。成菜色泽红亮，软滑适口。常吃此菜，对脑力劳动者很有益处。

原料

白萝卜 500 克，牛腰条肉 500 克，胡萝卜 2 根，板栗 15～20 个，冰糖 5 克，葱 10 克，姜 10 克，酱油 15 克，料酒 10 克，植物油 15 克。

制作

1. 将白萝卜和胡萝卜洗净，去皮，切成块。

2. 将牛肉切成 3～4 厘米大小的块。

3. 将板栗的两层皮都剥去，葱、姜切成段和块。

4. 炒锅烧热，放植物油，将牛肉及葱、姜投入，用大火炒至肉色变白，盛出；用剩下的油炒白、胡萝卜块，至略带烧焦状盛出。

5. 锅中放入牛肉、白水（一大碗）、酱油、料酒、冰糖，用旺火烧开后改微火炖煮 1 小时。

6. 在煮好牛肉的锅中放入白萝卜、胡萝卜块及板栗，至变软后再稍煮收汁即可。

要点

牛肉需要煮炖，所以，无需炒得过老。

干煸萝卜丝

本菜以萝卜为主料，配以肉末、芽菜，运用干煸之法成菜，独特新颖，具有脆嫩兼备、咸鲜干香、质地南软适度、回味悠长的特色。

原料

萝卜 300 克，芽菜 150 克，肉末 50 克，葱花、姜蒜米、料酒、精盐、味精、色拉油各适量。

制作

1. 将萝卜洗净去皮，切成丝，入油锅炸干水分，捞起待用。

2. 锅置火上，注入色拉油烧热，下芽菜、肉末、姜、蒜炒香，倒入萝卜丝，放精盐、味精，烹入料酒，煸干水分，撒入葱花，簸匀起锅即成。

要点

在煸炒萝卜时应煸干水分，使其干香入味；盐不宜下得太早，以防萝卜出水变苦。

鸭架萝卜汤

此菜由烤鸭骨与萝卜同炖，汤色浓白，鲜香味醇，萝卜酥烂，清淡爽口。

原料

白萝卜300克，烤鸭架1副，香菇50克，熟火腿50克，香菜叶15克，葱丝10克，姜丝5克，盐6克，味精1克，料酒10克，胡椒粉1克，奶汤750克，熟鸭油3克，植物油20克。

制作

1. 将白萝卜洗净去皮，切成1.5厘米见方的块，放入沸水中略煮捞出；烤鸭架剁成大块；香菇和熟火腿分别切成片。

2. 炒锅置旺火上，加入植物油，烧至五成热时放入葱姜丝炝锅，待出香味时加入奶汤、料酒、鸭架、香菇和300克水。烧沸后，撇净浮沫，改用中火炖10分钟左右，放入萝卜块炖至熟烂，加入盐、味精、胡椒粉炖至入味。将鸭架捞出不用，淋入熟鸭油搅匀，起锅盛入汤碗内，撒上香菜叶即可。

要点

煮鸭架时要用中火，保持汤沸滚，使汤色更浓白；盐要在后期放入；出锅前要将鸭架捞出。

素鸡烧胡萝卜

此菜明目健体，咸鲜微辣，菜香味美，鲜嫩爽口，男女老幼皆宜，尤其适宜电脑、电视屏前的工作者，体胖人士应经常吃。

原料

素鸡250克，胡萝卜2根，酱油5克，葱末5克，姜末5克，植物油50克，味精、胡椒粉、淀粉、香油各适量。

制作

1. 将素鸡切成滚刀块；胡萝卜洗净，也切成滚刀块。

2. 炒锅洗净置火上，锅内放植物油烧热，下入姜末和葱末，煸炒出味后下入素鸡块、胡萝卜块，继续煸炒。再下入酱油、味精、胡椒粉、清水适量，汤汁沸后改小火烧，直至汤汁将干。此时主料已入味，用淀粉勾芡，淋入香油即成。

要点

等主料入味后，再用淀粉勾芡。

洋葱炒土豆片

本菜清香扑鼻，风味独特，且开胃降脂，实属物美价廉、老少皆宜的健康菜肴。

原料

洋葱 150 克，土豆 500 克，芹菜 35 克，香菜 5 克，植物油 100 克，盐、胡椒粉各适量。

制作

1. 将洋葱剥去老皮洗净，切成碎末；香菜、芹菜择洗干净，切成碎末待用。土豆带皮洗净，放入锅里加水，上火煮沸，再加上锅盖将土豆煮至嫩熟为止。把煮好的土豆晾凉，去皮后切成小薄片待用。

2. 在煎盘内放入植物油，置火上烧热后，先下入薄薄一层熟土豆片，不停地转动煎盘，使土豆片在煎盘里转动，待其一面呈金黄色时，翻个。此时加入洋葱末、芹菜末、香菜末继续转动，再撒匀盐和胡椒粉，然后使土豆再翻个。待其两面颜色均呈金黄色，洋葱发出香味时，即可用铲子铲入盘中。

要点

土豆不要煮得太熟，以免炒时土豆碎烂。

土豆泥

此菜在传统土豆泥的基础上，加适当的泡菜配制而成。它独出心裁，风味别致。

原料

土豆 400 克，泡菜、精盐、味精、鸡精、葱花、植物油各适量。

制作

1. 将土豆洗净去皮，切成大片块状，上笼蒸至熟透，然后用罗筛滤成泥状待用。少许泡菜切碎待用。

2. 锅置火上，下油，把泡菜末炒香，掺少量鲜汤入味，下土豆泥，炒翻沙，起锅撒葱花即成。

要点

炒土豆泥时，注意火力大小，不能操之过急，一定要炒翻沙，炒香。

麻辣土豆

土豆烹调方法极多，多以清淡平和、原汁原味为常见。此菜以土豆为主料，却以麻辣调味，令成菜具有麻辣味厚、土豆酥软的特点，且有泡豇豆作料的香味。

原料

土豆 400 克，干海椒、精花椒、精盐、味精、色拉油、泡豇豆、香油、葱花各适量。

制作

1. 将土豆洗净，去皮改条，泡豇豆切成小颗粒。干海椒、花椒入锅中炒香，倒出用刀碾细。

2. 锅中烧油，下土豆划拉至熟，沥起。锅中留少许油，下泡豇豆煸香后加入土豆、海椒、花椒、精盐、味精炒匀，入香油起锅，撒上葱花即成。

要点

土豆下油锅，油温控制在五成热左右。加泡豇豆主要起增香、增味的作用。

番茄土豆丝

本菜以常见的时令蔬菜为原料烹制而成。成菜红、黄、绿三色相间，色泽艳丽，为大众筵席佳品。

原料

土豆 200 克，番茄 150 克，青笋头 100 克，精盐、味精、香油、色拉油各适量。

制作

1. 将土豆去皮，切成细丝，用水泡去淀粉。番茄去皮、去心，青笋头去皮，分别切成丝，待用。

2. 炒锅置火上，倒入色拉油烧热，将土豆丝、番茄丝、青笋丝一并倒入锅中，快速翻炒至断生，放入精盐、味精，炒匀，淋入香油，即可出锅。

要点

切出的土豆丝应在水中泡一会儿，否则其所含的单宁在氧化酶的作用下会变成褐色，影响菜肴质量。

芽菜煸土豆

土豆质地脆嫩，味醇，异味小，加芽菜以干煸之法烹制成菜，独特新颖。成菜色泽金黄，咸鲜干香，回味悠长。

原料

土豆 250 克，芽菜 150 克，肉末 50 克，葱花、蒜、姜米、精盐、味精、香油、色拉油各适量。

制作

1. 将土豆去皮，切成小条，芽菜切碎待用。

2. 炒锅置火上，下油，烧至五成热时，下土豆炸至紧皮，捞起。待油温升至七成热时再下锅，呈金黄色时起锅。锅中留余油，下芽菜、肉末、姜、蒜米炒香，下土豆，翻炒匀，下精盐、味精、香油，炒匀，撒入葱花，起锅装盘即成。

要点

炸制土豆的油温要控制好，油温过高易炸糊，油温过低土豆炸不成金黄色。

红烧土豆

此菜属四川风味。川式红烧土豆以汤汁红亮、色泽金黄、咸鲜微辣、土豆糯软翻沙、口感舒适等特点颇受大众青睐。

原料

土豆 400 克，精盐、郫县豆瓣、生姜、植物油、味精、红酱油、香油各适量。

制作

1. 土豆洗净，去皮后切成滚刀块。

2. 锅置火上，下植物油烧热，下豆瓣炒出香味，豆瓣吐红油时掺入鲜汤，熬汁后捞出渣料，下土豆和红酱油、精盐、生姜等，移至小火上烧至汁水收干且土豆糯烂时，放入味精、香油起锅装盘即成。

要点

注意掌握火的大小和汤的量，火大汤干得快，土豆不易糯烂或煮烂了不成形。

家常芋片

此菜是以芋头烹制而成的家常芋片，成菜色泽棕红，口感咸鲜，微辣回甜。

原料

嫩芋头 400 克，郫县豆瓣、酱油、味精、清汤、白糖、色拉油各适量。

制作

1. 将芋头洗净，去皮，切成厚约 2 毫米的片，用五成热油汆一下捞出，郫县豆瓣剁碎。

2. 锅置火上，注入色拉油烧热，入郫县豆瓣炒香，放芋头片，调入精盐、酱油、味精、白糖，掺清汤，推匀出锅装盘。

要点

芋头切片宜薄，厚度以 0.2 厘米左右为宜；放酱油要适量，过多会影响颜色、口感。

酢海椒蒸芋儿

芋儿是芋头的根，在我国食用历史十分久远，苏轼称赞它"香似龙涎仍酽白，味如牛乳更生清"。此菜以炸制手法加工芋儿，配以传统酢海椒蒸制成，芋儿外酥内软、回味绵甜。

原料

芋儿 400 克，酢海椒、香油、色拉油、精盐、味精、白糖、葱花等各适量。

制作

1. 将芋儿削去粗皮，洗净切成条，用色拉油炸一下。

2. 将炸好的芋儿与酢海椒拌在一起入味，再上笼蒸肥后取出，撒上葱花即可。

要点

调味要准，不可偏咸偏淡；芋儿一定要蒸糯，否则有麻味，口感不美。

炒红薯丝

红薯多用来做小吃或煮食，此菜却以其为主料加工成丝炒制成菜。成菜咸鲜香甜，脆嫩爽口，田园风味浓厚，绿色自然清新。

原料

红薯 500 克，精盐、味精、香油、葱花、色拉油各适量。

制作

1. 红薯洗净，去皮，切成丝。

2. 炒锅上火，注入色拉油，放红薯丝翻炒断生，放精盐、味精翻炒至熟，滴入香油，放葱花，颠匀即可装盘。

要点

此菜烹制时间、火候要控制适度，翻炒至熟即可起锅，以免失去应有的口感。

金钱红薯球

成菜造型美观，色彩艳丽，口感软糯，香甜适口。

原料

苹果 250 克，红薯 500 克，山楂糕 50 克，鸡蛋黄 2 个，白糖 200 克，干面粉 50 克，红樱桃 12 个，植物油 750 克（实耗 40 克）。

制作

1. 将苹果去皮，横切成 12 个合页片，挖去中间的核；山楂糕切成薄片，夹入苹果片内制成"金钱"形；红薯去皮，削成直径 2 厘米的圆球；鸡蛋黄、面粉加水调成糊。

2. 炒锅置中火上，加入植物油，烧至五成热时将挂上蛋黄糊的金钱放入油中，炸至金黄色时捞出控油，撒上白糖轻轻压平，待油温升至六成热时，放入红薯球炸成金黄色，捞出控净油。

3. 炒锅内留少许植物油，烧热后放入白糖，用小火炒至糖液呈金黄色时，放入红薯球翻匀，盛入盘子中间，四周摆放上苹果，苹果中间点缀上樱桃即可。

要点

选用的苹果宜小，所制金钱大小要一致；炸薯球用中火，使之达到外表金黄、内熟烂的效果。

蜜汁紫薇珠

红薯在饮食行业有紫薇的雅名。川菜以红薯制肴入馔的不少，除家居便菜外，还经常以精美的面孔在筵席上出现。此菜便是粗菜精作的典范。成菜质地糯软，香甜不腻，红薯珠大小均匀，配色美观大方。

原料

红心红薯 2 根，糯米 200 克，菠萝、白糖、蜜桂花、化猪油各适量。

制作

1. 将糯米洗净，入沸水锅中煮熟，沥起纳盆，加白糖、化猪油、蜜桂花拌匀。红薯削去皮，用小勺挖成直径 2 厘米的圆珠。菠萝去皮，切成片，均待用。

2. 将红薯珠整齐地铺于碗底，拌好的糯米放于红薯珠上，上笼用大火蒸 30 分钟取出，翻扣于盘，挂上糖汁，围上边，稍加点缀上即可。

要点

红薯珠入笼后不宜蒸得太久，否则影响成形；碗底需抹化猪油，以避免粘碗底，这样翻扣入盘时才方便。

蜜汁糯米藕

本菜以藕为主料，辅以滋补药材制成，甜糯润滑清香，风味别具。

原料

鲜藕 10 节，糯米、苡仁、百合、白莲子、芡实、白糖各适量。

制作

1. 取粗壮鲜藕 10 节削去一头，刮去外皮。糯米氽透心，沥水漂凉。苡仁、百合、白莲子、芡实用温水泡发好，均备用。

2. 将以上各物加白糖拌匀，装入藕孔内压紧，放入锅内煮熟后漂凉，切成 0.5 厘米厚的圆片。

3. 将网油铺入碗内，装入藕片，然后把剩下的糯米垫底，上笼蒸耙取出，翻扣于盘中，揭去网油，挂上糖汁即可。

要点

煮藕不能用铁锅，否则藕会变黑；蒸制时须用大火一同蒸好，否则糯米会上水，造成形态松散。

炝炒藕丁

鲜藕入口清脆酥爽，唇齿留香。本菜以鲜藕为主料，辅以干辣椒节、花椒，不仅保留了鲜藕的本色，而且清新爽口，味咸鲜辣香，堪称家常素菜之上品。

原料

鲜藕 400 克，花椒、干辣椒、精盐、味精、鲜汤、色拉油各适量。

制作

1. 将莲藕洗净去皮，切成丁状，入沸水锅中氽一下后待用。

2. 锅上明火，注色拉油烧热，下干辣椒节炒至棕红，下花椒炒香，倒入藕丁，烹入鲜汤，放入精盐、味精簸匀，起锅即成。

要点

炒干辣椒和花椒时火力宜小，防止出现辣椒黑焖变苦的现象。

豆沙藕丸

本菜色泽金黄、酥糯可口、风味独特，家宴有此点心，定会使嘉宾赞不绝口。

原料

鲜藕 250 克，豆沙 100 克，糯米粉 100 克，白糖 15 克，芝麻 10 克，植物油 500 克。

制作

1. 将鲜藕去皮、洗净、剁成蓉，加白糖拌匀，芝麻炒熟备用。

2. 将糯米粉用温水和成粉团，和藕蓉搓拌，制成藕蓉粉团。

3. 将藕蓉粉团揪成面剂，擀成圆皮，包上豆沙，团成丸子形，外面滚上芝麻，做成豆沙藕丸生坯。

4. 锅中放植物油，烧至五成热时将生藕丸逐个放入，用文火慢炸，直至外表金黄色，捞出装盘即成。

要点

和糯米粉时，水温不宜过高。

粉蒸排骨藕

本菜采用排骨、米粉、鲜藕共同配菜，是荤素兼备、主副食兼顾的食品，具有荤而不腻、软嫩鲜香的特点，且有滋养强壮、健脾开胃之功。

原料

猪排骨 1000 克，鲜藕 500 克，米粉 500 克，料酒 15 克，盐适量，白糖 10 克，葱叶 15 克，姜片 8 克，酱油 15 克。

制作

1. 将猪排骨洗去血水，沥干，切成长 5 厘米、宽 3 厘米的小块，用酱油、料酒、白糖、葱、姜和少许米粉拌匀，腌渍 1 小时左右。

2. 洗净藕段，刮去老皮，竖剖为二，再横切成片，与排骨大小相似，用盐腌渍半小时。

3. 将排骨、藕片置容器内，倒入米粉拌匀，排骨、藕片都裹上一层米粉，然后将排骨、藕片交错，分层码在大碗内，剩余的米粉亦全部拌入，上屉蒸 1.5 小时即成。

要点

腌渍猪排骨时，需常翻动，以确保入味。

鲜藕素排骨

本菜以鲜藕为主，加入面粉、青椒、木耳，用挂糊法制作。本菜不仅能很好地保存原料的营养，而且色泽美观，酸甜脆嫩。本菜含热量较

134

多，适宜早中餐食用。

原料

嫩藕 400 克，面粉 100 克，青椒 10 克，水发木耳 40 克，白糖 40克，酱油 10 克，醋 10 克，水淀粉 10 克，鲜汤 50 克，植物油 1000 克，味精、盐、发酵粉各适量。

制作

1. 将嫩藕洗净，去皮，切成菱形条状，加入盐拌匀，待藕出汤后滗去水分。

2. 将木耳和青椒洗净切成丁。面粉加入盐、味精、发酵粉，用清水调成面糊。

3. 炒锅洗净置火上，倒入植物油烧至八成热，将藕片裹上面糊，然后逐块下入油中炸。炸至呈金黄色时捞出，控干油待用。

4. 炒锅留油，下入青椒丁煸炒后，下入木耳、酱油、白糖、鲜汤，烧沸后加入醋，用水淀粉勾芡，淋入熟油，再将炸好的藕块下入锅内，翻拌均匀，起锅即可装盘。

要点

炸好的藕块不宜在锅内煮时间过长，否则口感不脆嫩。

炸藕盒

成菜色泽金黄，外酥里嫩，鲜香味美。

原料

藕 400 克，猪肉泥 150 克，水发海米 25 克，水发木耳 25 克，葱末5 克，姜末 3 克，盐 2 克，味精 1 克，酱油 30 克，料酒 5 克，干面粉100 克，鸡蛋 2 个，水淀粉 100 克，植物油 750 克（实耗 50 克）。

制作

1. 将藕洗净，刮去外皮，顶刀切成 0.4 厘米厚、两刀一断的合页片；木耳、海米剁成末；将肉泥放入碗中，加入木耳末、海米末、酱油、盐、味精、料酒、葱姜末、水淀粉搅匀成馅；用水淀粉、面粉、鸡蛋液调匀成全蛋糊，将合页形的藕片中逐一夹入肉馅，外层挂满全蛋糊。

2. 炒锅置旺火上，加入植物油，烧至六成热时放入挂糊的藕盒，炸至呈淡黄色时捞出，至油温升至七成热时再放入藕盒复炸，至金黄色捞出，控净油后装盘即可。

要点

藕盒馅心不宜过多，以免藕片断裂；掌握好油温，油温太高易炸煳。

果实类菜谱

青椒炒鸡蛋

青椒色泽翠绿，鸡蛋嫩黄，共同炒制成菜，色彩搭配美观，鸡蛋口感嫩软，青椒清脆适口，咸鲜微辣，开胃，增进食欲，佐饭效果尤佳。

原料

净青椒150克，鸡蛋3个，葱末15克，盐4克，植物油40克。

制作

1. 将青椒去蒂和籽，洗净后切成丝；鸡蛋磕入碗中，加少许盐打散搅匀备用。

2. 炒锅置旺火上，加入20克植物油，烧至五成热时将蛋液倒入锅中炒熟盛出。在锅内倒入剩余的植物油，烧热后放入葱末炝锅，随后放入青椒丝，加入盐翻炒几下，见青椒丝呈翠绿色时，放入炒好的鸡蛋翻炒均匀，出锅装盘即可。

要点

炒鸡蛋前要将锅烧热，防止鸡蛋煳锅；青椒采用旺火速炒的方法，以便保持色泽和口感。

醋熘青椒

本菜品以青椒为主料，经醋熘而成。成菜颜色素雅，咸鲜酸辣，陈醋香味浓郁，有开胃健脾的功效，深受民众喜爱。

原料

青椒400克，陈醋、精盐、酱油、味精、白糖、鲜汤、香油、色拉油各适量。

制作

1. 青椒洗净，入五成热油将其皮炸成褐色捞出挖心。

2. 锅复上火，注入色拉油烧热，下青椒炸成虎皮色，加酱油，掺鲜汤，调入白糖、精盐、味精以中火烧透，至汁水将干，烹入醋，淋入香油即可。

要点

青椒过油时油温不能偏低，否则青椒上不了色；醋最好在菜肴快出锅时烹入，否则没有醋香味。

鱼香茄子

此菜采用川菜鱼香味烹制法，成菜色泽红亮，咸甜酸辣香各味均衡，葱姜蒜味浓郁，软糯适口，佐饭效果尤佳。

原料

茄子 400 克，猪肉末 50 克，豆瓣辣酱 15 克，泡红椒 3 根，葱末 10 克，蒜末 15 克，姜末 10 克，盐 1 克，味精 1 克，醋 20 克，酱油 15 克，水淀粉 10 克，白糖 15 克，植物油 500 克（实耗 40 克）。

制作

1. 将茄子洗净切成块，豆瓣辣酱与泡红椒分别剁碎。

2. 炒锅置旺火上，加入植物油，烧至七成热时放入茄子炸至回软，捞出控油备用。

3. 炒锅再置火上，加少量油，放入猪肉末炒散至熟，加入剁细的豆瓣辣酱和泡红椒，用小火炒出香味。至油红时，加入葱姜蒜末炒出香味，再放入茄子、盐、白糖、醋、酱油和 100 克清水。用中火加热至原料入味时加入味精，然后用水淀粉勾芡拌匀，盛入盘中即可。

要点

炒豆瓣辣酱用小火；烧茄子时加水量要根据火力掌握，成菜汤汁不要太多。

烧茄子

此菜红亮油润，汁浓味美，具延年益寿之功。

原料

茄子 500 克，植物油 500 克，酱油 25 克，淀粉 10 克，葱、姜末各 5 克，蒜片 5 克，味精、盐各适量。

制作

1. 将茄子去皮、洗净，切成 3 厘米厚的块，每块的一面每隔半厘米剖上深半厘米的刀纹，剖满为止，再切成 3 厘米宽的条，斜刀片成 1 厘米厚的抹刀片，放在室外晾晒 1 小时待用。

2. 将酱油、味精、盐、葱、姜末、淀粉、清水 100 克兑成芡汁。

3. 净炒锅置于旺火上，放入植物油，烧至七八成热时放入茄子片干炸，炸至面皮焦时捞出，控净油。

4. 锅内油倒出，留少许底油，再回火上烧热，放入蒜片煎黄，待出香味，倒入芡汁和茄片同烧，搅拌均匀，芡汁浓稠即成。

要点

炸茄子时要勤用手勺翻动，以求各面焦嫩程度一致。

丝瓜焖腊肉

此菜选用色彩翠绿、鲜嫩可口的丝瓜，配以色红光亮、腊香浓郁的腊肉，成菜色美味佳，鲜咸入味。

原料

丝瓜 200 克，腊肉 150 克，葱末 5 克，姜末 3 克，甜面酱 10 克，盐 2 克，味精 1 克，酱油 5 克，料酒 5 克，白糖 3 克，植物油 30 克。

制作

1. 将丝瓜刮去外皮，削去两头，洗净后切成小滚料块；腊肉洗净，切成 1 厘米见方的丁。

2. 炒锅置旺火上，加入植物油，烧至六成热时放入葱姜末炝锅，再放入腊肉丁炒出香味，烹入料酒，加入甜面酱煸炒均匀，再加入丝瓜及少许水烧沸。待瓜将熟时放入盐、酱油、白糖、味精翻炒均匀，焖烧片刻装盘即可。

要点

丝瓜不要下锅太早，焖制时间不宜太长，以免丝瓜块变黄变软，影响口味。

炝炒丝瓜片

丝瓜作为家常蔬菜，无论是炒食还是做汤，都味道纯正、细嫩鲜滑，很受人们的青睐。

原料

鲜丝瓜400克，干辣椒节、花椒、精盐、味精、色拉油各适量。

制作

1. 将丝瓜去皮洗净，切成长5厘米、宽2厘米的长方片。

2. 锅上明火，注入色拉油，至五成热时，下干辣椒节、花椒煸香，至棕红色时，下丝瓜片，快速翻炒至快断生时，调入精盐、味精，簸匀即可装盘。

要点

此菜应急火短炒，快速成菜，以免色差、口感不细嫩鲜滑。

清汤冬瓜燕

成菜冬瓜呈半透明状，形如燕窝，汤清明澈如水，食之味醇鲜香，嫩滑适口。

原料

冬瓜300克，葱丝5克，姜丝3克，盐5克，味精1克，料酒5克，胡椒粉1克，面粉50克，清汤10手勺，芝麻油3克。

制作

1. 将冬瓜削皮去瓤，平片成大薄片，再顺切成丝。切时留一端相连，形如木梳，然后将切好的冬瓜均匀地挂上一层面粉，平推入盘中。

2. 炒锅置旺火上，加入清水烧沸，将冬瓜逐片放入锅内烫透，捞出放汤碗中。汤碗内加入少量热清汤，使冬瓜浸泡入味，然后捞出控汤。将余下的清汤放入炒锅内烧沸，加入盐、味精料酒、葱姜丝、胡椒粉、芝麻油调好口味，捞出葱姜丝不用，将汤倒入盛冬瓜的汤碗中即可。

要点

冬瓜入水中烫制时间要短；冬瓜要在热汤中入味，不可入锅煮，防止煮烂；胡椒粉用量要少。

三鲜炖冬瓜

此菜色香味美，营养丰富。

原料

冬瓜 200 克，熟火腿瘦肉（也可用熟方腿）、水发香菇（也可用海带）各 75 克，鸡蛋 2 个，黄酒 10 克，汤王 15 克，精盐、味精各 3 克，麻油少许。

制作

1. 鸡蛋中加少许精盐、味精，搅散。将锅烧温热，用肥膘擦一遍锅底，把蛋液倒入，晃动锅使其均匀摊开，烘成蛋皮，随后切成 4.5 厘米宽、7.5 厘米长的长方片。

2. 将冬瓜切成 4.5 厘米宽、9 厘米长、厚约 0.3 厘米的大薄片，用沸水烫软后即浸凉水激凉。香菇去蒂切成薄片，火腿也切成类似冬瓜的薄片。然后一层冬瓜、一片香菇、一片蛋皮、一片火腿相叠，并卷起来（冬瓜在最外层）用牙签插住，排在扣碗中，加精盐、黄酒、汤王，并加水浸没，上笼蒸 15 分钟。

3. 食用时，扣在大汤碗中加满鲜汤和适量味精，淋上麻油即可。

要点

刀工要精细，只有切得薄才能卷得拢；要用好汤助鲜。

白油冬瓜

此菜以冬瓜为主料烩制而成，瓜色白净，吃起来鲜嫩爽口，制作简易，是人人喜爱的大众菜肴。

原料

冬瓜 500 克，水豆粉、鲜汤、精盐、味精、姜片、葱节、鸡油各适量。

制作

1. 将冬瓜去皮、去瓤，改成长 5 厘米、宽 3 厘米的片，入沸水锅中余一下，捞起待用。

2. 锅置旺火上，下鸡油烧热，炒香姜、葱，掺入鲜汤，沸后打捞出姜、葱，下入冬瓜片煮熟，放入精盐、味精，勾入水豆粉起锅即成。

要点

冬瓜选料要好，锅要洗净，注意火候的大小，勾入水豆粉要适量。

油吃瓜皮

此菜色泽美观，脆嫩爽口，甜酸微辣。

原料

嫩黄瓜 750 克，干辣椒 12.5 克，鲜姜 5 克，罐头冬笋 25 克，水发香菇 12.5 克，胡萝卜 75 克，香油 25 克，白糖 100 克，醋精 12.5 克，精盐 5 克。

制作

1. 将黄瓜洗净，切成 6.6 厘米长的段，放案上用滚刀法片成 0.5 厘米厚的整片，切成 1.5 厘米宽的骨牌片。将瓜皮放盆内，撒入 3.5 克精盐，拌匀腌 40 分钟，放清水中漂洗再攥去汤备用。

2. 将干辣椒去蒂和籽，用温水泡软，斜刀切成细丝；鲜姜、胡萝卜去皮，洗净，均切成丝；冬笋削去筋皮，与香菇均切成丝。

3. 将炒锅置于火上，放入香油烧热，下入干辣椒丝煸出香味，放入姜丝和胡萝卜丝煸透，加入笋丝、香菇丝稍煸，再加入 75 克沸水、1.5 克精盐、白糖，烧开。熬 4～5 分钟，待糖汁熬至发黏时，将锅离火凉凉，然后对入醋精调匀，制成"油吃"汁。

4. 将瓜皮放入盆内，浇上"油吃"汁，浸泡 24 个小时即成。

要点

黄瓜皮先用盐稍腌，再攥去汤。用盐不可过多，腌的时间不宜过长，以免出汤较多，使瓜皮失去脆嫩性质。

西瓜鸡汤

翠绿美观，汤清鲜香，异常别致。

原料

光嫩母鸡 1 只（1500 克），西瓜 1 个（约重 4000 克），花雕酒 l00 克，整葱结 1 只，生姜 1 小块，精盐 3 克，味精 4 克，生菜油 25 克。

制作

1. 光鸡洗净，用刀剔去鸡膻 2 粒，沿脊背顺长（白尾至肩骨）剖开，切去鸡冠，斩去鸡尖嘴，挖去内脏、血块，洗净。

2. 将全鸡放入开水锅（约两中碗清水），烧开后转小火约煮 5 分钟。煮时用铁勺（或筷子）把鸡翻个身，使鸡完全变色，将鸡取出，再用温热水洗净血沫，然后将鸡颈弯盘在脊背剖开的中间，翼尖弯盘在脊背处，鸡胸朝上放在砂锅里。将水用不锈钢细网筛（60 目）过滤后入砂锅鸡里，放上葱结、姜块（去皮洗净拍松）、黄酒，加盖烧开，转微火炖 3 小时，揭盖取出葱姜，加盐、味精烧滚待用。

3. 将西瓜的瓜顶（直径 11～13 厘米）切下作盖，挖去西瓜的瓤（不要挖得太多，挖尽瓜子即可，可保留红瓤），并在西瓜的瓜顶和四周的绿皮上，用小刀雕上各种图案、花卉、动物等，放入开水锅里烫一烫捞出，表面抹上油，放在大汤碗上（不使瓜摇动）。把炖好的鸡捞入，盛入网筛过滤的鸡汤，盖上瓜盖即可上席。

要点

选择西瓜时，以个儿大、形状圆整饱满、瓜皮花纹清晰、色翠绿有光泽、皮薄为佳。

清炒南瓜丝

本菜用嫩南瓜做原料。成菜碧绿清香，咸鲜爽口，是深受人们喜爱的家常菜肴。

原料

嫩南瓜 400 克，精盐、味精、香油、小葱粒、色拉油各适量。

制作

1. 将南瓜洗净，切丝。

2. 净锅置火上，注入色拉油烧热，放南瓜丝颠炒，调入精盐、味精，放小葱粒，滴入香油炒匀即可出锅。

要点

南瓜要鲜嫩，且火候不能太大；小葱粒应在将出锅时放入，以免口感不滑爽。

南瓜鲜带

鲜带色泽雪白，质地软。嫩南瓜是时令鲜蔬，将其与鲜带同烹，独具乡土风味。本菜是夏季食用的美味佳肴。

原料

鲜带 200 克，嫩南瓜 200 克，精盐、味精、高汤、水豆粉等各适量。

制作

1. 将鲜带洗净，浸味、裹芡，制熟待用。南瓜去瓤，切成菱形，氽水，用高汤制熟待用。

2. 将鲜带装盘中，南瓜块摆成花形，用原汁勾芡收汁，淋入菜上即可。

要点

鲜带裹芡时，一定要现裹现用，以免脱粉，影响质地和口感；南瓜氽水时，要保持原料本色，以免发黄。

干煸苦瓜

酸、辣、苦、咸、甜，人生五味。苦瓜虽味苦，但苦中有清香，苦得有滋味。如同有人嗜食辣椒一样，他人看是自找苦吃，实则是一种享受。干煸苦瓜成菜咸鲜适口，既有苦瓜之清苦，又有芽菜之浓香，食之自会从苦中寻出乐滋味。

原料

苦瓜 400 克，芽菜米、料酒、姜蒜米、精盐、味精、葱花、香油、色拉油各适量。

制作

1. 将苦瓜去内瓤，切成 7 厘米长的条，待用。

2. 锅上火，注色拉油至五成热时，下苦瓜至皮紧时捞起，滗去余油。锅留底油烧热，下芽菜米、姜蒜米炒香，下料酒，炒出香味后，下苦瓜煸干水分，调入精盐、味精、香油，撒入葱花簸匀，起锅装盘即可。

要点

选料要新鲜；苦瓜、芽菜下锅后，要掌握好火候，温度不宜过高，以免色泽、口感差。

干煸四季豆

本菜将四季豆配以肉末、芽菜，运用干煸之法烹调。咸菜盐厚味浓，脆嫩干香，回味悠长，深受大众喜爱。

原料

四季豆 400 克，肉末 50 克，芽菜末 50 克，葱花、姜、蒜末、精盐、味精、料酒、色拉油各适量。

制作

1. 将四季豆洗净，入油锅中炸熟。

2. 锅上明火，注入色拉油烧热，下芽菜、肉末炒香，放姜、蒜，投入四季豆，调入精盐、味精，烹入料酒，煸干水分，放入葱花簸匀，起锅即成。

要点

四季豆过油时油温不能过高，以免过分脱水使其质地干绵。另外，在烹调此菜时必须使四季豆熟透，否则容易引起吐泻等肠胃不适症状。

西红柿鸡蛋汤

成菜色泽鲜艳，咸鲜略酸，是适宜佐饭的汤菜。

原料

西红柿 200 克，鸡蛋 2 个，青菜心 20 克，水发木耳 20 克，葱丝 5 克，姜丝 3 克，盐 5 克，味精 2 克，水淀粉 15 克，芝麻油 3 克，植物油 20 克。

制作

1. 将西红柿去蒂洗净，切成小块；鸡蛋磕入碗中，用筷子搅散；青菜心洗净切成 3 厘米长的段；木耳择洗净撕成小朵。

2. 炒锅置旺火上，加入植物油，烧至六成热时放入葱姜丝炝锅，炒出香味后加入西红柿、青菜心、木耳煸炒片刻，然后加入 5 手勺沸水、盐、味精烧沸。撇去浮沫，用水淀粉勾稀芡，泼入鸡蛋液，用手勺略搅，使蛋花漂于汤面，淋入芝麻油，盛入汤碗内即可。

要点

西红柿煸炒时间不宜过长，煸炒后要加沸水；用水淀粉勾芡不可浓稠；鸡蛋液泼入锅中时要迅速，使蛋花薄而漂。

番茄猪肝汤

汤清香美观，肝片鲜嫩，让人食欲大增。

原料

番茄 150 克，猪肝 200 克，精盐、味精、绍酒、姜、猪油、白糖、胡椒粉、老汤各适量。

制作

1. 将猪肝切片，加入绍酒、姜末、精盐腌制。番茄洗净，在开水中烫一下，捞出去皮，切块，加白糖腌制。

2. 锅内放油，煸炒番茄，添加老汤，煮开，放入猪肝，再煮开。猪肝煮熟后起锅，撒上胡椒粉、味精即可。

要点

刀切猪肝片，要求薄厚均匀，并且用猛火煮滚汤，氽入猪肝片，以使肝片软嫩。

红枣煨肘汤

此菜属四川家常风味，汤浓香甜，肘烂利口，营养丰富。

原料

猪肘 1 只（重约 1000 克），冰糖 300 克，红枣 150 克，姜 10 克，糖色适量，精盐 3 克，葱 20 克，鲜汤 1000 克，鸡骨 500 克。

制作

1. 姜拍破，葱切末，红枣去核洗干净；冰糖砸碎，炒糖色。

2. 夹净猪肘上的残毛，放在火上烧至皮起小泡略带黑色时泡入热水中，使肉皮回软后刮洗至肘皮发白，用刀从肘子中间顺骨头划破，放入沸水锅内煮断生。

3. 把鸡骨放入铝锅垫底，放肘子加鲜汤、糖色、精盐、姜、葱，用旺火烧沸，转用小火煨熟，拣去姜葱，放入冰糖、红枣，继续煨至肘子肥糯汁浓，起锅装入大圆盘内（皮向上），浇上原汤汁即成。

要点

红枣用量不宜多；小火长时间煨炖时应注意菜肴的色泽变化，汤汁颜色不宜太深；肘子既要肥糯，又要形体完整。

炸香蕉

此菜是高中档筵席的一款甜菜，成菜美观大方，外酥肉嫩，甜润可口。

原料

香蕉500克，蛋清豆粉、面包屑、炼乳、色拉油各适量。

制作

1. 剥去香蕉外皮，将香蕉切成棱形刀块，入蛋清豆粉中拌匀，再均匀地沾上面包屑。

2. 将香蕉投入热油锅中炸至熟透，且呈金黄色时起锅，装盘即可。

要点

炸制时，宜轻轻翻动香蕉使其受热均匀；宜用高油温炸制。

八宝瓤梨

本菜采用四川苍溪雪梨制成，具有梨形完整、甜而不腻的特点。

原料

雪梨5个，糯米、百合、莲米、苡仁、蜜樱桃、瓜元、核桃、蜜枣、蜜橘、白糖、化猪油各适量。

制作

1. 雪梨削皮后，在梨把顶端1.5厘米处切下，于剖口处挖去核及部分内瓤，入0.5%的明矾水中漂5分钟后捞出，用清水冲洗干净。

2. 百合、莲米、苡仁等用水发透，蜜樱桃、瓜元、核桃、蜜枣、蜜橘均切小粒，糯米煮至断生。将以上用料共纳一碗加白糖、化猪油拌匀，瓤入梨内，盖上梨把。逐一制完后放于盘中，上笼蒸透，取出挂上糖汁即可。

要点

糯米煮断生方可沥起，否则会夹生；糖汁要浓稠，以能挂于梨上为宜。

蜜汁三果

成菜色鲜艳，汁红亮，香甜软糯，原料各味相融，略带桂花香味。

原料

山楂、栗子、水发莲子各 200 克，桂花酱 5 克，蜂蜜 50 克，白糖 150 克，芝麻油 3 克，植物油 30 克。

制作

1. 将山楂放入沸水中略煮烫去外皮，用圆筷子捅去山楂核；在栗子顶部用刀切十字小口，刀纹深度为栗子的 1/4，然后放入沸水中略煮，捞出后剥去外皮。

2. 将栗子、莲子放入大盆中，加清水后上笼蒸 20 分钟，滗去水备用。

3. 炒锅置中火上，加入少许植物油，烧至三成热时放入少许白糖，用小火炒至糖汁呈深红色时，加入 100 克水、山楂、栗子、莲子，用小火收焯至汁水为原料的 1/3 时，再加入蜂蜜、桂花酱，收爆至汁浓稠时，淋入芝麻油搅匀，盛入汤盘中即可。

要点

蒸栗子、莲子时不要加糖，否则不易蒸酥糯；用小火收爆汤汁。

荔枝桂圆汤

此菜桂圆软嫩，荔枝柔滑，味清香甜爽，具有补中益气、养血滋阴的功效，是上等保健汤菜。

原料

鲜荔枝 10 个（约 300 克），干桂圆肉 150 克，炼乳 50 克，冰糖 100 克（白糖亦可），青红丝 5 克。

制作

1. 将鲜荔枝去外壳和核，果肉切成 1 厘米见方的丁，浸泡在冰糖水中备用；干桂圆肉漂洗干净后放入碗中，加入清水、冰糖和炼乳，入笼蒸透取出。

2. 炒锅置旺火上，加入 500 克水和冰糖熬化，放入蒸好的桂圆肉和蒸制原汁，烧沸后撇净浮沫，起锅盛入汤碗中，撒上鲜荔枝丁和青红丝即可。

要点

选料要精细；桂圆肉要长时间蒸至入味；荔枝切后用糖水浸泡，以防变色。

八宝甜羹

成菜色彩美观大方，原料质地软糯，香甜味佳。

原料

桂圆肉、水发莲子、红豆、红枣、绿豆、葡萄干、花生仁各50克，糯米100克，米酒10克，白糖20克。

制作

1. 将莲子、红豆、绿豆、花生仁入沸水中煮熟捞出；红枣从中间切一刀，入沸水中略煮，剥去外皮，除去核备用。

2. 炒锅置中火上，加入1000克水、糯米熬成稀粥，再依次加入莲子、红豆、绿豆、花生仁、桂圆肉、葡萄干、白糖和米酒，煮至入味，起锅盛入汤盆中即可。

要点

莲子等原料要先煮熟；糯米和水的比例要掌握好，使汤汁略黏稠为好；熬制时间宜长不宜短，所选原料可视情况调整。

莲子绿豆汤

此菜以白色莲子配绿色绿豆，色彩美观，甘甜醇美，酥烂绵软，并有绿豆的清香，是夏令防暑佳品。

原料

水发莲子100克，绿豆50克，青红丝10克，冰糖（或白糖）200克。

制作

1. 将水发莲子洗净，放入汤碗中，加入水后入笼蒸40分钟取出；绿豆洗净备用。

2. 炒锅置旺火上，加入750克水和绿豆，烧沸后改用小火炖至绿豆绵软酥烂，然后加入蒸好的莲子及蒸莲子的汤汁，再加入冰糖，用小火略炖，起锅盛入汤碗内，撒上青红丝即可。

要点

蒸莲子时火候要掌握好，既要将莲子蒸透，又要防止碎烂。通常为40分钟。

肉类菜谱

水晶肴蹄

成菜肉色鲜红，香酥适口，皮白晶莹，卤冻透明，故有水晶之称。

原料

猪蹄20只，盐2000克，硝水200克，料酒50克，葱、姜各100克，花椒15克，八角15克，明矾3克。

制作

1. 将猪蹄洗净，用刀平剖开，剔去骨，皮朝下平放于案板上，分别用铁针在瘦肉上戳几个小孔，洒上硝水，再用盐揉匀擦透，平放于瓷盆中腌渍（盐量随季节变化而不同，夏季每只用120克，腌6~8小时；冬季每只用90克，腌3天；春秋每只用110克，腌2天），腌好后用凉水泡2~5小时，用刀刮洗皮上污物，再用温水漂洗干净。

2. 将葱姜、花椒、八角装入纱布包内扎紧备用。

3. 大汤锅置旺火上，加入清水、盐、明矾、猪蹄，烧沸后撇净浮沫，加入香料包、料酒，压上一大盘子，使猪蹄没入汤中，改微火煮2小时，将猪蹄翻身，再用小火煮至肉烂出锅。

4. 取一大而深的平托盘，将猪蹄整齐地平放盘中，将煮猪蹄的原汤撇净油倒入，再压上一大平托盘，入冰箱中冷却成冻即为水晶肴蹄。食用时切成大小一致的片装盘，配香醋、姜丝蘸食。

要点

选用小于750克的白皮猪蹄，以前蹄为好；用小火焖煮，勿用急火。

京酱肉丝

成菜色泽枣红，酱味浓郁，口味咸香。

原料

猪瘦肉 300 克，葱丝 200 克，甜面酱 50 克，鸡蛋清 1 个，姜块 5 克，盐 2 克，味精 1 克，白糖 5 克，料酒 10 克，水淀粉 15 克，植物油 500 克（实耗 50 克）。

制作

1. 将猪瘦肉切成 5 厘米长的细丝，放入碗内，加入少量料酒、盐、鸡蛋清和水淀粉抓匀上浆；葱白斜切成 6 厘米长的细丝，整齐地平放在盘中；姜块略拍，与少量葱丝同放一碗内，加水同泡成葱姜汁。

2. 炒锅置旺火上，加入植物油，烧至五成热时放入上浆后的肉丝用筷子迅速划散，至八成熟时捞出控油。炒锅内留少许油，烧热时加入甜面酱炒散，随即放入葱姜汁、料酒、白糖、味精不停地翻炒，待白糖全部溶化、酱汁开始变黏时，将肉丝放入翻炒数次，使甜面酱均匀地包裹在肉丝上，盛入盛有葱丝的盘中即可。

要点

烹制时要将肉丝粘匀酱汁，如酱汁较浓不易挂匀时，可在锅内略加一些水和芝麻油；食用时可配 10 厘米见方的豆腐皮，以包裹肉丝和葱丝食用。

爆炒肉片

此菜的肉片经爆炒后色泽红亮，质嫩滑爽，咸酸适口，香味浓郁诱人。

原料

猪瘦肉 300 克，冬笋（或嫩藕）、木耳、青蒜苗各 25 克，盐 2 克，味精 1 克，料酒 10 克，酱油 15 克，醋 25 克，葱姜蒜末 15 克，鸡蛋清 1 个，水淀粉 40 克，植物油 500 克（实耗 40 克）。

制作

1. 将猪肉洗净后切成薄片，放入小碗内，加入盐、味精、鸡蛋清、水淀粉搅匀上浆；冬笋切成长方片；水发木耳撕成小朵；青蒜苗切成段。

2. 取一碗，加入水、料酒、盐、味精、酱油、醋、水淀粉对成味汁。

3. 炒锅置旺火上，加入植物油，烧至四成热时放入肉片，用筷子拨散，至熟后捞出。锅内留少许油，用葱姜蒜末炝锅，放入冬笋、木耳、青蒜苗略炒，然后放入肉片，倒入对好的味汁颠翻均匀即可。

要点

肉片要切薄，入油中加热时间不宜长；倒入味汁后应迅速翻匀出锅。

水煮肉片

肉味香辣，软嫩，易嚼，是喜好麻辣的人皆宜食用的佳肴。

原料

猪里脊肉 150 克，鸡蛋 1 个取清，胡椒粉适量，豆瓣辣 10 克，姜适量，葱白 10 克，干辣椒适量，花椒粉适量，酱油 10 克，料酒、味精、盐各适量，淀粉 10 克，肉汤 250 克，植物油 50 克，白菜嫩叶 50 克。

制作

1. 将猪里脊肉切片，鸡蛋清和淀粉、盐、味精、料酒调匀成糊，涂抹在肉片上，白菜叶、姜洗净切片，葱白切段。

2. 将 35 克植物油入锅，烧热，倒入花椒、干辣椒慢火炸，待辣椒呈金黄色捞出。然后，将辣椒、花椒切成细末。用锅中油爆炒豆瓣辣酱，然后将白菜嫩叶、葱白、姜、肉汤、酱油、胡椒粉、料酒、味精等调料放入，略搅几下，使之调匀，随即放入肉片，再炖几分钟，肉片熟后，将肉片盛起，将剁碎的干辣椒、花椒末撒上。

3. 将剩余的植物油烧开，淋在肉片上，让热油把干辣椒、花椒粉、肉片再炸一下。

要点

只有控制好油温，才能麻辣鲜香。

四喜丸子

四个丸子相当于福、禄、寿、禧四件喜事，常作为喜寿筵席的压桌菜。丸子色泽红润，鲜香软嫩，入口即散。

原料

肥猪肉 100 克，瘦猪肉 400 克，料酒 10 克，水发冬菇 25 克，冬笋 25 克，清汤 100 克，鸡蛋 1 个，水淀粉 75 克，葱末 25 克，姜末 25 克，植物油 1000 克（实耗 75 克），酱油 50 克，花椒、大料、味精各适量。

制作

1. 把肥猪肉切成半厘米见方的小丁，瘦猪肉剁成细蓉，一同放入碗里，磕入鸡蛋，加入葱末、姜末、水淀粉 50 克、酱油 25 克、料酒 5 克拌匀，做成 4 个大小一样的丸子生坯。

2. 将水发冬菇、冬笋切片备用。

3. 炒锅加植物油，中火烧至六成热，放入肉丸，炸至金黄色捞出，放碗里，加花椒、大料、酱油 25 克、清汤、料酒 5 克，上笼旺火蒸 30 分钟。取出肉丸，摆在大盘里，挑出花椒、大料弃之，滗出原汤放在炒锅里。

4. 将放有原汤的炒锅加冬笋片、冬菇片，旺火烧开，用水淀粉勾芡，放味精、葱搅匀，最后将汤汁淋在丸子上即可。

要点

四喜丸子是传统的筵席菜，由于本菜含动物脂肪较多，不适宜家庭常吃。在筵席中，体胖者、中老年人也不宜多吃，以免热量过剩、增加血液黏稠度。

红烧肉

此菜由煸炒出油的猪肉与适量土豆红烧而成，色泽红亮，咸香味浓，肥而不腻，配米饭食用口味极佳。

原料

猪五花肉 500 克，土豆 200 克，葱 10 克，姜 10 克，盐 4 克，味精 1 克，料酒 10 克，酱油 20 克，醋 2 克，白糖 25 克，八角 1 克，丁香 0.5 克，植物油 30 克。

制作

1. 猪肉洗净后切成 2.5 厘米见方的块，土豆切成滚刀块。

2. 炒锅置小火上，加入植物油和白糖，炒至呈深红色时加入 200 克沸水冲开，制成糖色备用。

3. 炒锅刷净置火上，加入少许油，烧至五成热时放入五花肉煸炒。至肉熟略出油时，放入葱、姜、料酒、酱油炒匀，然后加入盐、味精、醋、八角、丁香和糖色。烧沸后撇去浮沫，改用小火炖约 40 分钟，然后放入土豆，再用中火炖约 10 分钟，使汁基本收净时即可。

要点

炒糖时用小火，并加沸水制糖色；加入土豆后要常搅动原料，以防煳锅。

腐乳烧肉

此菜为淮扬风味，口味咸鲜，腐乳味浓郁，肉质酥烂，色泽粉红。

原料

猪五花肉 500 克，油菜心 200 克，油 50 克，葱、姜各 5 克，盐 3 克，味精 2 克，白糖 5 克，料酒 5 克，腐乳 50 克，红曲 5 克。

制作

1. 将肉切成 3 厘米见方的块，焯水，控净；腐乳用刀碾烂，葱切段，姜切片，菜心洗净，滤干水分；红曲放锅内加水煮开。

2. 炒锅上火，放油 20 克，放腐乳炒，再放肉块炒，加料酒、白糖、红曲水、葱姜。炒至肉上色，加清水 500 克，大火烧开，将浮沫撇去，倒入砂锅中。

3. 用小火焖 90 分钟，使砂锅中的肉块酥烂，加味精 1 克，收浓汤汁，倒在盘中。

4. 炒锅上火，加油 30 克，将菜心放入略炒，加盐、味精成熟，码在肉块周围即可。

要点

把腐乳碾烂，炒制时让其味出来，使味与肉味充分融合，焖制时间要长，砂锅中汤汁要少而不干。

干菜烧肉

此菜为四川风味，色泽黄红，肉质软烂，梅菜嫩香。

原料

带皮生猪肉 400 克，梅干菜 50 克，葱、姜各 5 克，花生油 500 克（耗 50 克），酱油 10 克，料酒 5 克，白糖 10 克，大料、小茴香少许，水淀粉、鲜汤适量。

制作

1. 将肉切成 3 厘米长、2.5 厘米宽、0.6 厘米厚的片，用酱油拌匀；梅干菜洗净，切成 3 厘米长的段；切葱段、姜片。

2. 锅中放油，烧至六成热时，将肉逐片下锅炸成浅黄色，滗油，放入葱姜、酱油、料酒、鲜汤、白糖、大料、小茴香。烧开后，移小火烧至汤汁减少一半，下梅菜，再烧至入味，勾芡，淋明油装盘。

要点

厚片的肉需多烧一段时间，约 30 分钟为宜；梅菜晚放，因梅菜易入味。

冬菜扣肉

此菜为四川风味，形状整齐，咸香软糯。

原料

猪五花肉 400 克，四川冬菜 200 克，花生油 800 克（耗 50 克），葱、姜各 5 克，豆豉 10 克，酱油 20 克，泡辣椒 5 克，盐 6 克，料酒 10 克。

制作

1. 将冬菜洗净，切成粒状；葱姜切大块，泡辣椒切短节；猪肉白水煮熟，捞出，用净布蘸去油和水分，抹上酱油，下入七成热油中，炸至肉皮焦黄色，稍凉，切成 8 厘米长、0.6 厘米厚的大片。

2. 取一大碗，把肉整齐摆在碗底，放盐、酱油、料酒、葱姜、豆豉和泡辣椒，放上冬菜，上屉蒸至熟烂，取出，翻扣在盘中，滗出汤汁。

3. 原汤调味，勾芡，淋明油，浇在扣肉上。

要点

肉片过油时油温要高，时间要短，肉片在碗中摆时肉皮要朝下。

荷叶粉蒸肉

此菜为淮扬风味菜，肉味浓醇，米粉香糯，荷叶色泽翠绿，清香宜人。

原料

猪五花肉 500 克，鲜荷叶 3 张，炒米粉 100 克，豆腐乳 20 克，豆瓣辣酱 15 克，甜面酱 15 克，葱末 5 克，姜末 5 克，盐 2 克，味精 1 克，酱油 15 克，料酒 10 克，白糖 10 克，胡椒粉 1 克。

制作

1. 将猪五花肉洗净后切成 7 厘米长、0.3 厘米厚的片，豆瓣辣酱剁碎，豆腐乳碾碎。

2. 将猪肉片放入大碗中，加入盐、味精、酱油、料酒、白糖、葱姜末、豆腐乳、甜面酱、豆瓣辣酱、胡椒粉、炒米粉搅拌均匀，码放在碗中，放入笼中蒸约 1 小时取出。

3. 将荷叶洗净，剪成长、宽各 10 厘米的片，把蒸好的肉取出，用筷子夹 2 片放在每张荷叶片上包好，码放在盘中，再放入蒸锅中蒸 1 小时取出上桌，把荷叶打开即可食用。

要点

将猪五花肉蒸至软烂为好。

红烧狮子头

此菜因形似狮子头，故名。成菜色泽浅红，味浓香不腻。

原料

猪肉（三成肥肉）500 克，荸荠（或嫩藕）100 克，青菜心 50 克，水发海米、火腿、冬笋各 25 克，葱姜丝共 25 克，盐 6 克，味精 2 克，料酒 20 克，酱油 25 克，鸡蛋 2 个，水淀粉 75 克，胡椒粉 1 克，糖色 25 克，熟猪油 1000 克（实耗 30 克）。

制作

1. 将猪肉、荸荠、水发海米分别切成小颗粒，火腿、冬笋分别切成长方片。

2. 将肉馅放入盆中，加入荸荠、海米、鸡蛋、盐、胡椒粉、料酒、水淀粉拌匀，捏成四个相等的大肉丸，放入七成热的油中炸至表面呈浅黄色时捞出。

3. 将丸子放入大砂锅内，加入葱、姜、料酒、酱油、糖色和 750 克水，烧沸后撇去浮沫，改用小火炖 1 小时。

4. 炒锅置旺火上，加入植物油，烧至五成热时放入菜心、冬笋片、火腿片略炒，滗入炖丸子的汤汁烧沸，加入胡椒粉、味精，用水淀粉勾稀芡，起锅倒入盛丸子的砂锅中即可。

要点

肉要切粒，不可剁得过细；用小火长时间炖肉丸子。

红扒肘子

此菜是鲁菜传统大菜，选用带皮去骨的猪肘子为原料，经多道工序加工而成。成菜色泽红亮，质地酥烂软糯，香醇不腻。

原料

带皮猪肘 1 只（约 1250 克），葱姜共 100 克，盐 7 克，味精 2 克，料酒 20 克，酱油 75 克，白糖 50 克，水淀粉 25 克，植物油 1000 克（实耗 40 克），花椒油 5 克，香料包 1 个（花椒、八角、桂皮、丁香、草果、小茴香各适量）。

制作

1. 炒锅置小火上，加少许植物油，用小火烧至四成热时加入白糖，炒至深红色时再加入 100 克沸水制成糖色，凉凉备用。

2. 将猪肘洗净，放入沸水中煮至五成熟，捞出后擦干皮面的水，抹一层糖色，晾干备用。

3. 炒锅内加入多量植物油，用旺火烧至八成热时，将肘子用铁筷子插住，皮向下放入油中炸。炸至皮呈红色时捞出，放在案板上，从一侧剔骨后在肘子带肉一面每隔 3 厘米切上十字刀纹，然后将肘子皮朝下放入大碗中，加入葱姜、盐、味精、料酒、酱油、白糖、香料包、糖色和 100 克水，入笼蒸烂取出。

4. 将蒸肘子的汤滗入干净的炒锅内，肘子翻扣入盘中。炒锅内加适量水烧沸，用水淀粉勾芡，淋入花椒油搅匀，浇在肘子上即可。

要点

肘子改刀时，刀纹深度以达到肉皮为宜；根据肘子的大小掌握蒸肘子的时间，要达到酥烂的要求。

油爆双脆

此菜为山东传统名菜，用猪肚头和生鸡胗以旺火热油爆炒而成。成菜色泽素雅，明油亮芡，质地脆嫩，咸香爽口。

原料

生肚头 300 克，生鸡胗 150 克，冬笋、嫩黄瓜各 25 克，葱姜蒜末共 25 克，盐 4 克，味精 1 克，料酒 10 克，鸡蛋 1 个取清，水淀粉 30 克，熟猪油 750 克（实耗 40 克），虾油 30 克。

制作

1. 将猪肚剔去筋皮，用水洗净。先在正面切上十字花刀，然后在反面每隔 0.3 厘米切直刀，刀纹深度均以肚子厚度的 2/3 为宜，再切成 3 厘米见方的块。鸡胗切为两半，剔去筋皮，切上菊花花刀。冬笋、嫩黄瓜切成菱形片。

2. 将肚头和鸡胗放入不同的碗内，均加入盐、鸡蛋清、水淀粉搅匀上浆。

3. 另取一碗，加入盐、味精、料酒、水淀粉调成味汁。

4. 炒锅置旺火上，加入油，烧至七成热时先放入鸡胗略炸，再放入猪肚头用筷子迅速拨散，捞出控油。炒锅内留少许油，放入葱姜蒜末炒出香味，然后放入冬笋、黄瓜、鸡胗、肚头和对好的味汁，迅速颠翻均匀即可。食用时配虾油蘸食。

要点

猪肚头易熟，应先放鸡胗后放肚头；加热时间要短，以保持原料脆嫩。

炒腰花

清香不腻，质嫩可口。

原料

猪腰子 150 克，干冬笋 10 克，荸荠 50 克，醋 10 克，青菜 25 克，酱油 15 克，植物油 250 克（实耗 25 克），干木耳、盐、葱、姜、蒜、淀粉各适量。

制作

1. 将干木耳、干冬笋发好，择净，木耳切块，葱、姜切丝，蒜、笋、荸荠切成薄片，青菜洗净切段，淀粉加水调湿备用。

2. 洗净猪腰，从中间剖开，去腰臊，冲洗后，在腰子切开的那一面先用刀划成斜形纹，再切成长方形小块，加入淀粉、盐拌匀，即为生腰花，待用。

3. 锅中放植物油烧热，将腰花放热油中炸一下立即捞出，滤出油。

4. 锅中放植物油少许，炒葱、姜、蒜，同时放入腰花爆炒几下，随即放入荸荠、木耳、青菜，并加入醋、酱油、肉汤烹一下，最后加入淀粉，勾芡搅匀出锅即成。

要点

腰花不宜炸得过老，也不宜留油过多，否则会显得油腻不鲜。

熘肚片

此菜为河北风味，色泽浅黄（白汁），质地脆嫩，口味咸鲜微酸，有补虚损、益精血的作用。

原料

猪肚 200 克，黄瓜 50 克，油 50 克，葱、姜、蒜各 5 克，盐 3 克，味精 2 克，料酒 5 克，醋 5 克，淀粉 3 克。

制作

1. 将猪肚用盐和醋反复搓洗，再用清水洗净，下水煮熟，取出切成长 4 厘米、宽 2 厘米的片；黄瓜切菱形片；切葱花、姜片、蒜片。

2. 将葱、姜、蒜及其他调料对成味汁。

3. 炒锅上火，加油烧热，倒汁，汁沸腾，放黄瓜片和肚片，翻匀，出锅装盘。

要点

生猪肚在水中煮时要加葱、姜、盐、料酒，约煮 40 分钟成熟。黄瓜易熟，所以不可早放，也不能切得太薄，以 0.3 厘米厚为宜。

肉杂拌汤

多种原料，滋味不一，汤色红亮，口味咸鲜微酸，开胃利口。

原料

烤猪肉、火腿、茶肠各 25 克，鸡汤 250 克，净葱头 50 克，净芹菜、大葱、黄油、酸黄瓜各 25 克，香桃 2 片，番茄酱 50 克，罐头鲜蘑 15 克，干辣椒 34 个，胡椒 5 粒，香叶 1 片，精盐 1.5 克，味精 0.5 克，西红柿 25 克，茴香 0.5 克。

制作

1. 烤猪肉、火腿、茶肠三种料都切成 2 厘米见方、2 毫米厚的片；葱头和大葱切成 3 毫米粗的丝；芹菜斜刀切丝；酸黄瓜去皮、籽，切菱形块；鲜蘑切成 3 毫米厚的伞形片；西红柿入开水中稍烫，捞出剥皮、切片；茴香切细末。

2. 煎盘内倒黄油，置中火上烧热，放进葱头丝炒至微黄，加香叶、胡椒粒、干辣椒，炒至断生，再加番茄酱炒出红油，倒入鸡汤烧开，放猪肉片、火腿片、茶肠片、酸黄瓜块、鲜蘑片、葱丝、芹菜丝和西红柿块，挤入一片香桃汁，用精盐和味精调好口味，制成杂拌汤。

3. 将汤盛汤盘内，用 1 片香桃蘸少许茴香末，放汤面上立即食用。

要点

杂拌汤放的时间不要过长，现吃现做，汤味纯美。

猪肉炖粉条

此菜为东北风味菜。因猪五花肉含油脂较多，与粉条同炖，刚好可以达到去腻增香的作用。成菜口味咸香，色泽红润。

原料

猪五花肉 200 克，粗干粉条、蘑菇各 100 克，葱段 10 克，姜片 5 克，盐 3 克，味精 1 克，料酒 5 克，酱油 20 克，白糖 5 克，醋 2 克，植物油 40 克，八角 1 克，水淀粉 15 克。

制作

1. 将猪五花肉切成 4 厘米长、1 厘米粗的条；蘑菇切成长条，同五花肉一起入沸水中略烫捞出；粗粉条放入大碗中，加入温水泡 1

小时。

2. 炒锅置中火上，加入植物油，烧至五成热时放入五花肉煸炒，至肉熟并略出油后放入蘑菇、葱段、姜片略炒，依次加入盐、料酒、酱油、白糖、醋、八角、500克水和粉条，用小火炖1小时，用水淀粉勾芡即可。

要点

五花肉要多煸炒，使其出油为好；粉条在加水后放入，用小火炖制，防止煳锅。

水煮牛肉

此菜是四川家常菜，色泽红亮，咸鲜麻辣，香味醇浓。

原料

嫩牛肉300克，莴苣尖、芹菜各100克，蒜苗50克，盐3克，味精1克，豆瓣辣酱25克，干红辣椒10克，花椒3克，酱油10克，水淀粉50克，植物油50克。

制作

1. 将牛肉切成薄片放入碗内，加入盐、水淀粉搅匀；莴苣、芹菜、蒜苗切成5厘米长的段。

2. 炒锅置中火上，加入少许油，烧至五成热时放入辣椒、花椒炒成棕红色，捞出用刀铡成末，放入碗中。

3. 炒锅置旺火上，加入少许油，烧至五成热时放入莴苣尖、芹菜、蒜苗炒至断生，盛入碗中。

4. 炒锅刷净置火上，加入油，烧至四成热时放入豆瓣辣酱炒至油红味香，加入400克水、酱油、味精，烧沸后放入肉片并用筷子推散，至汤浓沸滚时，起锅倒入盛莴苣尖的碗内，撒上辣椒、花椒末。另在锅内加入油，烧至七成热时浇在上面即可。

要点

牛肉要切薄，上浆后放置一会儿再加热；肉片入锅后要轻轻推散，不可快搅。

豆焖牛筋

菜色深红，味香、辣、鲜，常食有增强皮肤弹性、补肝强筋、益气力、续绝伤的功效。

原料

豆渣 500 克，熟牛筋 500 克，水发香菇 25 克，小白菜 100 克，熟火腿片 25 克，清汤 500 克，料酒 25 克，豆瓣酱 50 克，鸡油 25 克，盐、白糖、味精、水生粉各 5 克，胡椒粉 2.5 克，葱姜末 10 克，蒜泥 15 克，红油 10 克，猪油 1000 克（实耗 100 克）。

制作

1. 豆渣洗干净挤干，再下锅炒干水分，加入猪油 75 克、清汤 100 克、盐 3 克、白糖 2.5 克、味精 2.5 克、红油烧焖入味，装入扣碗内，上笼屉蒸 5 分钟取出，扣在大汤盘中。

2. 牛筋改刀切成长条，用七成热油炸一遍。

3. 炒锅下猪油少许烧热后，用葱姜末煸锅，下豆瓣酱炒酥呈红色，烹入料酒，下清汤 400 克、牛筋、香菇、火腿、小白菜、盐 2 克、糖 2.5 克、味精 2.5 克、胡椒粉、蒜泥焖烧入味后，用水生粉勾芡收汁，淋入鸡油，起锅盖在豆渣上即成。

要点

牛筋炸至表皮酥脆即可。

清炖牛肉汤

肉香汤鲜，独具风味。

原料

黄牛肉 2500 克，白萝卜 500 克，花椒 5 克，葱 25 克，料酒 100 克，精盐 10 克，姜 50 克，味精 2.5 克。

制作

1. 将牛肉用清水浸泡，去尽血水，切成 3 块，盛于铝锅中，加清水 2000 克，置旺火上烧开，撇去血沫，随即下姜（拍破）、葱（挽结）、花椒和料酒，移至小火上炖。

2. 牛肉炖至七成熟时，取出按横筋切成大一字条。同时，将汤用专用纱布滤去姜、葱、花椒和沉淀物，再与牛肉同下铝锅内，在旺火上烧开后移至小火上炖，直至炖烂。

3. 吃时在汤碗中加精盐、味精。先舀萝卜，再舀牛肉和汤，用香油豆瓣蘸食。

要点

牛肉在铝锅中炖，要保持汤水微开，以防巴锅。选用牛肉时应选择腿骨筋、千斤头、腹肋等部位。

牛脚筒清汤

汤清，鲜香，味醇厚。

原料

小牛脚 4 根，土豆 250 克，胡萝卜 1 根，熟青豆 50 克，黄酒 25 克，葱结 1 小扎，生姜 1 小块，精盐、味精各 5 克，牛肉汤 750 克，胡椒粉 0.5 克。

制作

1. 将小牛脚冻硬，用锯子锯成 5 厘米长的段（共 20 段），用小纱布把牛脚包起，呈筒状；土豆、胡萝卜削去皮，切成核桃大小的丸子。

2. 取汤锅置于炉上，整齐地竖直放上牛脚筒段，加入清水，大火烧开，转小火略烧一下，取出。用温热水逐块将牛脚上的血沫洗净，再用纱布包起，放入高压锅内，加入酒、葱结、姜块、牛肉汤，盖上锅盖，上笼蒸约 3 小时。

3. 除去葱姜，投入土豆、胡萝卜丸子、盐、味精，再蒸半小时揭盖，把牛脚筒一个个盛装平盆，拆去纱布，整齐地装入玻璃汤斗，盛入原汤，用熟青豆、土豆丸、萝卜丸围在四周，撒上胡椒粉。

4. 将上浆口布折成四角翻花形，放在 40 厘米瓷盆上，将玻璃汤斗放上作垫盆，即可上席。

要点

用纱布包牛脚时，应避免碎牛肉散开。

火锅涮羊肉

涮羊肉为清真名菜，历史悠久。冬季，亲朋好友围坐一起吃涮羊肉，气氛热烈。外面寒气袭人，家里暖意融融。因此，涮羊肉深得人们喜爱。

原料

羊肉片 500 克，白菜心 150 克，水发细粉丝 150 克，糖蒜 60 克，麻酱 150 克，料酒 30 克，酱豆腐 1 块，腌韭菜花 30 克，酱油 30 克，辣椒油 30 克，香菜末 30 克，葱花 30 克。

制作

1. 将麻酱用冷开水调成稀糊状，将酱豆腐块捣碎，用冷开水调成稀糊状，分别放在小碗里。

2. 将白菜心切成块，放在大盘里。将羊肉片、水发细粉丝分别放在盘里，其他调料分别放在小碗里。

3. 将羊肉片、白菜、水发细粉丝以及各种调料一起摆在席上。

4. 给每人准备一个吃碟或小碗，将麻酱、酱豆腐、腌韭菜花、酱油等盛在小碗里混合，作为基础调料，其他调料可根据各人爱好自己调加。

5. 将火锅加水，火烧旺后，放席上，设法使火保持旺盛，并在人的控制之下。

6. 待水沸开后，用筷子夹羊肉片放入沸水，将肉片抖散，当肉片变成白色，即可用筷子夹到自己碗里拌调料，就糖蒜食用。不断向火锅里续羊肉片，不断夹出食用，使锅汤保持沸腾。

7. 肉片涮完后，如想吃白菜或粉丝，可以放入锅里，当汤菜食用。注意火候，不要煮得太烂。

要点

席间，要注意向锅中加开水，以补充水分的消耗；一次不宜放入过多的羊肉，以免一时水开不了，使羊肉煮的时间过长而变老。

冻粉拌羊里脊

此菜为清真风味菜，用羊里脊丝和冻粉调拌，色泽素雅，鲜咸滑嫩，清香适口。

原料

羊里脊肉 150 克，水发冻粉 200 克，嫩黄瓜 100 克，姜丝 10 克，盐 3 克, 味精 1 克, 料酒 15 克, 酱油 10 克, 鸡蛋清半个, 水淀粉 15 克, 花椒油 5 克。

制作

1. 将羊里脊肉洗净后切成 5 厘米长的丝, 放入碗中, 加入盐、味精、料酒、鸡蛋清、水淀粉搅匀上浆; 冻粉切成 5 厘米长的段; 黄瓜切成细丝。

2. 取一碗, 加入盐、味精、酱油、花椒油和 50 克凉开水调成味汁。

3. 炒锅置旺火上, 加入 1000 克水烧沸, 放入上浆的羊里脊肉慢慢用筷子拨散, 熟后捞出, 凉凉备用。

4. 取一盘子, 依次放上黄瓜丝、冻粉、羊里脊丝, 浇上调味汁, 食用时调拌均匀即可。

要点

上浆的羊里脊肉入沸水后不要快速拨动, 以免脱浆。

羊杂碎汤

此菜为京华风味传统清真名菜, 色白、汤鲜, 味道浓厚, 清爽不腻, 很受人们的喜爱。

原料

鲜羊肚 200 克, 羊肥肠 200 克, 羊腰窝肉 200 克, 羊心 100 克, 葱段 15 克, 姜片 10 克, 花椒 5 克, 大料 10 克, 香菜 20 克, 卤虾油 50 克, 麻酱 100 克, 盐、味精各适量。

制作

1. 将鲜羊肚洗净, 揩掉油, 放到即将开的水锅里烫一下, 捞出, 放案板上刮去肚毛, 洗净备用。羊肥肠反复洗净, 用筷子穿翻过来, 盘起用绳子拴住。将羊心洗净, 备用。

2. 将以上处理好的羊肚、肠、心一同放入开水锅煮一下, 撇出血沫, 然后捞出, 涮净。

3. 锅里换清水烧开, 放入羊肚、肠、心及葱段、姜片、花椒、大料、盐, 大火烧开后改用小火炖 2 小时以上, 直至软烂, 捞出, 原汤备用。

4. 将羊肚切成 3 厘米长的细条，羊肥肠切寸段，羊腰窝肉切戏骨牌块，羊心切厚片，香菜切末备用。

5. 汤锅上火，放入原汤 500 克，再将切好的主料放入，烧开，撇去浮沫，加味精，随香菜末、麻酱、卤虾油一同上桌即可。

要点

羊肥肠一定要清洗干净，否则成汤会有异味。

香炸狗肉

此菜精选狗后腿肉，经炸制而成。成菜色泽金黄，外酥内嫩。

原料

狗后腿肉 500 克，胡椒、味精、料酒、精盐、蛋清豆粉、白糖、醋、生菜、香油、姜片、葱段各适量，椒盐味碟一个。

制作

1. 将狗肉洗净，切成片，纳盆，用姜片、葱段、精盐、料酒、胡椒粉等码味；生菜切丝，拌成糖醋味。以上几味均待用。

2. 狗肉挂匀蛋清豆粉，放到五成热的油锅中炸熟捞起。待油温升至七成热时，再将狗肉入锅，复炸至色呈金黄，且皮酥时捞起，摆入盛器内，镶上生菜，带椒盐味碟上桌即可。

要点

狗肉筋络应清除干净，肉应横切。

清蒸鸡

此菜汤清味鲜，鸡肉软烂，浓香味醇。

原料

嫩母鸡 1 只（约 1000 克），熟火腿 25 克，冬笋 25 克，水发香菇 25 克，青菜心 50 克，葱段 10 克，姜片 10 克，花椒 10 粒，盐 4 克，味精 1 克，料酒 25 克。

制作

1. 从宰杀去毛母鸡的脊背处劈开，去掉内脏，割去肛门，再用刀斩断颈骨，剁去翅尖、鸡嘴和鸡爪，用刀背砸断鸡腿部大骨、鸡翅骨和脊骨；熟火腿、冬笋、水发香菇分别切成长方片；青菜心一劈两半。

2. 炒锅置旺火上，加水烧沸，放入配料略烫捞出。再烧沸，放入鸡略煮，捞出用水洗净，腹向下放入大碗内，把头放入鸡肚内，放入盐、味精、料酒、葱段、姜片、花椒和 1000 克水，上笼蒸 2 小时至鸡熟烂。

3. 将蒸好的鸡取出，挑出葱姜、花椒后将汁滗入炒锅内，鸡翻扣入大汤碗内。炒锅置旺火上，加入盐、味精、料酒和各种配料，至汤沸后撇去浮沫，浇在鸡上即可。

要点

要选当年的嫩鸡，隔年鸡肉老，不易酥烂；嫩鸡褪毛时水温在 80℃左右；鸡略煮后用温水洗涤，使原料色泽洁净。

白斩鸡

鸡肉鲜嫩洁白，汤清不浑，让人食欲大增。

原料

母鸡 1 只，香油 15 克，酱油 20 克，味精 1 克，料酒 25 克，葱段、姜块各 25 克。

制作

1. 将母鸡身上的毛去净，剁去脚爪，在鸡脖嗉囊上方切一小口，抠去气管、食管和嗉囊，在鸡腹部切一个口，掏出内脏，把鸡洗净备用。

2. 锅置于火上，放入清水烧开，把母鸡用开水紧透，捞出，冲掉血沫。锅内换清水，放入母鸡，加入葱段、姜块、料酒，烧开，转微火浸煮至鸡肉七成烂，捞出晾凉。将母鸡的尾尖剁掉，一劈两开，剁去头和脊骨，泡入煮鸡的原汤内。

3. 将鸡捞出，剁掉胸骨，用抹刀法片成一字形条，将鸡腿剁成一字形条垫底，鸡脯肉盖面，呈过桥形码入大盘内。

4. 将酱油、香油放入碗内，加入味精调匀，浇在鸡肉上即成。

要点

煮鸡肉时，须先挤出并撇去血沫，再用微火煮烂，这样既可使鸡肉鲜嫩洁白，又可保持汤清不浑。

油淋嫩鸡

此菜为扬州风味，色泽红润，鲜嫩香脆，稍辣微甜，味美适口。

原料

嫩光鸡1只（重约1000克），食油500克（实耗100克），葱10克，酱油30克，料酒10克，胡椒粉、白糖、麻油、香菜适量。

制作

1. 将光鸡去内脏，斩去爪，洗净，在沸水中焯透，擦干表面，趁热涂上酱油、料酒；香菜和葱均切末。

2. 锅中放油，七成热时将鸡放入，炸至金红色捞出，斩块，整齐装盘。

3. 原锅留底油，放葱末炒出香味，加料酒、酱油、糖、味精、胡椒粉，沸后将其余葱末和香菜末入锅搅拌成卤汁，淋麻油浇在鸡块上即可。

要点

选用当年嫩鸡，采用热油旺火炸制鸡，需短时间内成熟，否则易过火；卤汁调味比例要适当，应尽可能适合用餐人口味。

珍珠鸡

此菜形状美观，色泽鲜艳，口味鲜香，营养丰富。

原料

生鸡1只（重500克），熟莲子50克，食油1000克（耗75克），酱油10克，葱段100克，姜片25克，料酒10克，花椒、大料、精盐、味精少许。

制作

1. 将鸡洗净，下汤锅煮三成熟捞出，用料酒腌渍入味，下七成热油锅炸成黄色，捞出，切6厘米长、2厘米宽的条，放盆中。

2. 将葱段下油锅炸成黄色，同姜片、大料、花椒一起放鸡条上，盆内加入高汤、精盐、味精，上笼蒸至熟烂，拣去葱、姜、大料、花椒，将原汤滗在锅中，将鸡条装盘。

3. 把莲子放在碗里，上笼蒸透，摆在鸡条周围，原汤上火烧沸，勾芡，浇在鸡条上。

要点

鸡条、莲子在笼中蒸熟蒸烂。

茄味鸡丁

又鲜又嫩，微酸微辣，清凉爽口，绿红相映。

原料

熟鸡肉 250 克，番茄 2 个，嫩黄瓜 1 根，生菜叶 12 张，辣油 10 克，香油 4 克，番茄沙司 40 克，精盐 7.5 克，白糖 12 克，味精 1 克。

制作

1. 将嫩黄瓜洗净，切去两头，剖成两片，去掉瓜瓤，切成 1.5 厘米见方的小丁，放入碗内，加入精盐（4 克），拌匀，腌 5 分钟，沥去水分备用。

2. 将鸡肉去骨，切成 1.5 厘米见方的丁，放在黄瓜丁碗内。

3. 将番茄沙司放入小碗内，加入余下的精盐及味精、白糖、辣油、香油一起拌匀，倒在鸡丁和黄瓜丁碗内，拌匀装盘。

4. 将生菜叶和番茄洗净、沥干，把每个番茄切成 6 块，与生菜叶间隔地围在盘子四周即可。

要点

可先将黄瓜、鸡丁等切配好，食用前再加入调料拌匀。

辣子鸡丁

此菜香辣可口，营养丰富，制作简单，是喜食辣味的家庭可常配备的一道营养佳肴。

原料

鸡脯肉 125 克，鸡蛋 1 个取清，鲜红辣椒 20 克，葱白 10 克，姜 5 克，蒜 5 克，淀粉 10 克，料酒 5 克，酱油 5 克，植物油 100 克，肉汤 25 克，醋、盐各适量。

制作

1. 将鲜红辣椒剁碎待用。

2. 用淀粉半份、料酒半份、鸡蛋清、盐搅匀做成蛋清淀粉糊待用。

3. 姜、蒜去皮切薄片，葱白切丝，剩余的淀粉加水调湿，再加酱油、料酒、肉汤混合，制成葱、姜汤糊待用。

4. 鸡脯肉用刀背轻拍，使其松软，易入味。然后切成鸡丁，加入调好的蛋清淀粉糊拌匀，浸泡数分钟。

5. 锅中加入植物油，旺火烧至温热，将鸡丁倒入过油，并用勺随时拨散，以免粘连，过油后捞出沥净余油。

6. 锅中余油倒出，随即将过油后的鸡丁再倒入热锅中加入红辣椒末略炒，并将已调好的葱、姜汤糊倒入，再翻炒几下，滴入醋汁少许，拌匀即成。

要点

鸡脯肉较厚，不易入味，一定要等它浸泡入味。

宫保鸡丁

"宫保"一词来源于清朝宫廷内，因名为"宫保"的贵州人爱吃此菜而得名，并将这种做菜的方法叫做"宫保"，如宫保大虾、宫保肉丁、宫保腰块等。本菜色泽棕红，煳辣香浓，肉质酸甜、滑嫩可口。

原料

鸡脯肉 250 克，油酥花生仁 50 克，干红辣椒 10 克，酱油 20 克，醋 10 克，白糖 5 克，花椒 20 粒，葱粒 15 克，姜片 5 克，蒜片 5 克，料酒 25 克，水淀粉 35 克，肉汤 50 克，植物油 80 克，盐、味精各适量。

制作

1. 先将鸡脯肉拍松，在肉上剖出 0.3 厘米见方的十字花纹，再切成 2 厘米见方的丁，放入碗里，加盐少许、酱油 10 克、水淀粉 30 克、料酒 10 克拌匀。

2. 将干红辣椒去籽，切成 2 厘米长的节，待用。

3. 另取一碗，加入盐、白糖、醋、酱油、料酒、味精、肉汤、水淀粉，拌匀，对成汁。

4. 炒锅放旺火上，下植物油烧至六成热时，放入干红辣椒，待炸成棕红色时下花椒粒，接着下入鸡丁炒散，再加入葱姜蒜，炒出香味，烹入调好的汁，加入花生仁，颠翻几下，起锅装盘即可。

要点

将干红辣椒切开，才能烹出辣香。

香辣凤爪

此菜鸡爪骨酥皮烂，香辣酸甜，味浓开胃。烹饪中常把鸡爪美称为凤爪。

原料

肉食鸡爪 1000 克，鲜红辣椒、大蒜各 100 克，葱姜末共 25 克，盐 5 克，味精 2 克，料酒 25 克，酱油、醋各 15 克，香辣酱 15 克，孜然 2 克，白糖 10 克，植物油 750 克（实耗 30 克），辣椒油 5 克，水淀粉 15 克。

制作

1. 将鸡爪剁去爪尖，洗净后放入淡食用碱水中泡 2 小时，漂净碱水后入沸水中略烫，趁热抹上酱油着色，晾干后入七成热油锅中炸成金黄色，然后放入温水中泡软；鲜红辣椒去蒂、籽后洗净，同大蒜一起切成粒。

2. 炒锅置旺火上，加入少许植物油，烧至六成热时放入鲜红辣椒、蒜粒、葱姜、盐、味精、料酒、酱油、醋、香辣酱、孜然、白糖，煸炒出香味后放入鸡爪和 300 克水，用小火烧至鸡爪入味，待汤汁较少时用水淀粉勾芡，淋入辣椒油搅匀即可。

要点

鸡爪烧制时要经常翻动，使其受热和入味充分。

盐水鸭

盐水鸭是江苏南京最著名的传统菜肴之一，成菜鸭皮洁白油润，鸭肉微红，皮肥肉香，鲜美异常。

原料

当年仔鸭 1 只（约 1000 克），葱姜各 50 克，盐 200 克，醋 10 克，花椒、八角、五香粉各 5 克。

制作

1. 将鸭子宰杀去毛，剁去翅尖和鸭掌，在一侧翅腋窝下开刀，取出内脏、气管和食管，洗净后控水备用。

2. 炒锅置小火上，加入盐、花椒、五香粉炒至发烫时取出，趁热从鸭子的翅腋窝刀口处倒入并晃匀，同时将鸭子搓匀热盐，放入盆中腌制（夏季1小时，冬季2小时，春秋季1.5小时）。

3. 炒锅置旺火上，加入水、葱姜、盐、八角烧沸，倒入腌鸭子的血水烧沸，撇去浮沫，然后将汤汁用纱布过滤制成清卤。将腌好的鸭子再放到清卤中腌制（夏季2小时，冬季6小时，春秋季4小时），然后晾干。

4. 取空心芦管一支，从鸭肛门处插入，再将葱段、姜片、八角从鸭腋窝刀口处塞入。

5. 汤锅置旺火上，加入水、葱姜、八角、醋烧沸后放入鸭子，盖上锅盖，待再次烧沸后改用小火焖20分钟。提起鸭子，使鸭腹中的汤从肛门处沥出，再把鸭子放入汤中，使腹中灌满汤汁，如此反复3次，然后将鸭子放入汤中，盖上盖，焖20分钟，捞出晾凉，剁成长条，整齐地摆入盘中即可。

要点

必须选用当年嫩鸭，且肥度适中；花椒盐要趁热抹匀鸭身内外，使肉质口感更好；焖制时间不可过长，否则质地易老。

芝麻香酥鸭

其形态美观，色调柔和，酥脆、软嫩、鲜香，深受人们欢迎。

原料

肥鸭1只（2000克），芝麻50克，熟猪肥膘肉50克，熟瘦火腿肉10克，香菜100克，鸡蛋1个，鸡蛋3个取清，料酒25克，白糖5克，花椒20粒，姜15克，葱15克，淀粉50克，面粉50克，香油10克，植物油1000克（耗100克），盐、味精、花椒粉各适量。

制作

1. 将收拾干净的肥鸭用料酒、盐、白糖、花椒、葱花及拍破的姜腌渍2小时。上笼蒸至八成烂，取出凉凉，切下头、翅、掌，留作他用。将鸭身剥皮、剔骨，腿、脯肉切成丝。

2. 将火腿肉切成末，肥膘肉切成丝。一个鸡蛋磕在碗里，放入面粉、淀粉 10 克、水 50 克，调成蛋面糊。香菜择洗干净。

3. 将剥下的鸭皮表面抹一层蛋面糊，放在事先抹过油的平盘上摊平，把肥肉丝和鸭丝放在剩余的蛋糊里加入味精拌匀后，平铺在鸭皮内面。再将 3 个蛋清搅打均匀，加入淀粉 40 克，调成雪花糊，铺在鸭肉上，撒上芝麻火腿末，做成麻仁酥鸭坯。

4. 炒锅放植物油，烧至六成热时，将麻仁酥鸭坯放入油锅炸，面上浇油淋炸，直至底层成金黄色。捞出沥油，切成 5 厘米长、2 厘米宽的条，装盘，撒上花椒粉，淋上香油，装饰上香菜即可上桌。

要点

肥鸭一定要提前腌制，以确保入味。

豆豉荷香鹅

此菜豉香浓郁，嫩香鲜美。

原料

鹅肉 100 克，豆豉 50 克，姜末、蒜末、葱末、红辣椒末各 5 克，盐 2 克，胡椒粉 2 克，鸡精 2 克，花雕酒 5 克，蚝油 10 克，水淀粉 8 克，花椒油 15 克，芝麻油 15 克，鲜荷叶 1 张。

制作

1. 将鹅肉切成 3 厘米长、2 厘米宽的片，入冷水中泡去血水，捞出沥干水分；将豆豉剁成泥，与盐、胡椒粉、鸡精、芝麻油、花雕酒、蚝油、姜末、蒜末、水淀粉一起放入碗中混合均匀，然后将鹅肉放入搅拌均匀。

2. 将鲜荷叶放入开水中余一下，修整齐后垫入盘底，将鹅肉整齐地码在荷叶上，然后将荷叶向里包起扎紧，放笼中用旺火蒸 20 分钟左右取出。

3. 将荷叶揭开口，撒上葱末和辣椒末。净锅置火上，加花椒油烧至七成热，淋在鹅肉上即可。

要点

豆豉味咸，此菜加盐要少。

圆笼粉蒸鹅

此菜用小笼蒸制，别具特色，如家中没有单个小笼也可直接放入笼中蒸制。成菜入口柔嫩，鲜香咸醇。

原料

鹅肉 600 克，大米 150 克，小葱末 5 克，蚝油 5 克，鸡精 4 克，白糖 5 克，甜面酱 15 克，香辣酱 5 克，芝麻油 2 克，胡椒粉 2 克，香叶、八角、丁香各 5 克，花椒油 10 克，鲜荷叶 1 张。

制作

1. 将鹅肉切成 3 厘米长、2 厘米宽的长方片，放入清水中泡去血水；净锅置小火上，放入大米及香叶、八角和丁香，炒至大米香黄取出，然后将香叶、八角、丁香拣去不用，大米压碎待用。

2. 将蚝油、鸡精、白糖、甜面酱、香辣酱、芝麻油、胡椒粉一同加入鹅肉抓匀，腌渍 5 分钟，再将鹅肉两面蘸匀大米粉。

3. 将荷叶修整齐后，入沸水中余过，然后捞出铺在小笼中间，再将鹅肉整齐地放在小笼的荷叶上，用旺火蒸 30 分钟取出，撒上小葱末，浇上花椒油，上桌即可。

要点

如果家中没有荷叶，可以垫块笼布。

生炒乳鸽

此菜选用较肥嫩的乳鸽用旺火热油煸炒而成。成菜鸽肉细嫩，味咸香醇浓。

原料

嫩鸽子 2 只（约 300 克），青、红柿子椒各 50 克，葱姜丝共 15 克，盐 3 克，味精 1 克，料酒 10 克，酱油 15 克，水淀粉 10 克，植物油 40 克。

制作

1. 将鸽子去内脏和毛，剁去嘴、爪、翅尖，洗净后剁成 2 厘米见方的块，放入水中漂洗去血备用；青红柿子椒去蒂、籽，切成 1.5 厘米见方的块。

2. 炒锅置旺火上，加入植物油，烧至六成热时放入鸽子煸炒，至八成熟时加入酱油煸炒至色红亮，依次加入葱姜丝、料酒、盐翻炒至入味，再放入青红柿子椒翻炒均匀即可。

要点

所用鸽子要嫩，炒时不断翻动原料，使其入味均匀；青红柿子椒后期放入，断生即可。

香酥肉鸽

色泽金黄，外酥脆里软嫩，口味咸香。

原料

肉鸽4只，油500克，葱、姜各5克，酱油10克，料酒10克，味精2克，盐5克，白糖5克，椒盐10克，花椒、大料、桂皮少许，淀粉适量。

制作

1. 把鸽子宰杀，褪毛，开膛取内脏，去爪，从背部一剖为二，洗净。将鸽肉放入锅中，加清水、花椒、大料、桂皮、盐、味精、白糖、葱段、姜、料酒小火加热约25分钟，取出鸽肉。

2. 调水粉糊，锅中放油，油七成热时将鸽肉挂水粉糊下锅炸呈金黄色，捞出，改刀成块装盘，带椒盐上桌。

要点

焖烧鸽肉时一定要使肉烂骨软，挂糊后不易炸制时间过长，否则不嫩。

香酥鹌鹑

此菜色泽金红，外酥里嫩，咸香味美。

原料

鹌鹑4只，葱丝10克，姜丝10克，盐3克，酱油15克，味精2克，花椒3克，桂皮10克，八角5克，小茴香1克，花椒盐3克，植物油500克（实耗30克）。

制作

1. 将鹌鹑宰杀，用70℃的水将其浸透后煺净毛，开膛除去内脏，剁去头、爪，从背部劈开成两半，洗净后放入一大碗中，加入盐、酱油、味精、花椒、桂皮、八角、小茴香、葱姜丝，使鹌鹑均匀地蘸满调料，腌约 2 小时。

2. 将盛有鹌鹑的大碗放在蒸锅内，用旺火蒸约 40 分钟取出，将鹌鹑体表的葱姜等调料全部去掉。

3. 炒锅置旺火上，加入植物油，烧至五成热时放入鹌鹑略炸捞出。待油温升至九成热时，再放入油中复炸，炸至外表较硬时取出，放在案板上，用刀剁成小块，整齐地码放在盘中，撒入花椒盐食用即可。

要点

腌制鹌鹑的时间略长一些，以便入味；炸制时一般要进行复炸，以保持外酥里嫩。

扒蛋白

色泽鲜艳，红绿白相映，质地软嫩，口味清鲜。

原料

鸡蛋清 150 克，油菜心 10 棵，熟火腿末 20 克，食油 60 克，葱、姜各 5 克，盐 3 克，味精 2 克，料酒 3 克，鲜汤、淀粉各适量。

制作

1. 将蛋清搅匀，葱姜切末，油菜洗净，放开水中焯熟，取出装盘。

2. 锅中放油，油五成热时放入一勺蛋清，定型后倒入大碗中，同法制成 10 个蛋饼。

3. 锅中放底油，放葱姜炝锅，放鸡汤，倒入蛋饼，加盐、味精、料酒，烧 3 分钟，勾芡，把汁收浓装盘，摆在菜心上面，撒上火腿末，浇上汤汁。

要点

摊蛋饼前将蛋清搅匀，蛋饼要大小均匀，烧制及盛装蛋饼时动作要轻，不要碰破。

蒸蛋饺

此菜色泽淡黄，造型美观，口味咸鲜；也可做成肉馅或素馅饺。

原料

鸡蛋3个（重150克），虾仁50克，冬笋50克，油20克，葱5克，盐4克，味精2克，鸡汤100克，料酒3克，淀粉适量。

制作

1. 将鸡蛋磕入碗中，搅均匀；虾仁去沙线，洗净，切成小粒；冬笋切成0.2厘米见方的粒；将虾仁和冬笋放在一起，加盐、味精、料酒、葱末拌匀成馅。

2. 取直径为10厘米的铁勺一把，勺中抹少许油烧热，倒入鸡蛋液，摊成小圆形蛋皮，逐个摊好。

3. 用蛋皮包虾馅，做好饺子形，边缘用蛋液黏牢，逐个包好装盘，上笼蒸3分钟取出。炒锅中放鲜汤，放盐、味精、料酒，开锅勾薄芡，浇在蛋饺上即可。

要点

包馅时用蛋皮里面包，摊蛋时要少放蛋液，蛋皮尽量薄些，多余蛋液可从勺中倒出。

虎皮蛋

此菜为上海风味，色泽虎黄，白绿相间，蛋起皱纹，肉质嫩香，咸鲜适口。

原料

鸡蛋5个，青椒、猪瘦肉各25克，油300克（耗50克），盐4克，料酒5克，酱油8克，鲜汤、麻油、淀粉适量。

制作

1. 将鸡蛋放冷水锅中煮沸，小火煮3分钟捞出，剥去外壳，用酱油拌和，蘸上干淀粉待用；青椒、猪肉切成丝。

2. 锅中放油，油七成热时放鸡蛋炸至虎皮色，沥油。锅中留少许油，加鲜汤、料酒、酱油，放入炸好的鸡蛋，沸后改小火烧5分钟，旺火收汁，取出鸡蛋，剖成两半，码放在盘四周。

3. 锅中放油，放肉丝煸炒，放青椒丝，加料酒、盐，成熟出锅装在盘中央，余汁浇在菜上。

要点

鸡蛋滚干淀粉要均匀；炸鸡蛋油温要高，否则不易上色。

酿鸡蛋

此菜为山东风味，色泽鲜艳，白绿相映，造型新颖，口味咸鲜。

原料

鸡蛋6个，猪瘦肉100克，香菜叶适量，盐3克，味精2克，料酒、葱、姜、淀粉各5克，油50克。

制作

1. 将瘦肉洗净剁成末，葱、姜切末。锅上火，放肉末炒散，加盐、味精、葱、姜、酒炒匀。

2. 将4个鸡蛋煮熟，去皮，切成两半，去掉蛋黄，在蛋黄位置放肉馅。将另两个鸡蛋的蛋清用筷子拍打成泡沫状，加干淀粉搅匀，抹在鸡蛋的切面上，再将香菜叶点缀在上面，放锅中蒸熟。

3. 锅中放汤，调味（放盐、味精），开锅勾芡，浇在鸡蛋上。

要点

煮鸡蛋时要搅动鸡蛋，这样可使蛋黄居中央。要抹好肉馅，用蛋泡糊盖好。蒸制时间不能长，以1分钟以内为宜，否则蛋泡糊缩小严重，影响质量。

葱头炒蛋

此菜葱头（洋葱）脆嫩，鸡蛋软香，清鲜适口，葱香味浓郁，简便易做，适合家庭日常烹制。

原料

葱头250克，鸡蛋2个，盐3克，酱油15克，花椒1克，鲜汤25克，植物油40克，芝麻油3克。

制作

1. 将葱头剥去老皮和根，洗净后一切两半，再切成粗约0.3厘米的细丝；鸡蛋磕入碗中，放少许盐，用筷子搅打均匀。

2. 炒锅置旺火上，加入植物油，烧至七成热时倒入蛋液快速翻炒，炒至蛋液凝固，再铲开成为小块，盛出备用。

3. 炒锅另加油烧热，放入花椒炸出香味，捞出不用，随即加入葱头丝、酱油、盐、鲜汤快速煸炒几下，至葱头断生时放入事先炒好的鸡蛋，淋入芝麻油，颠翻均匀装盘即可。

要点

鸡蛋不可炒制过老；花椒不可炸煳，出香味后取出不用，以免影响成菜口感。

水产类菜谱

凉拌鱼丝

清鲜适口，佐酒下饭皆宜。

原料

净鱼肉250克，玉兰片50克，韭黄30克，1个鸡蛋取蛋清，香油、精盐、味精、料酒、水淀粉、葱丝、姜丝、植物油各适量。

制作

1. 将鱼肉切成片，再切成丝；玉兰片洗净切成丝；韭黄洗净切段。

2. 将鱼丝放入盆内，加入料酒、精盐、味精、鸡蛋清、水淀粉浆好，用热锅温油划开。

3. 将炒锅留底油，投入葱姜丝稍煸，放入玉兰片丝煸炒，倒入鱼丝，加入精盐、料酒、味精，炒拌均匀出锅，加入韭黄段和香油，装盘即可。

要点

操作中要掌握好油温，防止把鱼丝炸碎或炸老。

红烧鲫鱼

选用较大的鲫鱼红烧，肉质细嫩，醇香味厚，咸鲜味美。

原料

鲫鱼2条（约500克），猪肥瘦肉50克，冬笋25克，葱丝15克，姜片10克，蒜片15克，盐3克，味精1克，料酒15克，酱油15克，醋5克，白糖10克，水淀粉15克，五香粉2克，八角1个，植物油

300 克（实耗 40 克）。

制作

1. 将鲫鱼去鳞、鳃和内脏后洗净，剖上间距 1.5 厘米的平行刀纹，加少许料酒、酱油略腌；猪肥瘦肉、冬笋分别切成长方片。

2. 炒锅置旺火上，加入植物油，烧至七成热时放入鲫鱼，炸至鱼皮变紧、变红亮时捞出控油。锅内留少许油，烧热后放入八角炸出香味，加入猪肉煸炒至肉色变白，再加入葱姜蒜炝锅，烹入料酒、酱油、醋，加入 300 克水，把鲫鱼、五香粉、白糖、盐、味精同放锅中烧沸，改用小火慢炖，待鱼烧透时将鱼捞入盘中，锅中汤汁加入水淀粉勾芡收稠，浇淋在鱼上即可。

要点

炸鱼时油温要高一些，这样能使鱼皮变紧，烧时不易碎烂；盛鱼时动作要轻，防止鱼碎烂。

萝卜丝汆鲫鱼

此菜为淮扬风味，色泽洁白，汤色乳白，口味咸鲜，汤浓味美。

原料

白萝卜 150 克，鲫鱼 2 条（约重 200 克），猪油 20 克，葱、姜各 2 克，盐 2.5 克，味精 2 克，醋 5 克，料酒 2 克，鸡汤 300 克。

制作

1. 将白萝卜洗净，去皮，切细丝；鲫鱼去鳞及内脏，洗净腹内黑膜，并在鱼体两侧分别剖柳叶花刀；葱切段，姜一半切片，一半切末。

2. 锅中放 10 克猪油，放入鲫鱼，两面略煎，放入葱段、姜片，放入鸡汤，加盐、料酒。开锅后放入猪油和萝丝，中火煮至汤汁浓白时加入味精，盛装在大汤碗中，将姜末和醋放入小碗中，一同上桌。

要点

煮鲫鱼不要用大火，以防鱼肉碎；萝卜丝越细越好；如略放一些胡椒面也很好。

糖醋鲤鱼

成菜造型美观，色泽金黄，外酥里嫩，酸甜可口。

原料

黄河鲤鱼 1 条（约 750 克），葱、姜、蒜末各 15 克，盐 1 克，味精 1 克，料酒 10 克，酱油 20 克，醋 50 克，白糖 100 克，面粉 100 克，水淀粉 200 克，鸡蛋 1 个，植物油 1000 克（实耗 75 克）。

制作

1. 将鱼除去鳞、鳃和内脏后洗净，两面每隔 3 厘米切上牡丹花刀（斜刀切入至鱼骨，再沿鱼骨横切 2 厘米），提起鱼尾使刀口张开，撒上少许盐略腌；用面粉、水淀粉和鸡蛋调制成糊，将鱼均匀地挂上一层糊。

2. 炒锅置旺火上，加入植物油，烧至七成热时放入鱼炸成弓形，待色变黄并定型时捞出，待油温升至八成热时放入鱼复炸，捞出放入盘中。

3. 炒锅内留少许油，烧至五成热时放入葱姜蒜末炝锅，烹入料酒、醋、酱油和 200 克水，再加入白糖和味精，烧沸后用水淀粉勾芡，淋入少许植物油，搅匀，浇在鱼上即可。

要点

炸鱼时油温为七成热，以便蛋糊迅速收缩定型。

砂锅鲜鱼

成菜鱼肉细嫩，汤味醇鲜，原料多样，营养丰富。

原料

鲜草鱼 1 条（约 500 克），豆腐 100 克，冬笋 30 克，冬菇 30 克，熟鸡肉 30 克，熟火腿 30 克，水发海米 30 克，青菜心 50 克，葱姜汁 15 克，盐 5 克，味精 1 克，料酒 10 克，胡椒粉 1 克，鸡油 3 克（芝麻油亦可），植物油 500 克（实耗 40 克）。

制作

1. 将草鱼除去鳞、鳃和内脏后用清水洗净，剁成长方块，放入碗中，加盐、味精、料酒、葱姜汁腌制入味；豆腐切成厚片，入沸水中烫透捞出；冬笋、冬菇、熟鸡肉、熟火腿分别切成长方片；青菜心切成 3 厘米长的段。

2. 炒锅置旺火上，加入植物油，烧至七成热时放入鱼块炸成浅黄色捞出，放入砂锅内。

3. 炒锅内留少许油，烧热后放入豆腐、冬笋、冬菇、熟鸡肉、水发海米略炒，然后加入料酒、葱姜汁和 1000 克水继续加热。烧沸后，撇净浮沫，起锅倒入盛鱼块的砂锅中，撒上熟火腿后盖上盖，用小火炖 30 分钟，加入盐、味精、胡椒粉、青菜心炖至入味，淋入鸡油即可。

要点

豆腐片不可太薄，切好入沸水中烫透捞出；炖时用小火；盐要在后期加入。

椒盐鳝鱼

此菜由鳝鱼配多种泥蓉原料经蒸熟后炸制而成，色泽金黄，外脆里嫩，椒香爽口。

原料

鳝鱼脊背肉 300 克，草鱼肉 50 克，虾仁 50 克，猪肥膘肉 50 克，鸡蛋 3 个，料酒 20 克，葱花 10 克，葱姜汁 25 克，盐 1 克，味精 2 克，白糖 5 克，胡椒粉 0.5 克，干淀粉 100 克，干面粉 25 克，植物油 500 克（实耗 150 克），芝麻油 25 克，花椒盐 1 小碟。

制作

1. 将黄鳝入开水锅中氽一下，捞出浸入冷水中，用刀片顺黄鳝背脊骨将肉划下来，斩去尾尖，理顺待用。

2. 将草鱼肉、猪肥膘肉、虾仁斩成泥，放入盆中，加入葱姜汁、料酒、鸡蛋清（用 1 个鸡蛋）、盐、白糖、味精、胡椒粉、干淀粉拌匀上劲。

3. 将一条鳝背肉平放在操作台上，皮朝下，肉朝上，用洁布揩干水分，撒上薄薄一层干淀粉，用手轻轻拍一下，再涂上一层鱼虾蓉，然后将另一条鳝背肉盖在上面，放在抹过猪油的长盘中。全部做好后，入笼蒸 3~5 分钟，取出冷却，再切成 6 厘米长的段。

4. 鸡蛋磕入碗内，加干淀粉、白面粉和适量清水调成稠蛋糊。

5. 炒锅置中火上，加入植物油，烧至五成热时先将鳝段逐条放进蛋糊中拖一下，再下油锅炸至浅金黄色时捞起，待油温升至七成热时将鳝鱼段下锅复炸，至金黄色时捞出，倒去剩油。

6. 原锅中放入芝麻油，加入鳝鱼段、葱花、味精、盐，迅速颠翻几下，出锅装盘，上桌时随带花椒盐即可。

要点

鳝段要复炸一下，使之口感酥脆。

脆鳝

此菜为江苏风味菜，黑红光亮，口感香脆，而黄鳝又有补中益血之功效，因此深受人们喜爱。

原料

鳝鱼 500 克，葱花 10 克，姜末 10 克，酱油 15 克，醋 25 克，白糖 50 克，芝麻油 3 克，植物油 500 克（实耗 30 克）。

制作

1. 将鳝鱼用沸水烫死，洗去黏液，顺三角骨用竹片（或木片）划成背、肚 2 片，除去内脏后洗净，放入沸水中烫 2 ~ 3 分钟，捞起控净水，取鳝背切成 6 厘米长的段（鳝肚可另作他用）；用酱油和醋将白糖烧溶冷却。

2. 炒锅置旺火上，加入植物油，烧至五六成热时放入控去水分的鳝背段，待鳝背水分全部炸干且鳝段硬挺后捞起控油。

3. 炒锅洗净重置旺火上，加入姜末、葱花、制好的糖醋汁翻炒至卤汁浓稠，放入炸好的鳝背段翻炒均匀，淋入芝麻油即可。

要点

炸鳝段时火要旺，但要掌握好时间，炸至干而不焦为好；鳝背段炸前用沸水烫熟，用净布抹干，入油后易于脱水。

清炒鳝丝

此菜为上海风味，色泽枣红油亮，葱香浓郁，滑嫩鲜甜。

原料

鳝丝 150 克，茭白丝 25 克，食油 50 克，麻油 10 克，料酒 5 克，酱油 5 克，白糖 15 克，葱、姜、蒜各 3 克，味精 1 克，水淀粉适量。

制作

1. 将鳝丝放清水中洗净血污，除去内脏，捞起沥干；茭白、葱、姜切丝，蒜切片。

2. 炒锅置旺火上，放油烧至七成热时放葱姜丝、蒜片炸出香味，倒入鳝丝煸炒，放料酒、茭白丝，再放酱油、白糖、味精和少许清汤。待汤汁稠浓时，用水淀粉勾芡，淋麻油，出锅装盘。

要点

鳝丝一定要加入葱、姜、蒜炒透，以除腥味；茭白切丝要均匀。

煸煨鳝鱼汤

汤呈微黄色，味鲜香，原汁原味。

原料

熟鳝鱼肚皮肉 500 克，鳝骨 1000 克，粉丝 50 克，香菜 6 根，黄酒 25 克，蒜头片、蒜头末各 25 克，清汤 2000 克，精盐 5 克，味精 7 克，胡椒粉 1 克，香醋 15 克，葱 4 根，姜 1 小块，生菜油 500 克。

制作

1. 取鳝鱼肚皮肉，挖去内脏、血块，撕去受胆汁污染部分，洗净。香菜用冷开水洗净后切碎，粉丝用开水烫透后捞出，待用。

2. 锅烧热，放入生菜油，烧至六七成热时，将鳝骨分散下锅炸 1~2 分钟，然后再翻身炸另一面，让其自然结成圆薄饼状，炸干水分，捞出。

3. 锅内留少许余油，加蒜片、鳝骨、葱、姜、黄酒、清汤，用大火烧沸，并呈牙黄色，用干净纱布滤净成鳝骨汤。

4. 原锅烧热，放生菜油。将鳝鱼肚皮肉入锅煸炒，至水分将干时，下蒜末，煸炒均匀，加香醋、清汤、熬过的鳝骨汤。用大火烧开后，倒入砂锅内，转用中火或小火煨约 2 小时，再加盐、味精继续煨烧至鳝鱼肉熟烂。

5. 锅内放清汤 250 克，粉丝烧软后，捞出沥干水分，装入汤碗内，用漏勺将砂锅内煨烂的鳝鱼肚皮肉捞出。捞时，将盛鳝鱼肚皮肉的漏勺用原汤轻轻冲几下，可把碎皮和不整齐的蒜末冲下。然后放入汤碗内，原汤用干净纱布滤净，倒入汤碗内，同时撒上香菜末和少许胡椒粉即成。

要点

鳝鱼肚皮肉入锅煸炒至水分将干时，鳝皮极易爆裂，鳝肚肉易烂。

因此，铁勺操作要轻，边颠锅，边从锅壁加少量猪油，以便锅保持油润，防止肚肉粘锅。

红烧元鱼

成菜色泽红亮，鲜香味浓，营养丰富。

原料

活元鱼1只（约750克），生鸡半只（约500克），葱丝10克，姜片5克，蒜片10克，酱油75克，料酒25克，盐2克，味精1克，白糖10克，八角2粒，水淀粉30克，花椒油15克，植物油750克（实耗75克）。

制作

1. 将元鱼剁去头，控净血，放入沸水中略烫，捞出后刮去黑皮，再放入沸水中稍煮，然后捞入盆中，揭去硬盖，除去内脏，用清水洗净，剁去爪尖，剁成3厘米见方的块；鸡也剁成相同的块，入沸水中略烫捞出，与元鱼块同放一碗中，加入少许酱油拌匀稍腌，然后控净汁水备用。

2. 炒锅置旺火上，加入植物油，烧至八成热时放入元鱼块和鸡块，炸至呈红色时捞出。炒锅内留少许油，烧热后放入葱姜蒜片和八角炝锅，烹入料酒、酱油、盐、白糖和1000克水，放入元鱼、元鱼硬盖、鸡块，烧沸后撇净浮沫，盖上盖改用小火烧至元鱼和鸡肉熟烂（汤剩1/4）时，再改用旺火，放入味精，用水淀粉勾芡，淋入花椒油即可。

要点

元鱼要刮洗干净，否则成菜有腥味，影响口味；炖制元鱼、鸡块时宜采用小火慢煮的方法。

锅㸆黄鱼

成菜形态完整大方，色泽金黄光润，质地软嫩，芳香诱人。

原料

黄花鱼1条（约500克），冬菇15克，熟火腿15克，冬笋15克，香菜梗10克，鸡蛋2个，面粉50克，水淀粉50克，盐3克，味精1克，料酒10克，葱丝10克，姜丝5克，醋3克，芝麻油2克，植物油

100 克（实耗 50 克）。

制作

1. 将黄花鱼去鳞、鳃、内脏洗净，剁开鱼下颌，从肚的一面剔下大梁骨，脊部相连，尾部一分两开，使鱼成为一大片，在鱼肉面剞上多十字花刀，撒上盐、味精、料酒腌渍入味；取一碗，加入面粉、水淀粉、鸡蛋、适量水调成糊；冬菇、熟火腿、冬笋切成丝；香菜梗切成 3 厘米长的段。

2. 炒锅置中火上，加入植物油，烧至五成热时将鱼蘸匀面粉、鸡蛋糊，放入锅中用小火煎成金黄色，捞出控油。炒锅内留少许植物油，用中火烧至五成热时放入葱姜丝炝锅，再放入冬菇、火腿、冬笋略炒，加入黄鱼、料酒、盐、醋和 150 克水，待汤汁将尽时撒入香菜段，淋入芝麻油，盛入鱼盘中即可。

要点

鱼先蘸干面粉后再蘸鸡蛋糊，否则不易蘸匀；煎鱼时用中小火。

绣球黄鱼

此菜制作精细，造型鲜艳，色彩美观，口味鲜美，食用方便，老幼皆宜。

原料

鲜黄花鱼 1 条（约 500 克），猪肥肉臕 50 克，水发冬菇 25 克，冬笋 25 克，熟火腿 25 克，葱丝 10 克，姜丝 5 克，盐 3 克，味精 1 克，料酒 10 克，鸡蛋清 1 个，水淀粉 50 克，鸡油 5 克（芝麻油亦可）。

制作

1. 将黄花鱼去鳞、鳃、内脏洗净，剁下鱼头，在鱼头下颌处切开，铺平；割下鱼尾，从中间片成合页形；剔下鱼肉，去皮后切成丝。

2. 将冬菇、冬笋、火腿、猪肥肉臕均切成 3.5 厘米长的细丝，同鱼肉丝掺匀放入碗中，加入葱丝、姜丝、盐、味精、料酒、鸡蛋清、水淀粉搅匀，团成直径约 2 厘米的丸子；鱼头、鱼尾用盐、味精、料酒略腌入味。

3. 将鱼头、鱼尾分别摆在鱼盘的两端，中间摆上鱼丸，入蒸笼蒸熟取出。

4. 炒锅内加入水 200 克，再加入蒸鱼的原汁，加入盐、料酒、味精烧沸，撇去浮沫，用水淀粉勾芡，淋入鸡油，起锅浇淋在绣球全鱼上即可。

要点

做绣球的各种丝状原料一定要切细；切鱼丝前要剔除鱼刺。

香菜黄花鱼

此菜为山东风味，色泽清雅，味鲜汤浓，鱼肉鲜嫩，清香爽口。

原料

黄花鱼 1 条（重约 500 克），猪瘦肉 50 克，香菜 30 克，熟猪油 75 克，料酒 10 克，精盐 4 克，清汤 500 克，葱丝、姜丝、蒜片各 3 克。

制作

1. 将黄花鱼去鳞、鳃、内脏，洗净，在鱼身两侧剞一字花刀；香菜去叶，洗净切段；猪肉切细丝。

2. 锅中放油，八成热时放黄花鱼，煎至两面微黄时拨至锅边，放葱姜丝、蒜片，煸出香味，放肉丝炒熟，放清汤、盐，再将鱼推入汤内烧约 5 分钟，装盘，余汤放香菜段，浇在鱼身上即可。

要点

余汤内放香菜后，见沸即浇在鱼身上。

砂锅鱼头汤

此菜为上海风味，色泽红润，鱼头酥软，汤汁鲜醇。

原料

大鲢鱼头（重约 500 克），瘦肉片 50 克，笋片 30 克，熟猪油 30 克，料酒 10 克，精盐 4 克，食油 30 克，味精 2 克，白糖 4 克，酱油 5 克，葱、姜各 5 克，胡椒粉适量。

制作

1. 将鱼头去鳃洗净，用酱油抹匀，在七成热油中煎至金黄色，沥油后放于砂锅中。葱打结，姜拍松。

2. 炒锅置旺火加热，倒入熟猪油，加葱姜略煸，放入肉片、笋片煸炒，加料酒、酱油、盐、糖、清水适量。烧沸后倒入砂锅中，小火加热烧至鱼头熟透，拣去葱姜，加味精即可上桌。

要点

鱼头应带鱼身6厘米长，鱼头要新鲜，并要去鳃，洗净。配料也可用粉皮、豆腐或粉丝，食时撒胡椒粉。

葱烧鲫鱼

此菜为江苏风味，色泽深红，葱香四溢，鱼肉肥嫩。

原料

鲫鱼2条（共重约500克），大葱250克，猪板油50克，食油500克（耗50克），料酒、酱油各20克，熟猪油30克，白糖25克，味精2克，姜5克，醋10克。

制作

1. 将鲫鱼去鳞、鳃，开膛，去内脏，洗净，在鱼身两侧剞一字刀；大葱取葱白，切7厘米长的段，一剖为二；猪板油切丁，姜拍松。

2. 炒锅置火上，倒油烧至七成热时放鱼，炸至色黄捞出。

3. 锅中放猪油，锅底垫葱叶、姜，放鱼、葱白，撒上板油丁，加料酒、盐、酱油、糖、清水，烧沸，改小火烧约1个小时，旺火收汁，加味精，淋醋，装盘。

要点

汤汁应没过鱼，装盘时去除葱叶和姜，烹制时油重，不用淀粉勾芡。

清蒸武昌鱼

此菜为湖北风味，色泽洁白，鱼嫩味鲜，汤清适口。

原料

武昌鱼1条（重约750克），猪肥膘肉30克，玉兰片、冬菇、熟火腿各15克，香菜10克，葱、姜各5克，料酒10克，精盐4克，味精2克，汤250克。

制作

1. 将武昌鱼去鳞、鳃、内脏，洗净，放入开水中焯水，沥干，放盘中。

2. 将玉兰片、冬菇、猪肥肉分别切片，放在鱼身上，切葱段、姜片放鱼身上，加盐、料酒、味精、汤，上笼，旺火煮10分钟后，出笼，滗出汤汁。原汁加味精、盐，汁沸淋猪油，浇在鱼上，撒上火腿丝、香菜末即可。

要点

将鱼焯水可除去异味；蒸制时掌握好口味，不要太咸。

红烧河鳗

此菜为上海风味，色泽红亮，肥糯细嫩，营养丰富。

原料

河鳗1条（重约500克），料酒20克，白糖10克，盐5克，醋10克，猪板油20克，麻油10克，酱油30克，葱段、姜片冬10克，熟猪油适量。

制作

1. 将河鳗摔死，剪断喉管，在肛门处剪一小口，从口中取出内脏，用热水泡去黏液，洗净，在鱼身两侧剞牡丹花刀，在沸水中焯水；板油切小丁。

2. 炒锅置火上，放猪油、葱段煸炒，把鳗鱼盘在葱段上，鱼体铺上板油丁，加料酒、姜片和水。旺火烧沸，改小火焖烧20分钟，鱼肉酥烂，放盐、酱油、白糖、醋，待汤汁收稠浓，拣去葱姜，浇上熟猪油和麻油装盘。

要点

从口中取内脏时用两根筷子从喉部插进，朝一边卷动即可。河鳗宰杀洗净，不能放在高温水中浸洗，否则容易脱皮。

奶汤鱼翅

此菜鱼翅软糯，色泽明亮，汁浓味醇，汤色浓白。

原料

水发鱼翅200克，猪五花肉200克，生鸡翅4个，水发冬菇30克，冬笋30克，熟火腿30克，青菜心20克，葱段10克，姜片、姜汁、盐各5克，味精1克，料酒10克，奶汤750克，葱油20克，植物油

30 克。

制作

1. 将水发鱼翅入沸水中氽透捞出，整齐地排列在碗内；猪五花肉切成大片；生鸡翅分别剁成两半；冬菇、冬笋、熟火腿分别切成长方片；青菜心切成 3 厘米长的段；将冬菇、冬笋、青菜心分别入沸水中略烫捞出。

2. 炒锅置旺火上，加入植物油，烧至五成热时放入葱段、姜片炝锅，随即放入肉片、鸡翅煸炒，再加入料酒、盐、味精和 1000 克水。烧沸后起锅倒入盛鱼翅的碗内，入笼蒸 2 小时左右，滗去汤汁，只取出鱼翅摆入汤盘中备用。

3. 炒锅洗净，另加入葱油，烧至四成热时放入奶汤、冬菇、冬笋、青菜心、料酒、盐、味精、姜汁烧沸，撇净浮沫，起锅慢慢倒入盛鱼翅的汤盘中，撒上火腿片即可。

要点

烹制过程中，取拿鱼翅时应防止碎烂；鱼翅入笼蒸制时间要根据涨发程度灵活掌握，以保证鱼翅熟烂为宜。

多味鱼汤

成菜鱼鲜宜人，口味浓郁，酸辣适中。

原料

海鱼（绯鲤、无须鳕、海鳗、江鳕）2000 克，洋葱 2 个，大蒜 8 瓣，韭葱 1 根，西红柿 3 个，茴香 5 克，香芹 1 根，香叶 1 片，风轮菜 1 片，干辣椒 1 个，面包 1 个，熟土豆 1 个，红色调味汁、藏红花、色拉油、盐、胡椒粉各适量。

制作

1. 将绯鲤、无须鳕、海鳗、江鳕四种鱼去鳞、开膛、剥皮、剔去鱼骨，切成块。洋葱、大蒜瓣和韭葱合在一起切碎。锅置火上，加油烧热，放入切碎的洋葱、大蒜和韭葱煸炒出香味。

2. 鱼块入油锅，炸成两面金黄色捞出，沥出多余油。锅洗净置火上，加清水、炒洋葱、大蒜和韭葱，再放入西红柿块、茴香、香芹段、风轮菜、香叶和藏红花，加盐、胡椒粉，放入鱼头、鱼骨，盖上锅盖，用旺火煮 30

分钟至熟，捞出风轮菜和香叶，锅内物料搅碎，再放入鱼块煮熟。

3. 3 瓣大蒜加去籽辣椒放入研钵，加入藏红花、少许盐一起研成膏，制出红色调味汁。熟土豆去皮，压碎后放入研钵，边加油边研磨，研成膏状。

4. 汤倒入汤盆，与红色调味汁、烤面包片一起食用即可。

要点

选用无刺的海鱼；将鱼肉用开水汆一汆，除去腥味；注意炖制的时间；上桌时注意汤中的刺骨。

醋椒鱼

此菜为淮扬风味，汤乳白色，鱼肉鲜美，口味酸辣。

原料

活草鱼 1 尾（重 500 克），香菜 20 克，油 50 克，葱、姜各 5 克，料酒 10 克，醋 20 克，胡椒粉 2 克，盐 3 克，味精 3 克，香油 5 克，鲜汤 500 克。

制作

1. 活鱼去鳞、鳃、内脏，洗净，两面剞上柳叶花刀，开水中焯透取出；香菜切 2.5 厘米长段，葱、姜切块。

2. 锅中放油，放胡椒粉稍炒至变色，加葱姜块、鲜汤，烧沸放料酒、味精、盐，放入鱼，移至小火炖 20 分钟。将鱼捞起放汤碗中，撒上香菜段，放醋和香油，汤中葱姜拣去，倒入汤碗中。

要点

鱼在汤中要充分加热，味入透；醋等鱼熟后再放。

油焖大虾

本菜红艳油亮，味甜咸鲜香。

原料

大虾 500 克，青蒜 5 克，鸡汤 100 克，葱、姜末各 10 克，料酒 15 克，白糖 20 克，植物油 50 克，香油 30 克，盐、味精各适量。

制作

1. 将大虾用凉水冲洗干净，剪去虾腿、须、尾，再从脊背开一小口去掉头部的沙包和背部的沙线。根据虾的大小，将虾切成 2～3 段。

2. 将青蒜去根、洗净，切成 3 厘米长的段备用。

3. 炒锅放植物油，旺火烧至五成热，下葱姜末、虾段，煸炒几下。然后加入料酒、盐、白糖、鸡汤、香油、味精。汤沸后，盖锅，改微火焖 5 分钟，再改为旺火焖，至汤汁收浓，立即出锅装盘，撒上青蒜段即可上桌。

要点

煸炒时应用勺头轻轻按压虾头，挤出虾脑，这样可使虾色红润油亮。

牡丹虾球

此菜造型逼真，色泽鲜艳。虾球圆润细嫩，荸荠爽脆，甜咸带酸，系虾仁系列中的著名品种。

原料

海虾仁 250 克，荸荠 200 克，鸡蛋 5 个，猪肥膘 25 克，小生菜叶 3 片，黄酒 20 克，番茄酱 25 克，白糖 15 克，葱姜汁 10 克，花生油 500 克（实耗 75 克），干生粉 20 克，40 度水生粉 15 克，胡椒粉、精盐、味精各适量。

制作

1. 将虾仁和猪肥膘斩成细蓉，加少许黄酒、味精、精盐、胡椒粉和 1 只鸡蛋，一起搅拌上劲。荸荠去皮，削成杨梅大小，再将 4 个鸡蛋煮熟，然后用冷水激凉，剥去蛋壳。

2. 烧热锅，放生油，烧至五成热时，将虾胶挤成直径为 1.5 厘米的丸子，放入油锅余热，待全部虾胶做完后，倒出沥油。原锅内留少许油，放番茄酱煸炒，加鲜汤 30 克、白糖、精盐、味精和荸荠烧沸，下水生粉勾芡，使卤汁黏稠，再放虾球颠翻均匀，淋上热油上光，装在盆中 2/3 的地方。

3. 用小刀在熟蛋白表面片切下一片一片大小如硬币的圆片，将其作为花瓣，把浅圆弧面向外（向下）、平面向里（向上），排列成 1 朵白色的花朵，在花中心放 1 小撮姜末做花蕊，花外围放 3 片生菜叶作为绿叶，把这朵花放在盆中 1/3 的地方，即为牡丹花。

要点

虾仁和猪肥膘都要放在新鲜猪肉皮上斩蓉，以免受到砧墩木屑和木汁的污染；虾蓉要斩得细腻，搅拌上劲，成品才细嫩而有弹性；汆虾球时，要注意先下锅的和后下锅的受热程度，以免老嫩不一，色泽混杂；煮鸡蛋要冷水下锅，小火焐熟，趁热用冷水激凉，使鸡蛋白收缩而脱离蛋壳，剥壳时就容易保持蛋面光洁。

虾球鸭掌

本菜是南京传统名菜，又称"掌上明珠"。此菜色泽鲜艳，造型美观，虾球鲜嫩，鸭掌软韧。

原料

鸭掌 20 只，熟火腿末 5 克，虾仁 150 克，青菜叶末 5 克，鸡蛋清 1 个，水发香菇 5 克，绍酒 25 克，淀粉 30 克，鸡清汤 50 克，熟猪油 25 克，味精适量，盐适量。

制作

1. 将鸭掌去爪尖，洗净，放入锅中，加水淹没鸭掌，用火煮至八成熟，捞出鸭掌放入凉水中浸凉，剔去掌骨，撒上淀粉 10 克，排放在盘中。

2. 将虾仁剁成蓉，放入碗中，加盐、味精少许，绍酒、鸡蛋清、淀粉各 15 克，搅成虾糊，用手挤成 20 个小虾球，分别摆放在鸭掌中间，再用熟火腿末、水发香菇末、青菜末分别镶在虾球上，上笼蒸 2 分钟。

3. 将锅用旺火烧热，放入熟猪油（10 克）、鸡清汤、盐、绍酒（10 克），烧沸后用剩余淀粉勾芡，淋入熟猪油 15 克，将芡汁浇在鸭掌上即成。

要点

摆放虾球、火腿末等原料的时候应尽可能保持造型美观。

炒虾片

大虾片炒后洁白晶莹，清鲜而质嫩，可充分保持对虾的原味。本菜属于典型的山东胶东风味菜。

原料

对虾4个（约400克），水发冬菇15克，冬笋15克，青豆10粒，鸡蛋1个取清，水淀粉15克，葱段10克，姜片5克，盐3克，味精1克，芝麻油2克，植物油1000克（实耗30克）。

制作

1. 将对虾除去头、皮洗净，从虾脊背部劈开，剔去沙线，斜片成0.5厘米厚的片，放入碗内，加入鸡蛋清、水淀粉、盐搅匀上浆；冬菇、冬笋切成片。

2. 取一碗，加入盐、味精、50克水、水淀粉搅匀，兑成汁水备用。

3. 炒锅置中火上，加入植物油，烧至五成热时放入虾片滑熟捞出。炒锅内留油25克，放入葱段、姜片炝锅，随即放入冬菇、冬笋、青豆略煸炒，加入虾片，倒入兑好的汁水快速颠翻炒匀，淋入芝麻油搅匀，盛入盘中即可。

要点

选用的对虾必须新鲜；虾片入油中划散时用力要轻，防止虾片碎烂。

菜胆贝脯汤

成菜色泽白绿相映，质嫩味美，汤清适口。

原料

鲜贝300克，油菜心200克，猪肥肉泥50克，鸡蛋清1个，葱姜末15克，盐5克，味精2克，料酒10克，水淀粉25克，植物油20克。

制作

1. 将鲜贝用刀背捶砸成鲜贝蓉，放入大碗内，加入猪肥肉泥、鸡蛋清、少许盐、味精、料酒、水淀粉和150克水搅匀，制成直径2厘米的鲜贝丸子，入沸水锅中氽熟捞出备用；油菜心择洗干净，在根部切十字刀纹，入沸水中略烫捞出，放入凉水中过凉。

2. 炒锅置中火上，加入少许植物油，烧至四成热时放入葱姜末炝锅，然后依次加入料酒、盐、油菜心和100克水。烧至入味，将油菜根帮部向外整齐地摆入汤盘四周。

3. 炒锅洗净重置中火上,加入少许植物油,烧至四成热时放入葱姜末炝锅,依次加入料酒、盐、味精、鲜贝丸子和 500 克水,至汤沸入味后将鲜贝丸子捞出,放在油菜上,将汤汁慢慢倒入汤盘中即可。

要点

搅制鲜贝丸子料时水要分次加入,并朝同一方向搅制;鲜贝丸子入水汆时水温不宜太高,以 90℃为宜。

锦绣螺片

成菜选料多样,以"锦绣"寓意菜肴色泽的丰富、美观,口味鲜咸。

原料

海螺肉 250 克,玉兰片 100 克,青红柿子椒 50 克,胡萝卜 50 克,水发香菇 50 克,葱丝 10 克,姜末 10 克,蒜蓉 5 克,盐 4 克,味精 1 克,料酒 10 克,水淀粉 20 克,白糖 5 克,胡椒粉 1 克,芝麻油 3 克,植物油 500 克(实耗 40 克)。

制作

1. 将海螺肉片成薄片,加入姜末、葱丝腌约 15 分钟;青红柿子椒去蒂、籽后切成丝;胡萝卜斜切成片;玉兰片、青红柿子椒丝、胡萝卜片、香菇入沸水中略烫捞出。

2. 炒锅置旺火上,加入植物油,烧至四成热时放入海螺肉片,滑炒至八成熟时捞出控油。炒锅内留少许油,烧热后放入蒜蓉、姜末炝锅,随即放入香菇、柿子椒、玉兰片、胡萝卜片、海螺片略炒,放入料酒、盐、味精、白糖、胡椒粉调味,用水淀粉勾稀芡,淋入芝麻油出锅即可。

要点

炒制时采用旺火急炒的方法。

油爆海螺

此菜螺肉经油爆后,质地特别脆嫩爽口,汪油包汁,色泽美观。

原料

鲜海螺肉 300 克,水发木耳 25 克,水发冬笋 25 克,葱段 10 克,蒜片、姜末各 5 克，盐 3 克，味精 1 克，料酒 5 克，水淀粉 25 克，鸡油 10 克，植物油 500 克（实耗 30 克）。

制作

1. 将海螺肉洗净，片成 0.1 厘米厚的大片，入沸水锅中汆过，控水备用；冬笋切成片。

2. 取一碗，加入盐、味精、料酒、水淀粉和 50 克水搅匀，兑成味汁备用。

3. 炒锅置旺火上，加入植物油，烧至九成热时放入海螺肉立即拨散，迅速捞出控油。炒锅内留油 25 克，放入葱段、蒜片、姜末爆锅，加入冬笋、木耳略煸炒，随即放入海螺肉，倒入对好的味汁快速翻炒，淋入鸡油翻匀，盛入盘中即可。

要点

海螺肉入水汆比入热油中的时间要短，防止质地变老；翻炒速度要快，既要使原料受热均匀，又要保持原料的脆嫩质感。

三鲜扒海参

此菜原料多样，各味相融，色泽红亮，鲜美适口。

原料

水发海参 300 克，鲜虾仁 200 克，鸡脯肉 150 克，冬笋 50 克，葱段 100 克，鸡蛋 1 个取清，盐 2 克，味精 1 克，料酒 10 克，酱油 30 克，水淀粉 25 克，芝麻油 3 克，植物油 500 克（实耗 40 克）。

制作

1. 将海参斜刀片成长条片，入沸水中烫透，捞出控水；鸡肉片成薄片，与虾仁同放碗中，加入盐、味精、料酒、鸡蛋清、水淀粉搅匀上浆，入五成热油中划散至熟，捞出控油；冬笋切成菱形片。

2. 炒锅置旺火上，加少许植物油烧热，放入冬笋、虾仁、鸡肉片、酱油、味精、料酒、盐和 50 克水炒匀，用水淀粉勾芡，起锅盛入碗内。

3. 炒锅刷净置中火上，加入 30 克植物油，烧至五成热时放入葱段炸成金黄色，将葱段捞出不用，放入海参略炒，加酱油、盐、味精、料酒和 100 克水烧沸，用水淀粉勾芡，起锅盛在虾仁、鸡肉片上面，淋入芝麻油即可。

要点

虾仁、鸡肉片加热不可过度，以保持滑嫩；葱段炸成金黄色，以突出葱香味。

炒海螺

此菜为大连风味，色泽金黄，清鲜脆嫩，味美可口。

原料

海螺肉 150 克，玉兰片 25 克，油菜 25 克，油 35 克，酱油 5 克，料酒 5 克，味精 1 克，清汤 50 克，精盐 2 克，葱、姜各 3 克，花椒油 5 克，淀粉适量。

制作

1. 海螺由缺口处片开成相连片，反过来用刀面拍一下，再由上而下片为厚 2 毫米的圆形。

2. 油菜斜刀切片，葱切片，姜切末；将海螺、玉兰片、油菜分别焯水。

3. 勺中放油，用葱姜炝锅，放海螺片、玉兰片、油菜翻炒，加料酒、酱油、清汤、味精、盐调好口味，勾芡淋花椒油即可出锅。

要点

海螺焯水注意火候，一焯就行；炒制时间也不要太久。

海底捞月

此菜命名与菜品结合有一定意境，鸽蛋蒸好后似海底之月，而海参本身也是海底产品，所以很吻合。此菜色泽鲜艳，造型美观，清鲜软嫩，富有营养。

原料

水发海参 250 克，鸽蛋 12 个，青豆 10 余粒，料酒 10 克，酱油 10 克，味精 2 克，清汤 750 克，精盐 3 克，明油适量。

制作

1. 海参顺长片抹刀片；取酒盅 12 个，内壁涂上少许油，将鸽蛋分别磕进盅内，上屉蒸熟取出，装在大碗里。

2. 海参片焯水，控净。

3．锅内加清汤、料酒、酱油、味精、精盐，烧至汤沸，调好口味，去浮沫，放入海参片、青豆，烧沸，盛在鸽蛋碗内，淋上明油即成。

要点

蒸鸽蛋时要边蒸边放气，否则蒸出的"月亮"有孔洞，疏松。

肉片炒毛蛤

此菜色泽金红，鲜香软嫩，味美可口。

原料

毛蛤肉150克，猪肉50克，油菜20克，油200克（耗50克），料酒5克，酱油5克，味精1克，鸡蛋清10克，葱、姜各3克，蒜5克，淀粉10克，鲜汤适量。

制作

1．毛蛤肉洗净，清除肉毛，片开割去黑心，切片。猪肉切片，油菜洗净，切抹刀片，切葱花、姜末、蒜片。

2．将肉片用盐、料酒腌渍入味，加鸡蛋清、淀粉抓匀上浆，在四成热的油中滑熟，捞出控油，毛蛤片在沸水中烫透捞出。

3．勺中放底油，用葱姜蒜炝锅，放油菜和蛤肉片翻炒，加料酒、酱油、鲜汤、味精、精盐调味，放肉片，勾芡，淋明油，翻匀出锅。

要点

肉片滑油、蛤片焯水均应注意火候。

炸熘海带

色泽黄红，质地外酥脆里鲜嫩，口味咸鲜。

原料

水发海带（肥厚处）200克，油500克（耗50克），酱油5克，味精1克，白糖5克，精盐2克，面粉、淀粉适量，醋5克，葱、姜、蒜各3克。

制作

1．海带洗净切象眼片，切葱花、姜末、蒜片，将面粉、水、淀粉调成糊。

2．锅中放油，烧至六成热时将海带挂糊，下锅炸成金黄色，酥脆，捞出控油。酱油、精盐、白糖、醋、淀粉、味精兑成汁。

3. 勺中留底油，烧热，放葱姜蒜炝锅，放入兑好的汁。汁爆起，放海带，翻匀，出锅装盘。

要点

海带要炸酥；爆好汁后再放海带，翻匀立即出锅，马上上桌，以保持其质地。

清蒸河蟹

此菜为广东风味，色泽红润，口味鲜美。

原料

鲜活河蟹 2 只（重约 500 克），盐 1 克，味精 2 克，大红浙醋 15 克，鲜姜 15 克，香油 3 克。

制作

1. 将活蟹用清水洗净，用细绳把蟹腿与身子十字交叉绑在一起，放入笼中蒸 20 分钟取出，把绳去掉，蟹剁成块码在盘中，蟹壳擦上香油。

2. 切姜丝放碗中，加盐、味精、大红浙醋和香油调成汁，随蟹一起上桌。

要点

蟹蒸好后，取下壳，去掉蟹壳下两排松软的楔状物质，用刀从中间切开，顺其腿的方向切成 8 块；蟹壳擦香油后异常红亮。

烩乌龟蛋

此汤菜为山东风味，色泽浅黄，口味酸辣。

原料

乌龟蛋 100 克，豆苗 10 克，料酒 5 克，盐、酱油、味精各 2 克，葱、姜各 5 克，米醋 20 克，白胡椒粉 8 克，淀粉 10 克，香油 2 克。

制作

1. 将乌龟蛋用清水冲洗干净，放清水中泡 10 个小时后使用；豆苗去根洗净；葱、姜拍松，放碗中，加 20 克清水泡。

2. 将乌龟蛋层层剥开成薄片，放在装有清水的碗中。炒锅上火，加一汤碗清水烧开，加盐、味精、料酒、酱油、葱姜水，用水淀粉勾芡，放米醋和胡椒粉，把乌龟蛋捞出，控净水，放入汤碗中，把汤汁倒入汤碗，撒上豆苗，淋香油即可。

要点

此菜为汤菜，应略有颜色，无色不美观；菜色略浅为好，口味应调准。

草鱼头汤

此汤能充分利用余料，内容多样，汤宽味鲜，营养丰富。

原料

做其他菜剩下的猪肉皮100克，鸡肉50克，草鱼头3~5个，金钩豆瓣酱、葱、姜、盐、味精、胡椒粉、西红柿片各适量，剩余蛋皮和绿色蔬菜各少许。

制作

1. 猪肉皮煮软，碎料剁蓉做丸子；鸡翅、鸡爪去骨切片，鸡颈带骨斩成段；姜拍松，葱切段，金钩酱用开水泡起。

2. 锅放旺火上，姜、葱放锅底，然后放鸡肉、鸡汤，加盐、胡椒烧开，下鱼头，移至火上炖熟。走汤时转旺火，下肉丸子和金钩酱，再放些蔬菜，撇去浮沫，加味精出锅。可捞去葱、姜，再放些蛋皮、西红柿片。上桌可用大汤碗或连砂锅一起上。

要点

准备此宴，应先切配料，切配料的间隙，即应煮鸡、腌菜，然后着手烹制；最好用砂锅。

清汤鱼肚

此汤汤清味鲜，鱼肚松软，营养丰富，为汤中珍品。

原料

水发鱼肚400克，鸡清汤750克，熟火腿、熟鸡脯肉各50克，水发玉兰片25克，嫩菠菜3棵，猪油、料酒各15克，精盐10克，味精3克。

制作

1. 将鱼肚切成长5厘米，宽1.5厘米的块，用开水汆过，再用凉水漂洗干净，沥干水。将火腿、玉兰片均切成小片。鸡脯肉切成薄片，菠菜择洗干净。

2. 将净锅置火上，添入鸡汤，放入鱼肚、火腿、玉兰片，加入料酒、精盐烧滚后，放入鸡肉片，去尽浮沫，加入味精、猪油、菠菜烧滚，盛汤碗内即可。

要点

选用小棵菠菜，入汤菠菜断生即可。

其他类菜谱

凉拌银耳

此菜由银耳配胡萝卜拌制而成，红白分明，口感脆嫩清爽，味鲜香适口。

原料

银耳 25 克，红胡萝卜 50 克，葱丝 5 克，盐 3 克，味精 1 克，白糖 5 克，芝麻油 5 克。

制作

1. 将银耳放入碗中，加入温水浸泡 1 小时左右，待其全部涨发后去蒂和杂质，用清水洗净，控干水分撕成小朵；胡萝卜刮皮洗净，切成菱形片，入沸水中略烫捞出，控水备用。

2. 将银耳、红胡萝卜、葱丝、盐、味精、白糖、芝麻油放入盘中，拌匀即可。

要点

掌握好涨发银耳的程度，防止过硬或软烂。

冬菇煎豆腐

此菜鲜香味美，风味独特。

原料

豆腐 500 克，水发冬菇 150 克，笋 50 克，熟植物油 750 克（约耗 100 克），麻油 5 克，湿淀粉、精盐、味精、酱油、白糖、鲜汤各适量。

制作

1. 将豆腐切成 4 厘米长的厚片。炒勺放置旺火上，倒入油，待油烧至七八成热时，将豆腐摊在漏勺里，连漏勺缓缓放入（勿使油溅出勺外），待豆腐炸至发黄、外表结硬皮时，捞出控净余油。

2. 炒勺留少许底油，放入糖、精盐、味精、鲜汤和豆腐，改用慢火煨 15 分钟左右，待卤汁将干时，倒入汤盘中。

3. 冬菇剪去根，洗净；笋切成长方片。炒勺放置旺火上，倒入少许底油，投入冬菇、笋片略炒一下，加入酱油、白糖、味精和鲜汤。待烧开后，用湿淀粉勾芡，然后浇在已烧好的豆腐上，再淋上麻油即成。

要点

豆腐要炸至发黄。

香菇盒

本菜以香菇和瘦猪肉配合烹制，不仅富含蛋白质，而且富含钙、铁和维生素 A、B 族维生素。作为一种荤菜，它鲜香柔软，易咀嚼，易消化，营养丰富，非常适合老年人食用。

原料

香菇 50 克，淀粉 15 克，瘦猪肉 150 克，肉汤或鸡汤 90 克，火腿 25 克，鸡蛋 1 个，酱油 20 克，葱 10 克，姜、盐各适量。

制作

1. 将香菇泡发，去蒂，洗净，摊开、压平。

2. 猪肉、火腿、葱、姜都切成细末，把鸡蛋与淀粉、酱油（10克）、盐大半一同拌匀，做成肉馅待用。

3. 摊开香菇，将肉馅摊在香菇片上，稍加按压，使肉馅嵌入香菇伞褶内，上面盖一个香菇片，制作成香菇盒，整齐平放在大盘子里，上笼屉蒸 15 分钟取出。

4. 将剩下的酱油、盐、鸡汤浇在香菇盒上即成。

要点

按压香菇片时，用力不宜过大，均匀用力、稍加按压即可。

香菇素包

香菇配木耳、青菜、油面筋、植物油为馅，不仅味道更鲜美，而且具有滋补、养颜、通便、防止动脉硬化的功效。另外，本菜营养更全面，可以纠正小孩偏食的习惯。

原料

水发香菇200克，青菜250克，油面筋60克，水发黑木耳100克，白糖5克，植物油20克，香油15克，面粉500克，发酵剂、盐、味精各适量。

制作

1. 将面粉加发酵剂、温水，和成面团，放在有盖的容器内等待发酵。等到面团胀大、蓬松时，即可做包子坯。

2. 将香菇、木耳泡发、洗净、切碎。

3. 将油面筋洗净切碎。

4. 将青菜洗净，沸水焯熟，放在凉水中浸凉，再切碎，挤去水。

5. 将植物油放锅内，烧热，放入切好的香菇、黑木耳、油面筋、白糖、盐，煸炒至熟，起锅时加入青菜、味精，拌匀，淋上香油，即成为包子馅。

6. 根据个人喜好做成大小合适的包子，摆放在蒸笼里，蒸熟即可出笼食用。

要点

蒸包子时将蒸笼放到沸水锅上蒸10分钟即可。若有时间，最好用凉水蒸，这样包子的口感会更好。

香菇羊蹄

此菜将羊蹄与香菇同烧。成菜鲜香微辣，麻香软糯，沙茶味浓。

原料

山羊蹄10只，水发香菇100克，火锅底料35克，香辣酱25克，沙茶酱30克，朝天椒2克，葱、姜、蒜末各10克，鸡精5克，白糖5克，酱油10克，盐1克，八角、桂皮、干辣椒末各少许，水淀粉15克，植物油30克，芝麻油3克。

制作

1. 将山羊蹄燎毛洗净，放入开水锅中汆透待用。炒锅置火上，加入油烧热，放入八角、桂皮、朝天椒炒至棕红色，加入清汤、姜块、白糖、盐，熬至出香味时，放入火锅底料、香辣酱、酱油和羊蹄，焖至能脱骨为止，取出抽去骨，摆在窝盘中间。

2. 将水发香菇切碎，同蒜蓉、干辣椒末入锅炒出香味时，加入鸡精及焖羊蹄的原汁，出锅平放在羊蹄上，再入笼蒸约30分钟，取出翻扣入盘中。

3. 炒锅置火上烧热，放入蒸羊蹄的原汁、沙茶酱、鸡精、葱末、芝麻油，用水淀粉勾芡，出锅浇在羊蹄上即可。

要点

因各种酱类调料大多含盐分，因此烹制此菜加盐量要少。

香菇烧豆腐

此菜味道咸鲜滑爽，清香四溢，加上外观清新素雅，深受顾客欢迎，能适应各种不同档次的筵席。

原料

老豆腐300克，水发香菇150克，瘦肉末50克，姜片、蒜片、马耳葱、胡椒粉、鸡精、精盐、味精、料酒、水豆粉、植物油各适量。

制作

1. 豆腐打成方块，下热油锅中过油至略带黄色捞出。香菇洗净，切片。瘦肉剁成末，下锅炒香。

2. 油锅上火，下姜、葱爆香，掺汤烧开，出味后捞出渣料，下豆腐、香菇及调料，烧至收汁时放味精、香油，勾芡，下马耳葱，推匀出锅装盘，撒入肉末即成。

要点

炒肉末要吃底味；豆腐过油时不宜炸老了，表皮略带黄色即可。

蒜蓉木耳菜

木耳菜是一道普普通通的小菜，只要到了季节，随处都可见到，烹制方法相对较容易，但要炒好也非易事。本菜是以蒜蓉炒制的木耳菜，既有蒜的芳香味，又有菜的油绿，成菜充分体现了民风野趣。

原料

大蒜4瓣，木耳菜400克，味精、精盐、色拉油各适量。

制作

1. 将蒜去皮洗净，捶成蓉；木耳菜去头及老叶，洗净待用。

2. 取锅烧油，待热时下蒜蓉，炒香后放木耳菜翻炒，调入味精、精盐即可起锅。

要点

木耳菜应洗净，下锅时用旺火短炒，否则色泽观感不佳。

蒜炝金针菇

金针菇细滑脆嫩，为菌中美味，以蒜炒制，成菜外形素淡雅致，味道咸鲜爽口，清香宜人。

原料

金针菇300克，青红椒200克，化猪油、蒜末、精盐、味精、香油、色拉油各适量。

制作

1. 将金针菇择洗干净，青红椒切成丝。

2. 锅置火上，倒入化猪油烧热，下蒜末炝锅，放金针菇、青红椒丝翻炒，调入盐、味精，滴入香油出锅。

要点

炒金针菇不能过火，否则水分流失，影响成菜质量。

玉兰片猴头蘑

玉兰片为竹子的地下嫩茎，经去笋衣切成的片，似玉兰花，故得名玉兰片。其色白，片大，质地细嫩而脆，味清鲜，香气浓郁。猴头蘑为齿菌科植物猴头菌的子实体，是山八珍之一，入菜口感近似瘦肉，味鲜美，香气浓郁。故本菜营养丰富，造型美观，为素食精品。

原料

鲜笋200克，猴头蘑300克，奶汤、味精、精盐、菜油、姜片、葱节各适量。

制作

1. 将猴头蘑入锅中焯透后捞出漂凉，挤干水分，改片装入蒸碗，吃好味，上笼蒸好，取出扣入盘中。

2. 鲜笋去衣洗净，片成 0.2 厘米厚的片，入锅煮透，捞出，摆于圆盘四周，挂上白汁即可。

要点

因猴头蘑中水分过多，入锅前需将水分挤干，加入的调料味才能渗透进去，增加菜品的鲜醇味。

香菇竹笋汤

此汤菜色清淡，味鲜美，质脆嫩，营养丰富。

原料

鲜竹笋 250 克，干香菇 50 克，菠菜心 25 克，蒜苗 10 克，盐 5 克，味精 2 克，料酒 5 克，水淀粉 20 克，芝麻油 3 克。

制作

1. 将鲜竹笋削去皮，切成 3 厘米长的斜刀片，放入沸水中烫熟捞出；干香菇洗净，放入碗中，加一碗水，上笼用旺火蒸约 30 分钟取出，汤汁留用，香菇切成薄片，放入凉水中浸泡；菠菜心和蒜苗洗净，切成 3 厘米长的段。

2. 炒锅置旺火上，加入清水 5 手勺，倒入蒸香菇的原汁，加盐、料酒烧沸，放入香菇烫透捞出，盛入汤碗的一边。然后，将竹笋放入炒锅烫透捞出，盛入汤碗的另一边，与香菇对称。最后，放入菠菜及蒜苗烧沸，撇去浮沫，放入味精，用水淀粉勾稀芡，浇入汤碗中，淋入芝麻油即可。

要点

摆放香菇和竹笋要整齐；菜汤量宜多，慢慢倒入碗中，以防破坏造型。

五柳豆腐

做此菜的方法是在豆腐上浇上 5 种丝状原料制成的味汁。成菜色泽艳丽，咸酸微辣，软嫩清香。

原料

豆腐 400 克，胡萝卜、青柿子椒、干红辣椒、香菇、笋各 15 克，葱丝 10 克，盐 2 克，味精 1 克，醋 15 克，酱油 5 克，水淀粉 5 克，植物油 25 克，芝麻油 2 克。

制作

1. 将豆腐放入沸水中略烫捞出，放在大盘中，切成 2 厘米见方的块；胡萝卜、青柿子椒、干红辣椒、香菇、笋均切成细丝。

2. 炒锅置旺火上，加入植物油，烧至四成热时放入葱丝炝锅，加入胡萝卜等丝状原料煸炒，然后加入醋、酱油、盐、味精和 100 克水，烧沸后用水淀粉勾稀芡，淋入芝麻油搅匀，趁热起锅浇在豆腐上，食时拌匀即可。

要点

豆腐翻炒要轻。

香菜豆腐汤

香菜具有特殊的清香味，与豆腐、海米、蛋皮等原料同炖，制成的汤菜色泽美观，汤清味鲜，清香宜人，是很好的开胃汤菜。

原料

豆腐 200 克，水发海米 25 克，香菜 25 克，鸡蛋 2 个，葱丝 10 克，姜丝 5 克，盐 4 克，味精、胡椒粉各 1 克，植物油 20 克，芝麻油 2 克。

制作

1. 将豆腐切成 3 厘米长、0.5 厘米粗的条，入沸水中略烫捞出；鸡蛋磕入碗中，用筷子搅匀备用；香菜择洗干净，切成 3 厘米长的段。

2. 炒锅置小火上，加入植物油，转动炒锅使锅底均匀地布满一层油，倒入鸡蛋液，慢慢转动炒锅，使蛋液形成薄蛋皮，定形后翻过来略煎另一面，取出后切成 5 厘米长的丝。

3. 炒锅内加入 1000 克水烧沸，加入豆腐、鸡蛋皮、胡椒粉、葱姜丝、盐、味精、海米炖 3 分钟，放入香菜段，淋入芝麻油搅匀，盛入大汤碗中即可。

要点

摊蛋皮时转动炒锅的速度要适中，使蛋液均匀地摊在锅底，形成厚薄均匀的蛋皮；香菜在成菜前加入，不可过早。

椒油腐竹

此菜为腐竹经水涨发后，加入花椒油烧制而成，色泽嫩黄，味咸鲜适口，花椒油香味浓郁。

原料

干腐竹150克，水发海米、水发香菇各25克，葱丝10克，姜丝5克，盐2克，味精1克，酱油10克，干花椒1克，水淀粉10克，植物油30克，芝麻油2克。

制作

1. 将腐竹冲洗干净，放入沸水中，加少许食碱浸泡，至回软无硬心时，用清水漂洗干净，切成3厘米长的段；香菇切成条。

2. 炒锅置小火上，加入植物油，烧至四成热时放入花椒炸出香味，将花椒捞出不用，放入葱姜丝炝锅，放入腐竹、香菇、海米、盐、酱油，用旺火翻炒均匀后加入100克水，用中火烧至入味，加入味精，用水淀粉勾芡，淋入芝麻油搅匀即可。

要点

涨发腐竹时加少许食用碱即可；炸花椒用小火，炸至变色出香味方可。

家常豆腐

此菜为四川家常风味菜，豆腐炸后烧制，色泽红亮，味咸鲜微辣，诱人食欲。

原料

豆腐500克，猪肥瘦肉50克，青蒜苗50克，葱末10克，姜末5克，盐2克，味精1克，料酒、酱油各5克，辣豆瓣酱、水淀粉各10克，植物油500克，辣椒油2克。

制作

1. 将豆腐洗净后切成厚长方片，青蒜苗切成3厘米长的段，猪肥瘦肉切成薄片，豆瓣辣酱剁细。

2. 炒锅置旺火上，加入植物油，烧至七成热时放入豆腐，炸成金黄色时捞出控油。

3. 炒锅内留少许油，烧至四成热时放入肉片煸炒至熟，然后放入豆瓣辣酱，炒至油红出香味时，放入葱姜末炝锅，烹入料酒，然后加入酱油、豆腐、水烧沸，改用小火烧至入味，放入蒜苗略翻炒，用水淀粉勾芡，淋入辣椒油搅匀即可。

要点

炸豆腐时油温可略高一些，炒豆瓣辣酱用低温油，成菜汤汁不宜多。

虎皮豆腐

此菜是将豆腐炸后加入酱油等调配料烧制而成。成菜色泽棕红如虎皮色，味咸鲜醇浓，豆腐外柔韧，里鲜嫩。

原料

豆腐400克，猪瘦肉、水发木耳、青菜心各50克，葱段10克，姜片5克，盐2克，味精1克，料酒5克，水淀粉15克，酱油10克，植物油500克（实耗40克），芝麻油2克。

制作

1. 将豆腐切成4厘米长、3厘米宽、2厘米厚的块，猪瘦肉切成片，青菜心切成段。

2. 炒锅置旺火上，加入植物油，烧至八成热时放入豆腐块，炸至金黄色时捞出控油备用。

3. 炒锅内留少许油，烧至四成热时放入肉片炒熟，放入葱姜炝锅，再放入豆腐、木耳、料酒、盐、酱油和100克水，用小火烧至入味，放入青菜心、味精略加热，用水淀粉勾芡，淋入芝麻油搅匀即可。

要点

用小火烧至入味；青菜心后期放入，防止因受热过度而影响口感和色泽。

烧三鲜腐包

此菜色彩美观，鲜嫩酥香。

208

原料

豆腐皮（12 厘米见方）20 张，熟火腿片、熟鸡肉片、菜叶、土豆各 150 克，熟冬笋片、水发冬菇片各 100 克，盐、味精各 3 克，酱油、料酒各 5 克，牛粉、麻油、番茄酱各 2.5 克，猪油 1000 克（耗 100克），清汤 50 克，鸡蛋 3 个，姜葱末 5 克。

制作

1. 鸡蛋取蛋清，加入生粉、水调成稀蛋清糊。

2. 用盐（2.5 克）、料酒、葱姜末、味精（2.5 克）、麻油、蛋清糊将鸡片、冬菇片、冬笋片浆好。

3. 豆腐皮抹上蛋糊，放上火腿片、鸡肉、冬菇、冬笋各一片包成包，下油锅炸脆，捞起扣入碗内，加清汤、酱油蒸 10 分钟，翻扣盘中，汤汁回锅加番茄酱，勾芡收汁，浇在腐包上。

4. 土豆去皮切细丝，菜叶切成细丝，分别在热油锅中炸酥，捞起沥油，分别加盐、味精各 0.5 克拌匀，围在腐包四周上席。

要点

蛋清糊不能调得过稀。

熘核桃豆腐

此菜甜酸香脆，油明芡亮。

原料

豆腐 400 克，核桃仁 100 克，鸡蛋 2 个取清，湿淀粉 40 克，植物油 750 克（约耗 75 克），干红辣椒 1 个，葱段、酱油、醋、精盐、鲜汤、白糖各适量。

制作

1. 将豆腐上屉蒸，去掉水分，切 5 厘米长、3 厘米宽的薄片，放在碗里，加盐抓拌均匀。将核桃仁用开水浸泡后除皮，放在四成热的油里炸，炸至淡黄色时捞出，沥去油。

2. 鸡蛋清放入碗里，加湿淀粉调成糊，将豆腐片平铺在菜案上，每片薄薄地抹上一层蛋清糊，然后放上核桃仁，用豆腐片卷成"核桃豆腐生胚"。将红辣椒切成片。

3. 炒勺放置旺火上，放入油，待油烧至五成热时，将核桃豆腐生胚用蛋清糊裹匀，下入油里炸，炸至金黄色时，倒入漏勺沥去油。

4. 原勺留少许底油，将红辣椒片、葱段煸炒几下，加入酱油、糖、醋和半勺鲜汤，然后用湿淀粉勾薄芡，随即将炸好的核桃豆腐下勺颠翻几下，点明油，出勺即成。

要点

炸制生胚时要轻拿轻放。

青椒炒豆腐

酸甜香脆，油明芡亮，色泽诱人。

原料

豆腐500克，青椒200克，猪瘦肉100克，熟豆油1千克（约耗10克），湿淀粉25克，葱花、姜丝、蒜片、酱油、醋、精盐、味精、白糖、料酒、鲜汤各适量。

制作

1. 将豆腐切成适中的片；将青椒切成象眼片，洗净，沥净水；将猪肉片切成柳叶片，装碗用湿淀粉上浆。取小碗1只，添入鲜汤，加入酱油、精盐、味精、醋、料酒、白糖、湿淀粉，兑成汁待用。

2. 炒勺放置旺火上，放入油，烧至八成热时投入豆腐，炸至金黄色，再投入青椒、肉片，用铁筷子划散，倒入漏勺，沥净油。

3. 原勺留少许底油，放入葱花、姜丝、蒜片，炸至出香味后，倒入事先兑好的汁，投入豆腐、肉片、青椒，颠翻两下，视芡着匀后点明油，出勺即成。

要点

炸制时要注意油温。

干煸豆腐

豆腐外焦里嫩，核桃仁酥香。

原料

豆腐500克，猪瘦肉100克，冬菜100克，核桃仁50克，扁豆50克，熟植物油750克（约耗100克），湿淀粉40克，葱末、味精、精盐、白糖、酱油、料酒各适量。

制作

1. 豆腐投入沸水中煮透，捞出，切成适中的片；肉、冬菜分别剁成末；核桃仁用开水泡透，剥去黄皮；扁豆择去两角，去筋洗净，切成小段。

2. 炒勺放置旺火上，放入油，待油烧至八成热，将豆腐片挂湿淀粉糊，逐片投入油里，炸成黄色捞出。

3. 将核桃仁炸酥，捞在盘中；扁豆炸成碧绿色，捞出。原勺留少许底油，投入肉末煸干水分，放入葱末、扁豆、豆腐、冬菜末，煸炒出香味后，再加入酱油、白糖、精盐、味精、料酒翻炒几下，点明油，盛入盘里，然后将炸好的核桃仁摆在菜周围即成。

要点

炸制时油温不易太高。

金银豆腐

成菜豆腐完整，装盘美观，咸鲜适口，四季皆宜。

原料

肉蓉 50 克，石膏豆腐 200 克，鸡蛋 2 个，熟火腿 100 克，熟鸡肉 100 克，菜心 3~5 棵，冬笋、番茄各 50 克，精盐、味精、水豆粉、葱油、胡椒、香油、色拉油、鲜汤各适量。

制作

1. 将豆腐用筛网过滤后，加精盐、味精、胡椒、蛋清、肉蓉、水豆粉制成糁。火腿切片，冬笋切片，鸡肉切块，菜心余断生。

2. 锅内下油至三成热时，将豆腐糁丸子入油锅中，一半炸至金黄色，另一半炸本色，捞出。

3. 锅内掺鲜汤，沸后下火腿、鸡块、冬笋、豆腐，吃好味，勾芡，将番茄下锅，推几下，滴葱油、香油即装盘。

4. 将菜心呈"S"形摆放盘中，两边各摆一样豆腐丸子。

要点

制糁时应掌握豆腐干稀度，过稀不易成形；油温不能过高。

口袋豆腐

本菜是将豆腐打成糁，制成口袋形状后再烹制成菜的。成菜咸鲜味浓，汤汁乳白，豆腐成形完整，配料合理，属四季家常菜中的名品。

原料

石膏豆腐300克，鸡蛋2个，熟火腿100克，熟鸡肉100克，菜心50克，精盐、味精、食用碱、水豆粉、姜、葱、奶油、胡椒、香油、色拉油各适量。

制作

1. 将石膏豆腐用筛网过滤后，加入精盐、味精、全蛋、肉蓉、水豆粉、碱等制成豆腐糁。火腿切成菱形片，冬笋切梳子背，熟鸡肉改刀成骨排块，姜切片，葱切节，菜心余断生凉凉。

2. 净锅置大火上，下油烧至三成热时，将豆腐糁用小碟子挖成青稞形入油锅中炸制，这样逐一下锅炸至呈金黄色时捞出。

3. 倒去余油，将锅洗净上火，下油烧至三成热时，下姜、葱炒出香味，掺奶汤烧沸。拣去姜、葱，放入炸好的豆腐、冬笋、火腿、鸡肉吃好味，待豆腐进味时，将菜心捞出，摆于盘中。

4. 锅中下入水豆粉勾芡，滴入少许香油，起锅装盘即成。

要点

在炸豆腐糁时，应注意掌握好豆腐糁的干稀度，过稀，炸时不成形，过干会影响成菜质地。炸豆腐过程中，应不断翻动豆腐，且要掌握好油的温度，这样炸出的豆腐色泽才均匀。

三鲜豆腐

本菜由红色的午餐肉、黑色的木耳、棕色的香菇与洁白的豆腐配在一起，不仅增添了鲜香味，色泽也十分美观，诱人食欲。

原料

内酯豆腐200克，午餐肉100克，香菇、木耳各100克，精盐、味精、胡椒粉、鲜汤、湿淀粉、香油、葱花、姜末、色拉油各适量。

制作

1. 香菇泡洗干净，切成片；木耳泡涨择洗干净；午餐肉切成片；

内酯豆腐放入深汤盘，用盐开水泡一会，上笼蒸熟，取出滗去汤汁。

2. 净锅上火，注油烧热，下姜、葱末炝锅，加高汤、精盐、味精、胡椒粉，烧开捞去渣料，放入香菇、木耳、午餐肉烧开，用湿淀粉勾薄芡，滴香油，浇于豆腐汤盘内即成。

要点

豆腐入笼蒸制之前应先用盐开水泡一会，使其入味；不可勾芡太稠，应勾薄芡，以免成菜入味不够。

巴国蒸豆腐

巴国蒸豆腐，是采用豆腐先炸后蒸的制作方式。成菜具有鲜嫩微辣、滑软爽口、回味略甜等特点。

原料

豆腐 500 克，米粉、姜、葱、花椒、精盐、酱油、白糖、辣椒粉、味精、红油、豆瓣、腐乳汁、鲜汤各适量。

制作

1. 豆腐改成长 7 厘米、宽 5 厘米的长方块，入热油锅中炸至呈鸭黄色，捞出后放入另一锅中。锅上火加鸡汤、精盐、姜、葱、辣椒、花椒、红糖等，烧至收汁，盛入盘中。

2. 加米粉和匀，装入蒸碗成一书形，上笼用大火蒸熟，取出，翻扣入圆盘中即成。

要点

定碗时豆腐要轻放，不可紧压，以免豆腐破碎；蒸制时不能上水，应急火快蒸成菜。

芝麻豆腐

这款芝麻豆腐又叫"巴倒烫"，意即本品从外表看不见热气，但吃时若不小心，里面的内容就会烫着你的舌头。里面的内容似豆腐而非豆腐，而取豆腐名是为了增加人们联想的情趣。成菜外酥肉嫩，香甜可口，颇受欢迎。

原料

干黄豆 1000 克，炼乳、鸡蛋、白糖、鹰粟粉、生粉、白芝麻、干

213

黄豆、面粉、泡打粉、精盐、色拉油、面包糠各适量。

制作

1. 干黄豆炒熟至香后，用磨粉机打成粉；芝麻洗净，滴干水，下锅炒熟香，用打碎机打成粉；白糖与黄豆粉、芝麻粉和匀待用。

2. 锅洗净，置火上，放入豆浆烧开，倒入炼乳、鸡蛋清、白糖、鹰粟粉、生粉等和匀。经80℃的水调成浆搅熟搅透后，倒入特制方盘内，待冷却后划成1.5厘米宽、6厘米长的条待用。

3. 生粉、面粉、泡打粉、精盐共纳一碗，用水调成脆浆后，加色拉油和匀待用。

4. 切好的坯条挂匀脆浆再裹面包糠待用。

5. 锅内入色拉油烧至三成热时，下入坯条，炸至呈黄色且在锅里翻滚时即起锅，滴净油后再沾裹芝麻粉，放入小竹篮，加托盘上桌。

要点

打坯条浆时应掌握好干稀度，干了不嫩，稀了易炸烂。

凉拌粉丝

麻辣鲜香，柔滑爽口，浓烈的蒜、芥末之气直冲鼻腔，对通鼻窍有良效。

原料

细粉丝100克，辣椒油20克，白酱油20克，香油10克，芥末汁5克，米醋、花椒油各5克，姜汁、蒜泥、葱丝、盐、味精各适量。

制作

1. 将细粉丝用温水泡软、洗净，放沸水中煮3～5分钟，捞出沥水。

2. 将白酱油、辣椒油、香油、味精、芥末汁、姜汁、蒜泥、花椒油、盐、米醋调匀，淋入粉丝中，拌匀。

3. 将粉丝盛盘，撒上葱丝即可食用。

要点

粉丝不宜浸泡时间过长，泡软即可。

蒸丸子

此菜为山东风味，色泽洁白，汤汁清澈，质地软嫩，口味咸鲜，是家宴中的美味佳肴。

原料

猪肉 150 克，南荠 50 克，盐 2 克，味精 1 克，料酒 3 克，葱、姜、香油各 5 克，鸡蛋 1 个，汤 200 克，胡椒粉 2 克，青菜叶、香菜各适量。

制作

1. 将肉剁碎，南荠剁碎，放在一起，加料酒、盐、味精、鸡蛋、葱姜末、淀粉搅匀成馅，挤成直径 2 厘米的丸子；盘中铺菜叶，丸子放菜叶上，上锅蒸 5 分钟，成熟取出，放汤碗中。

2. 炒锅上火，加汤、盐、味精、料酒、胡椒粉调味，沸后放香菜，淋香油，浇在盛丸子的碗中即可。

要点

选肉时应选肥瘦肉，挤丸子要均匀，蒸制时间不宜过久。

软炸金针菜

此菜外焦里嫩，风味独特。

原料

鲜黄花菜 400 克，鸡蛋 2 个，水淀粉 50 克，干面粉 25 克，盐 3 克，花椒盐 2 克，植物油 500 克（实耗 40 克）。

制作

1. 将洗净的金针菜放入沸水中烫透，捞出控水，放入盆内加上盐拌匀待用。

2. 将鸡蛋磕入碗内，加面粉、水淀粉搅拌成糊。然后，拿一棵金针菜放入碗内挂糊，用筷子夹入热油锅中，炸至呈金黄色（约 30 秒钟），捞出装盘。按此法逐一操作，食用时撒上花椒盐即可。

要点

鲜黄花菜在烹制时一般要用开水烫一下，以便除去其含有的秋水仙碱毒素。

泡菜花

此菜菜花质地柔嫩，加调味料腌渍后脆嫩爽口，酸甜适度，是上好的佐酒小菜。

原料

菜花 500 克，胡萝卜 50 克，咖喱粉 2 克，白糖 50 克，白醋 25 克，盐 8 克，花椒 2 克，干红辣椒 15 克。

制作

1. 将菜花择成小朵，用清水洗净；胡萝卜刮皮洗净，切成小菱形片；干红辣椒去蒂、籽，洗净后切成段。

2. 炒锅置旺火上，放入清水烧至滚沸，分别放入菜花、胡萝卜片烫 1 分钟左右至断生取出，控干水，装入盘中。

3. 炒锅内另加水约 500 克，放入干辣椒、花椒、白糖、咖喱粉、盐烧开。滚沸 4~5 分钟出香后，离火凉凉，加入白醋调好味，倒入容器内，放入菜花、胡萝卜片，加盖置于凉爽之处，浸泡 1~2 天取食即可。

要点

菜花不要烫过，以免影响口感。

脆皮玉米

玉米质香糯，经特殊加工后，成品颗粒散酥，粗中有细，平中有奇。绿色自然的玉米菜肴，是夏季佐酒佳肴。

原料

嫩玉米 300 克，鸡蛋 2 个，面粉、生粉、精盐、味精、色拉油各适量。

制作

1. 玉米放盆内，加鸡蛋、面粉、生粉，吃味、挂糊。

2. 锅内下油，烧至四五成热，下玉米炸至外酥内熟时捞起，装盘即可。

要点

玉米挂糊时注意鸡蛋、面粉、生粉的用量，否则炸制时会脱落，影响口感、质地。

干煸竹笋

本菜以竹笋为主料，配以肉末、芽菜，具有脆嫩、咸鲜、干香、回味悠长的特色。

原料

竹笋 350 克，芽菜 100 克，肉末 50 克，姜蒜米、葱花、精盐、味精、料酒、色拉油各适量。

制作

1. 竹笋洗净，切成节，入沸水锅中余一下，捞起沥净水分，再入七成热油锅中炸干水分。芽菜切成末，肉末入锅煸干水分，备用。

2. 净锅上火，注色拉油烧热，下姜蒜米、芽菜末、肉末炒香，放入竹笋，烹入料酒，调入精盐、味精，煸干水分，撒上葱花，颠匀起锅。

要点

炸竹笋时，炸干水分即可，不宜炸久，以使竹笋脆嫩爽口；烹入料酒后，必须煸干水分，以使菜品更加干香。

白油花菜

成菜色泽洁白，口感清甜爽脆。

原料

花菜 400 克，蒜末、精盐、味精、香油、化猪油各适量。

制作

1. 花菜改小块，洗净后入沸水锅焯水。

2. 炒锅上火，放化猪油烧热，下姜、蒜末炝锅，放花菜翻炒，放精盐、味精、香油炒匀即可。

要点

菜花改刀后大小应一致，焯水时应焯透。

奶油汤

汤色漂亮，奶香浓郁，入口滑润，营养丰富。

原料

牛奶 2250 克，过罗精面粉 450 克，熟猪油 360 克，清鸡汤 850 克，奶油 50 克，黄油 75 克，精盐 50 克，味精 0.7 克。

制作

1. 将牛奶、清汤放净锅内，分别煮开待用。

2. 净锅内放熟猪油，烧热，再放入面粉，边炒边用木铲搅拌，炒至面粉出香味、松散时即好。

3. 将 1/3 的热牛奶倒入炒面中，朝着相同方向搅拌，搅出面筋。再次倒入 1/3 的牛奶，搅至炒面有劲，把剩余的牛奶全部倒入锅内。此时，可对 1/3 的清鸡汤，边加汤边搅拌，搅匀后，再加入 1/3 的清鸡汤搅匀，倒入剩余的清鸡汤。搅至稀稠适宜时，加入精盐、味精、奶油和黄油，调好口味，煮开，离火，制成奶油汤。

4. 取细孔罗放净锅上，把奶油汤滤入锅内即成。

要点

制奶油汤时，搅牛奶要用力，自始至终一气呵成；牛奶和清鸡汤一定要烧开分几次对入汤内，若一次倒入，面易结疙瘩或抓锅，不易搅匀；制成的奶油汤盛盆内后要放微开的水锅中进行保温，防止抓锅。

海米紫菜蛋汤

黄紫相衬，汤味清鲜，味美可口。

原料

紫菜 1 张，海米 10 克，鸡蛋 1 个，青菜叶 10 克，豆油 30 克，精盐 3 克，葱 5 克。

制作

1. 海米用热水浸泡软透；鸡蛋打散搅匀；葱切成葱花；紫菜撕碎，除去杂质，放入汤碗中。

2. 勺中放油，烧热，放葱花炝锅，加适量的水，再加海米，用小火煮片刻，然后加精盐，放入青菜叶，淋入鸡蛋液，待蛋花浮起时，将汤全部冲入紫菜碗中即成。

要点

海米要用热水泡；泡海米水不可弃去；紫菜要除去杂质，否则影响口味。

第三篇　饮食最佳搭配与禁忌

我们在注重科学膳食的同时，更要注重饮食搭配。这是因为：有些食物本身就是黄金搭档，合理搭配能使其营养价值倍增；而有些食物天生就是"冤家"，它们相抵、相克，搭配不当，轻者会使其营养价值大打折扣，重者甚至会引起身体不适或发生中毒事件。

饮食最佳搭配

猪肉与鸡蛋

它们不但滋补营养，而且能够促进血液的新陈代谢，延缓衰老。

猪肉与萝卜

猪肉健脾润肌肤。萝卜具有健胃、消食、化痰、顺气、利尿、解酒、抗癌等功能，还能使人的头发有光泽。其适宜胃满肚胀、食积不消、饮酒过量、便秘、癌症等人食用。

猪肉与芋头

芋头含有丰富的淀粉，具有生津、健肠、止泻等功效。猪肉有丰富的营养价值和滋补作用，对保健和预防糖尿病有较好的作用。

猪肉与蘑菇

蘑菇富含易被人体吸收的蛋白质、各种氨基酸、维生素等，具有补脾益气、润燥化痰及较强的滋补功效，适用于热咳、痰多、胸闷、吐泻等症状。

猪肉与南瓜

南瓜有降血糖的作用，猪肉有丰富的营养和滋补作用，对预防糖尿病有较好的作用。

猪肉与白菜

白菜含多种维生素、较高的钙及丰富的纤维素。猪肉为常吃的滋补佳肴，有滋阴润燥等功能。适于营养不良、贫血、头晕、大便干燥等人食用。

猪肉与竹笋

竹笋有祛热化痰、解渴益气、爽胃等功效。猪肉对预防糖尿病有较好的作用。二者同食，对糖尿病、水肿、积食、便秘、积痰、咳嗽、疮疡等症有辅助疗效，肥胖症、脂肪肝、皮脂腺囊肿患者宜常吃。

猪肉与泡菜

二者含有丰富的蛋白质、脂肪及钙、磷、铁等矿物质，适合妊娠早期食用。

猪肉与豆苗

猪肉对预防糖尿病有较好的作用。豆苗含钙质、B 族维生素、维生素 C 和胡萝卜素，豌豆的嫩芽有利尿、止泻、消肿、止痛和助消化等作用。豆苗能改善晒黑的肌肤，使肌肤清爽不油腻。

猪肝与菠菜

猪肝富含叶酸、B 族维生素以及铁等造血原料，菠菜也含有较多的叶酸和铁，两种食物同食，是防治老年贫血的食疗良方。

猪肝与白菜

白菜清热，猪肝补血，两者配合有滋补功效。

猪肝与苦瓜或苦菜

猪肝中维生素 A 含量非常高，非一般食品所能及。维生素 A 能阻止和抑制癌细胞的增长，并能将已向癌细胞分化的细胞恢复为正常。而苦瓜也有一定的防癌作用，因为它含有一种活性蛋白质，能有效地促使体内免疫细胞去杀灭癌细胞。两者合理搭配，荤素配伍适当，则功力相辅，经常食用，有利于防治癌症。

苦菜性寒味苦，具有清热解毒、凉血的功效；猪肝则具有补肝明目、补气养血的功效。苦菜与猪肝搭配同食，可为人体提供丰富的营养成分，具有清热解毒、补肝明目的功效。其适合辅助治疗面色萎黄、小儿疳积、浮肿、贫血、眼花、眼痛、痔疮等病症。

猪腰与黑木耳

猪腰有补肾利尿作用。黑木耳含丰富的蛋白质、铁、钙、维生素及多种人体必需的氨基酸，以活血止血见长，具有益气补血、润肺镇静的功效，常吃可降低心血管病发病率，起养颜、抗衰老的作用。二者同食，对久病体弱、肾虚腰背痛有很好的辅助治疗作用。

猪腰与竹笋

它们具有滋补肾脏和利尿的功效。

猪肚与豆芽

猪肚有补虚损、健脾胃的功效，可帮助消化，增进食欲；豆芽具有清热明目、补气养血、防止牙龈出血、防止心血管硬化及降低胆固醇等功效，常吃可洁白皮肤及增强免疫功能，还可抗癌。

排骨与山楂

它们肉烂稠润，略带酸味，有祛斑消淤功能。

羊肉与生姜

羊肉温阳取暖，生姜祛寒保暖，同时还可治腹痛、胃寒。

羊肉与香菜

羊肉含有蛋白质、脂肪、碳水化合物等多种营养物质，具有益气血、固肾壮阳、开胃健力等功效；香菜具有消食下气、壮阳助兴等功效，适于身体虚弱、阳气不足、性冷淡、阳痿等症者食用。

牛肉与土豆

牛肉营养价值高，并有健脾胃的作用，但牛肉纤维粗，有时会影响胃黏膜。土豆与牛肉同煮，不但味道好，且土豆含有丰富的叶酸，起着保护胃黏膜的作用。

牛肉与生姜

牛肉补阳暖腹，生姜祛寒保暖，相互搭配，可治伤寒腹痛。

牛肉与芹菜

牛肉补脾胃，滋补健身，营养价值高。芹菜清热利尿，有降压、降胆固醇的作用。另外，还含有大量的粗纤维，与牛肉相配同食，既能保证正常的营养供给，又不会增加体重。

牛肉、白萝卜和洋葱

白萝卜富含多种维生素，有清热解毒、康胃健脾、止咳止痢及防治夜盲症、皮肤干燥等功效。牛肉补脾胃，滋补健身，营养价值高。洋葱具有祛风发汗、消食、治伤风、杀菌及诱导睡眠的作用。

鸡肉与红豆

红豆含有蛋白质、脂肪、糖类、胡萝卜素、维生素等，有补肾滋阴、补血、明目、活血、利尿、祛风解毒、泽肤等作用。鸡肉营养丰富，有温中益气、填精补肾等作用。

鸡肉与菜心

菜心含丰富叶绿素、维生素 A、维生素 C 和钙，具有帮助消化，促进新陈代谢，调脏理肠的作用。鸡肉含蛋白质、脂肪、碳水化合物、钙、磷、铁、维生素，有填精补髓、活血调经的功效。

鸡肉与竹笋

竹笋味甘，微寒，有清热消痰、健脾胃的功效。竹笋配鸡肉有利于暖胃、益气、补精、填髓。另外，本菜低脂肪、低糖、多纤维，适合体态较胖的人食用。

鸡肉与绿豆芽

它们可以降低心血管疾病及高血压病的发病率。

鸡肉与金针菇

鸡肉有填精补髓、活血调经的功效；金针菇富含蛋白质、胡萝卜素及人体必需的多种氨基酸，可防治肝脏肠胃疾病，开发儿童智力，增强记忆力及促进生长。

鸡肉与洋葱

洋葱具有清热化痰、和胃下气、解毒杀虫等功效，还有抗癌、抗动脉硬化、杀菌消炎、降血压、降血糖血脂、延缓衰老等作用。鸡肉具有滋养肝血、增加体液、滋润身体、暖胃、强腰健骨等作用。

鸡肉与菜花

菜花含多种维生素和矿物质，能有效防治消化道溃疡。此外，还有补脑、利内脏、益气壮骨及抗衰老等功效。常吃可增强肝脏的解毒作用，提高免疫力，防止感冒和坏血病。

鸡肉与栗子

鸡肉补脾造血，栗子健脾，脾健则有利吸收鸡肉的营养成分，造血机能也随之增加。老母鸡炖栗子可谓营养饮食一绝。

鸡肉与松子

二者如用植物油拌炒，更能提高维生素 E 的摄取。

鸡肉与白酒

二者同食，有补血益气、活血通络的作用，可用于辅助治疗筋骨痿软、头昏心惊等症。

鸡翅与油菜

二者同食对强化肝脏及美化肌肤非常有效。

鸡腿与柠檬

酸味可以促进食欲，而柠檬的清香搭配烤鸡腿的香味更能令人食欲大振。

鸡蛋与韭菜

两者混炒，可以起到补肾、行气止痛的作用，对治疗阳痿、尿频、肾虚、痔疮及胃痛亦有一定疗效。

鸡蛋与菠菜

二者含有丰富的优质蛋白质、矿物质、维生素等多种营养素，孕妇常吃可预防贫血。

鸡蛋与羊肉

它们不但滋补营养，而且能够促进血液的新陈代谢，延缓衰老。

鸡血与菠菜

菠菜营养齐全，蛋白质、碳水化合物、维生素及铁元素等含量丰富，加上鸡血也含多种营养成分，并可净化血液，清除污染物而保护肝脏。两者同食，既养肝又护肝，患有慢性肝病者尤为适宜。

鸭肉与山药

鸭肉补阴，并可消热止咳。山药的补阴作用更强，与鸭肉伴食，可消除油腻。二者同食可以很好地补肺，适于体质虚弱者。

鸭肉与酸菜

鸭肉营养丰富，含蛋白质、脂肪、碳水化合物、钙、磷、铁、B 族维生素等，有滋阴养胃、清肺补血、利尿消肿的作用。酸菜含维生素A、B 族维生素、维生素 C、维生素 D，具有开胃利隔、杀菌治寒腹痛等功效。

鱼与苹果

苹果中富含果胶，有止泻的作用。与清淡的鱼搭配，更加美味可口。

青鱼与银耳

青鱼养肝益肾，补气化湿，消腹胀水肿，有滋补的作用。两者相配，既可以保证食者正常营养，保健身体，又不会增重，同时可对虚胖者有调养作用。

鲫鱼与黑木耳

二者配合有温中补虚利尿的作用，且脂肪含量低，蛋白质含量高，很适合减肥者和老年体弱者食用。鲫鱼、黑木耳还含有较高的核酸，常吃有润肤养颜和抗衰老的作用。

鲢鱼头与豆腐

鲢鱼头富含多种胶质和补脑物质，低脂肪，食之有美容之效果。配以高蛋白、益气利尿、解毒的豆腐，营养丰富，对体虚型肥胖者来说是可常食的佳肴。

鲤鱼与米醋

鲤鱼本身有清水之功。人体水肿（除肾炎外）大都是湿肿，而米醋有利湿的功能，若与鲤鱼伴食，利湿的功效则更强。

鲤鱼与白菜

本菜含有丰富的蛋白质、碳水化合物、维生素 C 等多种营养素，是妊娠水肿的辅助治疗食物。

鳝鱼与青椒

黄鳝鱼含蛋白质、磷、铁等成分，糖尿病患者每天吃 60 ~ 90 克鳝鱼肉，3 ~ 4 周可见血糖下降，尿糖亦可减少。

带鱼与木瓜

它们有营养、补虚、通乳的功效。

鲍鱼与竹笋

二者搭配，滋阴益精，清热利尿，适用于阴虚内热引起的体热、干咳，对白内障有一定疗效。

虾皮与海带

海带含碘量很高，孕妇多吃海带有助于胎儿生长发育，经期中的妇女多吃海带有助于情绪稳定。海带还具有预防胃癌和大肠癌的作用。虾皮有良好的补钙作用。

虾仁与油菜

油菜含有丰富的维生素 C、维生素 K、胡萝卜素、钙和铁，具有消肿散血、清热解毒的作用。虾仁含钙多，有补肾、壮阳等功效。油菜提供维生素，并与虾仁一起提供钙质。

虾仁与豆苗

二者同食，对体质阴寒怕冷、低血压、食欲不振、精力衰退等症均有食疗效果。

虾仁与白菜

虾仁含高蛋白，低脂肪，钙、磷含量高。白菜具有较高的营养价值，常吃可预防便秘、痔疮及结肠癌等。白菜含丰富的维生素 C，可有效防治牙龈出血及坏血症，有解热除燥的功效。

甲鱼与冬瓜

二者搭配甲鱼有润肤健肤、明目的作用。冬瓜富含 B 族维生素和植物纤维等，具有生津止渴、除湿利尿、散热解毒等功效。冬瓜中含有的丙醇二酸可防止人体脂肪堆积，多吃有助于减肥。

甲鱼与蜜糖

二者搭配，不仅甜味上口，鲜美宜人，而且含有丰富的蛋白质、脂肪、多种维生素，并含有辛酸、硅酸等，实为不可多得的强身剂。对心脏病、肠胃病、贫血均有疗效，还能促进生长，预防衰老。

鱿鱼与木耳

含丰富蛋白质、铁质及胶原质，可使皮肤嫩滑且有血色。

海鲜与鸡蛋

海鲜和鸡蛋都是良好的蛋白质来源。海鲜类食物可以提供丰富的锌、铁等微量矿物质。

豆类与油脂类、蔬菜

豆类和油脂类、蔬菜同吃不仅形不成新的脂肪，反而消耗体内原有脂肪，是肥胖者的减肥餐。

豆腐与鲜蘑菇

豆腐营养丰富，清热解毒，补气生津。蘑菇为鲜美的食用真菌，有理气、化痰、滋补强壮的作用。两者互相加强，不仅可作为营养丰富的佳肴，而且是抗癌、降血脂、降血压的良药。豆腐和鲜蘑菇可作为高血压、高血脂患者的辅助食疗菜肴。

豆腐与金针菇

金针菇具有益智、强体的作用，对癌细胞具有明显的抑制作用；豆腐中植物蛋白质的含量高，适于营养不良、高血脂、高血压、高胆固醇、血管硬化、糖尿病、肥胖症、癌症患者食用。

豆腐与鱼或海带

首先，豆腐中蛋氨酸和赖氨酸含量相对较少，苯丙氨酸含量较高，而鱼体内蛋氨酸和赖氨酸含量则非常丰富，苯丙氨酸含量却相对较少，两者合起来吃，可取长补短，相辅相成，提高营养价值。

其次，豆腐含钙较多，而鱼体尤其是内脏含维生素 D 丰富，两者同食，借助鱼体内维生素 D 的作用，可使人体对钙的吸收率提高 20 多倍。人们平常喜欢的豆腐炖鱼头，不仅具有特别的风味，而且营养极其丰富，特别适合老年人、孕妇食用。

豆腐等豆类食品含有较多的皂角苷，能阻止引起动脉硬化的氧化脂质产生，抑制脂肪吸收，促进脂肪分解。同时皂角苷还能促进体内碘的排出，易引起甲状腺功能降低，如能将豆腐与含碘丰富的海带搭配，就可以避免这种现象。

豆腐与虾仁

豆腐宽中益气，生津润燥，清热解毒，消水肿。虾仁含高蛋白，低脂肪，钙、磷含量高。豆腐配虾仁，容易消化，对高血压、高脂血症、动脉粥样硬化的肥胖者食之尤宜，更适合老年肥胖者食用。

豆腐与蛤蜊

蛤蜊有滋阴润燥、利尿消肿、止渴的作用，豆腐有清热解毒、生津润燥的药用功效。两者相配，可治气血不足，皮肤粗糙。

豆腐与木耳

木耳有益气养胃润肺、凉血止血、降脂减肥等作用，对高血压、高血脂、糖尿病、心血管病有防治作用。豆腐有益气、生津、润燥等作用。

豆腐与生菜

二者搭配为高蛋白、低脂肪、低胆固醇、多维生素的菜肴，具有滋阴补肾、增白皮肤、减肥健美的作用。

豆腐与萝卜

豆腐属于植物蛋白肉，多食，会引起消化不良，这叫"豆腐积"，白萝卜消化力强，与之同煮，利于豆腐营养的吸收。

豆腐与油菜

豆腐含有丰富的植物蛋白，有生津润燥、清热解毒的功效。油菜含有丰富的维生素和植物纤维素，有清肺止咳的功效。

豆腐与韭菜

韭菜有促进血液循环、增进体力、提高性功能、健胃提神等功效。和豆腐一起食用，适于阳痿、早泄、遗精、遗尿、大便干燥、癌症患者食用。

豆腐与白菜

大白菜具有补中、消食、利尿、通便、清肺热、止痰咳等功效；豆腐提供植物蛋白质和钙、磷等营养成分，适于大小便不利、咽喉肿痛、支气管炎等患者食用。

豆腐与黄瓜

黄瓜具有清热解毒、消肿利尿、止泻、镇痛的作用；豆腐含有较高的蛋白质和钙，适于高血压、肥胖症、癌症、水肿、清热烦渴、咽喉肿痛等患者食用。

咖啡与糙米、牛奶

把糙米蒸熟碾成粉末，加上咖啡、牛奶、砂糖食用。糙米营养丰富，对医治痔疮、便秘、高血压等有良好的作用。咖啡既有营养，又能提神，伴以糙米，口味更佳。

苹果与茶叶、洋葱

苹果、洋葱、茶叶具有保护心脏的功效，吃后可减少心脏病的发病率，因为这些食物中含有大量的黄酮类天然化学抗氧化剂。饮食中的黄酮类食物主要来源于苹果、洋葱和茶叶。

胡萝卜与菠菜

二者可以明显降低中风的发病率。因为胡萝卜素转化为维生素 A 之后，可防止胆固醇在血管壁上沉积，保持脑血管畅通，从而防止中风。萝卜与豆腐属于植物蛋白，多吃会引起消化不良。萝卜，特别是白萝卜的消化功能很强，若与豆腐伴食，有助于人体吸收豆腐的营养。

卷心菜与木耳或虾米

卷心菜含有多种微量元素和维生素，其中维生素 C、维生素 E 含量丰富，有助于增强人体免疫力。配以木耳这种滋补强身性食品，可补肾壮骨、填精健脑，和胃通络，常食对胃溃疡病的恢复极为有利。另外，凡小儿发育迟缓或久病体虚、肢体痿软无力、耳聋健忘等病患者，食用卷心菜与木耳搭配的菜肴，都会大有裨益。

虾米具有补肾壮阳、滋阴健胃的功效。卷心菜含丰富的维生素 C、维生素 E，具有增强人体免疫功能的作用；含果胶、纤维素，能够阻碍肠内吸收胆固醇、胆汁酸，对动脉硬化、心脏局部缺血、胆石病患者及

肥胖者特别有益。常将卷心菜与虾米搭配同食，能强壮身体，防病
抗病。

黄花菜与猪肉或鸡蛋

黄花菜的营养价值很高，能安五脏、补心志、明目，与滋补肾气的
猪肉配成菜肴，则可保证丰富的蛋白质、多种维生素等营养物质，具有
滋补气血、补精填髓的作用；可防治神经衰弱、反应迟钝、记忆力减退
等病症；还可用来辅助治疗食欲欠佳、体虚乏力等病症。

黄花菜与滋阴润燥、清热利咽的鸡蛋相配，具有清热解毒、滋阴润
肺、止血消炎的功效，也可为人体提供丰富的营养成分，适于治疗咽
痛、目赤、虚劳吐血、热毒肿痛、痢疾、便血、小便赤涩、营养不良等
病症。

西红柿与黄瓜、豆腐或鸡蛋

西红柿含有全面、丰富的维生素，每人每天只要吃 2～3 个西红柿，
就可满足一天的维生素需要，故西红柿具有"维生素压缩饼干"的美
誉。西红柿还含有苹果酸、柠檬酸等有机酸成分，因而与具有生津止
渴、解毒利尿的黄瓜同吃，功效增强。适于辅助治疗身热口渴、胸中烦
闷、水肿、阴虚火旺、热性病伤阴、高血压等病症。

西红柿果蔬兼具，味美可口。西红柿不仅含丰富的维生素和有机
酸，而且含各种矿物质也很多。西红柿配以含微量矿物质元素更为丰富
的豆腐，将满足人体对各种微量元素的最大需要。另外，生津止渴、健
胃消食的西红柿与益气和中、生津润燥、清热解毒的豆腐配食，其温补
脾胃、生津止渴、益气和中的功效还会增强。

西红柿含有丰富的维生素 C、糖类、芦丁等成分，具有抗坏血病、
润肤、保护血管、降压、助消化、利尿等作用；鸡蛋中含有丰富的蛋白
质、脂肪、多种维生素等成分，具有滋阴润燥、养血等功效。二者同
食，能为人体提供丰富的营养成分，具有一定的健美和抗衰老的作用。
因此，西红柿与鸡蛋搭配同食更好。

黄瓜与木耳

生黄瓜有抑制体内糖转化为脂肪的作用，有减肥的功效。木耳也具有滋补强壮、和血作用，可以平衡营养。

荸荠与香菇或黑木耳

荸荠性味甘寒，具有清热、化痰、消积等功效；香菇能补气益胃、滋补强身，具有降血压、降血脂的功效。二者搭配同食，具有调理脾胃、清热生津的作用。常食能补气强身、益胃助食，有助于治疗脾胃虚弱、食欲不振或久病脾胃虚、湿热等病症，特别适合当作高血压、高血脂、冠心病、癌症及糖尿病等疾病患者的辅助治疗食物。

黑木耳能补中益气、降压、抗癌，配以清热生津、化痰、消积的荸荠，具有清热化痰、滋阴生津的功效。对口干渴、胸中烦热、咽喉肿痛以及湿热黄疸、咳嗽痰多、肝热目赤、心火口疮等病患者均有辅助治疗作用。

菜花与猪肉或玉米

从食物药性来看，菜花性味辛甘，具有补肾填精、健脑壮骨的作用，猪肉滋阴润燥、补中益气，二者素荤搭配，可为人体提供丰富的维生素C、蛋白质、脂肪等营养物质，具有强身健体、滋阴润燥的功效，适于治疗体虚、乏力、营养不良、阴虚干咳、口渴等病症。

菜花与补中健胃、除湿利尿的玉米搭配，具有健脾益胃、补虚、助消化的作用。因二者含丰富的维生素C、维生素E，还具有润肤、延缓衰老的作用；也可作为脾胃虚弱、食少瘦弱、水肿等病患者的食疗菜肴。

丝瓜与鸡蛋或虾米

丝瓜性味甘平，可清暑凉血、解热毒、润肤美容。丝瓜含有丰富的营养物质，它所含的蛋白质、淀粉、钙、磷、铁、胡萝卜素、维生素C等，在瓜类蔬菜中都是较高的。鸡蛋有润肺利咽、清热解毒、滋阴润燥、养血通乳的功效。适于治疗热毒、咽痛、目赤、消渴、烦热等症，常食还能使人肌肤润泽健美。

虾米具有补肾壮阳、通乳、托毒的功效，与可止咳平喘、清热解毒、凉血止血的丝瓜搭配，具有滋肺阴、补肾的功效，常吃对人体健康极为有利，适于辅助治疗肺虚咳嗽、体倦、腰膝酸软等病症。

绿豆与南瓜

南瓜有补中益气的功效，并且富含维生素，是一种高纤维食品，能降低糖尿病患者的血糖。绿豆有清热解毒、生津止渴的作用，与南瓜同煮有很好的保健作用。

南瓜与莲子

二者适于糖尿病、冠心病、高血压、高血脂等患者食用，也适于肥胖、便秘者食用。

海带与排骨

排骨配以海带炖食，可为患全身性或以四肢为主的局部性皮肤瘙痒患者解除痛苦。

黄瓜、土豆和西红柿

土豆富含淀粉及纤维素，是较好的淀粉食物，有和胃、健脾、益气、消炎解毒等功效。黄瓜中含有丙醇二酸，可抑制碳水化合物转为脂肪。西红柿含有丰富的维生素C，有润肤、延缓衰老的作用。

莴笋与蒜苗

莴笋有利五脏、开胸膈、顺气通经脉、健筋骨、洁齿明目、清热解毒等功效，大蒜苗有解毒杀菌的作用，两菜配炒可防治高血压。

核桃仁与芹菜

芹菜含有丰富的维生素C、铁及植物纤维素，有润发、明目、养血的作用。核桃仁含有胡萝卜素、B族维生素、维生素E。

芹菜与西红柿

芹菜含丰富的纤维素，有明显的降压作用。番茄可健胃消食，对高血压、高血脂患者尤为适宜。

南瓜与红枣、赤小豆或牛肉

南瓜既可做蔬菜，又可代粮食。其营养很有特点，不含脂肪，属低热量食物，含各种矿物质和维生素较全面，极有利于高血压、冠心病和糖尿病患者食用。南瓜和具有补中益气功效、有"活维生素丸"称誉的红枣搭配，有补中益气、收敛肺气的功效，特别适于预防和治疗糖尿病，也适于动脉硬化、胃及十二指肠溃疡等多种疾病患者食用。

南瓜是公认的保健食品，其肉厚色黄，味甜而浓，含有丰富的糖类、维生素 A 原和维生素 C 等。由于它是低热量的特效食品，常食有健肤润肤、防止皮肤粗糙、减肥的作用。赤小豆也有利尿、消肿、减肥的作用。南瓜与赤小豆搭配，有一定的健美、润肤作用，对感冒、胃痛、咽喉痛、百日咳及癌症也有一定疗效。

从食物的药性来看，南瓜性味甘温，能补中益气、消炎止痛、解毒杀虫。牛肉性味甘平，归脾、胃经，具有补脾胃、益气血、止消渴、强筋骨的功效。南瓜与牛肉搭配食用，则更具有补脾益气、解毒止痛的疗效。适于辅助治疗中气虚弱、消渴、肺痈、筋骨酸软等病症。近年来，二者多用于防治糖尿病、动脉硬化、胃及十二指肠溃疡等病症。

辣椒与苦瓜

苦瓜有解除疲劳、清心明目、益气壮阳、延缓衰老的作用。辣椒含有极丰富的维生素 C，居瓜菜之冠。苦瓜、辣椒组合成菜，富含维生素 C、铁、辣椒素，是理想的健美、抗衰老菜肴。

猕猴桃与酸牛奶

二者可促进肠道健康，帮助肠内益生菌的生长，有利于便秘的缓解。

青蒜苗与豆腐干

豆腐干具有益气、利脾胃的作用，青蒜苗含有蛋白质、氨基酸、蒜辣素，有杀菌、消炎、生发和抑制癌细胞的特殊功效。

苋菜与猪肝或鸡蛋

我国民间一向视苋菜为补血蔬菜。苋菜含有丰富的维生素C、赖氨酸和铁，能清热解毒、补血止血、通利小便。而猪肝则含有丰富的蛋白质、B族维生素、矿物质元素铁等，也常被作为补血佳品，可补肝、养血、明目。苋菜与猪肝搭配同食，可供给人体极其全面的营养素，适于肝虚头昏、目花、夜盲、贫血等病症，有助于增强人体免疫功能。

鸡蛋能滋阴润燥、养血安胎。苋菜与鸡蛋搭配同食，具有滋阴润燥、清热解毒的功效，对人体生长发育有益，还能提高人体防病抗病的能力，适于治疗热毒烦闷、声音嘶哑、目赤咽痛、尿道炎、小便涩痛、赤白二痢等病症。

核桃仁与山楂或芹菜

山楂能消食化积、活血化瘀，并有扩张血管、增强冠状动脉血流量、降低胆固醇、强心及收缩子宫的作用。核桃仁能补肾养血、润肠化滞。核桃仁与山楂合用，相辅相成，具有补肺肾、润肠燥、消食积的功效，适于治疗肺虚咳嗽、气喘、腰痛、便干等病症，也可以作为冠心病、高血压、高血脂及老年性便秘等疾病患者的食疗佳品。

芹菜具有健胃、利尿、镇静、降压的作用，核桃仁可补肾固精、温肺定喘、润肠。两物搭配同食，具有降血压、补肝益肾的功效。

银耳、木耳与鹌鹑蛋、鸭蛋或猪脑

银耳性味甘平，是滋补强身食品。银耳含有多种营养物质，具有阻止血液中胆固醇沉积和凝结的作用。鹌鹑蛋营养价值远高于鸡蛋，具有补气益血、强身健脑、降压降脂之功效。银耳与鹌鹑蛋同食，能使强精补肾、益气养血、健脑强身的功效更为显著，对贫血、妇婴营养不良、神经衰弱、血管硬化、心脏病等病人，均有补益作用。常吃还能防止老年性疾病。

银耳有润肺、生津止咳、滋阴养肺、益气和血、补脑强心和补肾等功用。鸭蛋味咸、性凉，具有滋阴润肺、补中益气等功效。二者同煮共食，可治疗肺阴不足所致的咽喉干燥、声嘶、干咳等症，对阴虚、头晕和皮肤干燥所引起的瘙痒也有一定的作用。

猪脑性味甘寒，可治头风、止眩晕、益肾补脑，适合治疗肾虚、髓海不足所致的眩晕、耳鸣、健忘等症。黑木耳性平、味甘，能益气强志。猪脑与黑木耳同煮熬汤食用，可滋肾补脑，对用脑过度、头昏、记忆力减退等都有一定的疗效。

草莓与牛奶

二者结合可以清凉解渴，增加营养，养心安神。

藕与鳝鱼或猪肉

俗话说："精亏吃黏，气亏吃根。"黏、根食品指的是鳝鱼、泥鳅、贝类和山药、莲藕等。

补精最好是鳝鱼。鳝鱼所含的黏液主要是由黏蛋白与多糖类组合而成，能促进蛋白质的吸收和合成，还能增强人体新陈代谢和生殖器官功能。藕所含的黏液也主要由黏蛋白组成，还含有卵磷脂、维生素 C、维生素 B_{12} 等，能降低胆固醇含量，防止动脉硬化。两者搭配食用，具有滋养身体的显著功效。

此外，藕含有大量食物纤维，属碱性食物，而鳝鱼属成酸性食物，两者合吃，有助于维持人体酸碱平衡，是强肾壮阳的食疗良方。

从食物的药性来看，藕性味甘寒，具有健脾、开胃、益血、生肌、止泻的功效，配以滋阴润燥、补中益气的猪肉，可为人体提供丰富的营养成分，具有滋阴血、健脾胃的功效。适于治疗体倦、乏力、瘦弱、干咳、口渴等症。健康人食用则可补中养神、益气益力。

芦笋与冬瓜

二者能清热、降脂、降压、抗癌的芦笋，配以甘淡微寒、清热利尿、解毒、生津的冬瓜，不仅清凉爽口，而且对人体有较好的保健作用。常食用对高血压、高血脂、动脉硬化、癌以及水肿、咳嗽、肾脏病、浮肿病、糖尿病、肥胖病等病症均有很好的疗效。

韭菜与豆芽

韭菜有湿阳解毒、下气散血的功效，绿豆芽有解毒的功效。韭菜配绿豆芽，具有解除体内热毒和补虚的作用，有利于肥胖者对脂肪的消耗，加之韭菜含粗纤维多，通肠利便，有助于减肥。

香菜与黄豆或猪大肠

香菜含有丰富的维生素 C 和胡萝卜素，具有发汗、祛风解毒的功效；黄豆则含有丰富的植物蛋白质，具有健脾、宽中的功效。二者搭配煮汤，具有健脾宽中、祛风解毒的功效。常食可以增强免疫力，防病抗病，强身健体。民间常用此法治疗感冒风寒、流行性感冒、发热头痛等症。

从食物的药性来看，香菜性味温辛，具有发汗、消食、下气、通大小便的功效。猪大肠可润肠治燥，调血痢脏毒。香菜与猪大肠搭配合用，具有补虚、止肠血的功效，有利于人体健康，还适合治疗大小肠出血、便血、血痢、痔疮、脱肛等病症。

洋葱与猪肝、猪肉或鸡蛋

从食物的药性来看，洋葱性味甘平，具有解毒化痰、清热利尿的功效。洋葱含有蔬菜中极少见的前列腺素，能降低血压。洋葱配以补肝明目、补益血气的猪肝，可为人体提供丰富的蛋白质、维生素 A 等多种营养物质，具有补虚损的功效，适于治疗夜盲、眼花、视力减退、浮肿、面色萎黄、贫血、体虚乏力、营养不良等病症。

在日常膳食中，人们经常把洋葱与猪肉一起烹调，这是因为洋葱具有防止动脉硬化和使血栓溶解的效能，同时洋葱含有的活性成分能和猪肉中的蛋白质相结合，产生令人愉悦的气味。洋葱和猪肉配食，是理想的酸碱食物搭配，可为人体提供丰富的营养成分，具有滋阴润燥的功效，适于辅助治疗阴虚干咳、口渴、体倦、乏力、便秘等病症，还对预防高血压和脑出血非常有效。

洋葱不仅甜润嫩滑，而且含有维生素 B_1、维生素 B_2、维生素 C 和钙、铁、磷以及植物纤维等营养成分，特别是洋葱还含有"芦丁"成分，能维持毛细血管的正常机能，具有强化血管的作用。如洋葱与鸡蛋搭配，不仅可为人体提供丰富的营养成分，洋葱中的有效活性成分还能降低鸡蛋中胆固醇对人体心血管的负面作用。本菜肴适于高血压、高血脂等心血管病患者作辅助食疗食物。

白菜与虾米、牛肉

白菜含有丰富的维生素 C 和锌，性平味甘，具有解热除烦、通利肠胃的功效。虾米为大型或中型虾类去壳的干制品，不仅味道鲜美，而且富含蛋白质和维生素 A、维生素 B_1、维生素 B_2 等。白菜与虾米搭配，有清热解毒、滋阴清肺、健肠开胃的功效，常食对预防动脉硬化、结肠癌以及某些心血管疾病有一定作用，还可用于辅助治疗肺热咳嗽、便秘等病症。

白菜是我国广大地区冬春两季的主要蔬菜，白菜含有的粗纤维有促进肠胃畅通的作用。牛肉也是我国常见的肉食品种，含有丰富的蛋白质和其他营养成分，有补脾胃、益精血的功效。白菜与牛肉素荤相配，互为补充，营养全面、丰富，具有健脾开胃的功效，特别适宜虚弱病人经常食用，对于体弱乏力、肺热咳嗽者也有辅助疗效。

辣椒与豆腐干或小虾、苦瓜

辣椒含有丰富的维生素 C 以及胡萝卜素、辣椒素、钙、磷、铁等物质，有益脑、健美、延年的作用。豆腐干为黄豆制品，含有丰富的植物性蛋白和钙质，为保证脑功能提供物质基础。青椒与豆腐干搭配同食，是理想的益智美容健脑食品。

辣椒含辣椒碱，能够促进脂肪的新陈代谢，防止体内脂肪的积存。辣椒配以温补肾阳的小虾，可为人体提供丰富的蛋白质、维生素 C、钙、磷等营养成分，有助于增强人体免疫功能，维持大脑长期工作，且具有开胃、消食、壮阳的功效。适于辅助治疗食欲不振、消化不良、腰膝酸软、小便频繁等病症。

苦瓜性味寒苦，是蔬菜中唯一的苦味瓜果菜，具有清暑去热、明目、解毒的功效，为炎热天开胃爽口、祛暑清心的菜肴。苦瓜配以温中散寒、除湿开胃的辣椒，可起到制约苦瓜苦寒的作用。凡身热、烦渴、温热、肝火目赤目痛等患者均可将它作为辅助食疗菜肴。

豆腐皮与香菜梗

香菜梗含大量水分，主要营养成分有蛋白质、脂肪、糖类、矿物质和大量维生素。豆腐皮与香菜梗同食，可以促进麻疹透发，亦可健胃，祛风寒，除尿臭、阴臭。

豆角与土豆

豆角的营养成分能使人头脑宁静，调理消化系统，消除胸膈胀满。豆角与土豆同食，可防治急性肠胃炎、呕吐腹泻。

豆角与木耳、鸡肉

豆角具有解渴健脾、补肾止泻、益气生津等功效。木耳有益气养胃润肺、凉血止血、降脂减肥等作用。二者搭配，对高血压、高血脂、糖尿病、心血管病有防治作用。与鸡肉搭配有填精补髓、活血调经的功效。

银耳与木耳

银耳有补肾、润肺、生津、提神及润肌肤的功效，对治疗慢性支气管炎和肺心病有显著的效果。木耳有益气润肺、养血养颜的作用。二者同食，对久病体弱、肾虚腰背痛有很好的辅助治疗作用。

香菇与菜花

二者同食，利肠胃，开胸膈，壮筋骨，并有较强的降血脂作用。

草菇与平菇

它们均具有滋补、降压、降脂、抗癌的功效。草菇能降血压，促进伤口愈合，增强肌体抗病能力，抑制癌细胞生长。平菇有增强人体免疫力、抑制细胞病毒的作用，是心血管病、肥胖病患者的理想食品。

茄子与黄豆

茄子有保护血管、防止出血的作用。其所含烟酸，可降低毛细血管的脆性和渗透性。黄豆含有丰富的人体所需的营养素，可通气、顺肠、润燥消肿、平衡营养，有益气养血、健脾的作用。

莴笋与黑木耳

莴笋具有增强食欲、刺激消化等功效，对高血压和心脏病者有疗效。木耳有益气养胃润肺、降脂减肥等作用，对高血压、高血脂、糖尿病、心血管病有防治作用。

蒜薹与木耳

蒜薹对于脾胃虚弱、泻肚、毒疮、水肿等病症有辅助疗效。木耳有益气养胃润肺、凉血止血、降脂减肥作用。

丝瓜与毛豆

毛豆是未成熟的大豆。它所含的脂肪中胆固醇较少，具有降低胆固醇的作用，还能增加身体的抵抗力，维持血管和肌肉的正常功用，与丝瓜同食，可清热祛痰，防止便秘、口臭和周身骨痛，并促进乳汁分泌。

蒜与生菜

蒜具有杀菌、消炎的作用，还能降血脂、降血压、降血糖，甚至还可以补脑。生菜含有多种维生素，其中维生素 C 最为丰富，具有防止牙龈出血及坏血病等功效，常吃可清理内热。

卷心菜与海米

卷心菜具有补肾壮腰、健脑健脾的作用，对动脉硬化、结石、便秘、肥胖症等有疗效。而卷心菜含少量致甲状腺肿的物质，会干扰甲状腺对碘的利用，所以必须加海产品，如用海米来补充碘。

桃子与牛奶

营养丰富，清凉解渴。

蜜枣与牛奶

二者同食，有补虚、止渴、润大肠、养心肺、解热毒的功效，适宜于营养不良、病后体虚、气血不足、癌症等患者食用。

豆奶与菜花

二者同食，具有美化肌肤的功效。

榨菜与黄豆芽

榨菜可帮助消化，增进食欲。黄豆芽具有清热明目、补气养血、防止牙龈出血、防止血管硬化及降低胆固醇等功效，常吃可洁白皮肤及增强免疫功能，还可抗癌。

白菜与辣椒

二者同食，可以促进肠胃蠕动，帮助消化。

肉与甜椒

甜椒含丰富的维生素 C，与肉一起迅速拌炒起锅，可以避免维生素 C 被破坏及流失。

茄子与苦瓜

苦瓜有解除疲劳、清心明目、益气壮阳、延缓衰老的作用。茄子具有去痛活血、清热消肿、解痛利尿及防止血管破裂、平血压、止咳血等功效，是心血管病人的理想蔬菜。

牛奶与木瓜

牛奶含丰富的蛋白质、维生素 A、维生素 C 及矿物质。木瓜有明目清热、清肠通便的功效。

大米与绿豆

绿豆含淀粉、纤维素、蛋白质、多种维生素、矿物质。在中医食疗上，绿豆具清热解暑、利水消肿、润喉止渴等功效。与白米煮成粥后，清润的口感利于食欲不佳者或老年人食用。

花生与芹菜

芹菜具有清热、平肝、明目和降血压的作用；花生具有止血、润肺、和胃、降低血压、降低胆固醇等作用，常食可改善脑血管循环、延缓衰老，适合高血压、高血脂、血管硬化等患者食用。

姜与醋

醋可促进食欲，具有帮助消化的功能。姜具有健胃、促进食欲的作用。两者合一热热地喝，可减缓恶心、呕吐等症状。

蛋黄与牛奶

二者混合，蛋奶香皆备，清凉解渴，增加营养。

茄子与肉

二者可维持血压，增强血管的抵抗力，对防治紫癜症也有帮助。

红薯与猪排

小排骨和红薯一同料理，可以去除油腻感，易于入口。营养丰富的红薯，不仅可提供身体所需的热量，更能提供充足的膳食纤维。

莲子与红薯

红薯、莲子做成粥，适于大便干燥、习惯性便秘、慢性肝病、癌症等患者食用，还具有美容功效。

菜花与西红柿

菜花含有维生素 A、维生素 B_1、维生素 C、维生素 E、维生素 K 等营养成分，能清血健身，增强抗毒能力，预防疾病，可治疗胃肠溃疡、便秘、皮肤化脓及预防牙周病。西红柿可健胃消食，对高血压、高血脂患者尤为适宜。

韭黄与平菇

韭黄能增强体力，促进胃肠蠕动，可增进食欲和防治消化不良。此外，韭黄还具有解毒作用。平菇具有增强人体免疫力、降脂、抑制病毒的作用，是心血管病、肥胖症患者的理想食品。

豆干与韭菜

二者含丰富的蛋白质和维生素，是素食者最好的蛋白质补充来源。

冬瓜与火腿

它们含有丰富的蛋白质、脂肪、维生素 C 和钙、磷、钾、锌等微量元素，对小便不爽有疗效。

毛豆与香菇

香菇是高蛋白、低脂肪的食品，具有益气补虚、健脾和胃等功效；毛豆为新鲜的黄豆，含有较高的优质蛋白质和多种矿物质等，营养价值很高，适合高血脂、高血压、糖尿病、癌症、肥胖症等病人食用。

大蒜与肉

瘦肉中含有维生素 B_1 成分，如果吃肉时伴有大蒜，可延长维生素 B_1 在人体内的停留时间，促进血液循环，尽快消除身体疲劳，增强体质。

花生与啤酒、毛豆

上述食物搭配，由于卵磷脂的含量极高，而卵磷脂进入胃肠道后被分解成胆碱，迅速经小肠黏膜吸收进入血管、大脑，故有健脾益智的作用，可使记忆力与智力都有明显提高。

板栗与鸡肉、薏米

板栗具有很高的营养价值。从食物的药性来看，栗子性味甘温，具有养胃健脾、补肾强筋、活血止血的功效。鸡肉不仅味美，而且营养丰富，具有补虚赢、益气血的功效。板栗与鸡肉搭配同食，可补肾虚、益脾胃，适于肾虚病人食用，也是健康人强身补体的最佳食物之一。

板栗与薏米均为药食兼用之品，两物均含有较高的碳水化合物、蛋白质以及多种维生素和人体必需的氨基酸。薏米中还含有脂类物质，能阻止癌细胞生长，具有抗癌的功效。板栗与薏米搭配，具有补益脾胃、补肾利尿、利湿止泻的功效。可作为脾胃虚弱、心烦、消渴、食少乏力、脾胃虚损、水肿和癌等病患者的辅助食疗食物。

芝麻与海带

芝麻和海带同食，能起到美容、抗衰老的作用。芝麻能改善血液循环，促进新陈代谢，其中的亚油酸有调节胆固醇的功能，维生素 E 可以防衰老。海带中含丰富的碘和钙，能对血液起到净化作用，可促进甲状腺激素的合成。二者合一，功效倍增。

牛奶与苹果

二者混合能清凉解渴，生津除热，抗癌防癌。

萝卜与羊肉、牛肉

萝卜含有丰富的维生素 C、芥子油、胆碱、木质素、氧化酶等多种成分，能降低体内胆固醇，减少高血压和冠心病的发生，具有防癌作用，且能消食顺气、化痰治喘、利尿和补虚。羊肉性味甘温，能助元阳、补精血、益虚劳，是良好的滋补强壮食物。萝卜辅以羊肉，有较好的益智健脑作用，具有助阳、补精、消食、顺气的功效，补而不滞，适于身体虚弱的人食用。

萝卜性味辛、甘、凉，能健脾补虚、行气消食，配以补脾胃、益气血、强筋骨的牛肉，可为人体提供丰富的蛋白质、维生素 C 等营养成分，具有补五脏、益气血的功效。健康人食用后精力充沛。其适于治疗消化不良、消渴、营养不良、虚损赢瘦、腰膝酸软等病症。

栗子与红枣

栗子含有多种维生素及矿物质，具有健脾益气、养胃、健脑、补肾、壮腰、强筋、活血、止血、消肿等功效。红枣补血、安中养脾、生津液。两者合用，适于肾虚、腰酸背痛、腿脚无力、小便频繁者。

红薯与米面

红薯有营养，但吃下去使人消化不良，多则滞气，同米面混食，就没有消化不良和胀气的情况发生。

玉米与碱

尼克酸（烟酸）是人体内蛋白酶中两种重要辅酶的主要组成成分。尼克酸具有促进消化的功能，可维持皮肤和神经的健康。缺乏尼克酸的人，可能发生癞皮病，主要表现为皮炎、腹泻和痴呆三大症状。玉米中含有的尼克酸很少，且大部分是以结合的形式存在，人体无法吸收利用，在以玉米为主食的地区必然会引发尼克酸缺乏而患病。若用碱将玉米处理后再食用，就可使玉米中所含的尼克酸游离出来，容易被人体吸收和利用，大大地减少癞皮病的发生。因此，玉米食用前宜加碱处理，尤其是在以玉米为主食的地区更应如此。

饮食禁忌

猪肉与羊肝

从食物药性讲，猪肉与羊肝配伍不宜，又因羊肝与猪肉共烹炒易生怪味，因此羊肝不可与猪肉同食。

猪肉与田螺

猪肉酸冷寒腻，田螺大寒，二物同属凉性，且滋腻易伤肠胃，故不宜同食。

猪肝与鹌鹑

新鲜的猪肝与鹌鹑肉混合烹炒中，各自所含的酶与其他生物营养素、微量元素可能发生复杂的化学反应（酶需加热到一定温度才会失活），产生一些不利于人体的物质。这些物质进入人体后，干扰了微量元素（如铁、铜）的代谢，影响某些酶的形成与激活，或破坏一些必要的维生素，以致引起不良的生理效应。

猪肝与番茄、辣椒

猪肝炒食或做汤不宜配番茄、辣椒等富含维生素C的蔬菜。维生素在受热受光时易被破坏，特别在有微量金属离子存在时更易被氧化分解，即使是微量的铜离子也能使维生素C氧化速度加快1000倍。猪肝中含丰富的铜、铁元素，能使维生素C氧化为脱氢抗坏血酸，从而失去原来的功能。所以猪肝不宜与富含维生素C的果蔬搭配。

猪肝与豆芽

猪肝中的铜会加速豆芽中维生素C的氧化，使其失去营养价值。

羊肉与豆酱

豆酱系豆类熟后发酵加盐水制成，含蛋白质、脂肪、碳水化合物、维生素 B_1、维生素 B_2、氨基酸和钙、磷、铁等元素，性味咸寒，能解除热毒。而羊肉温热易动火，二者功能相反，所以不宜同食。

羊肉与乳酪

乳酪是由原料乳经乳酸发酵或加酶使其凝固，而后除去乳清制成，其营养价值高，且易消化。乳酪种类很多，其成分因种类不同而有所差异。一般来说，其主要成分是蛋白质、脂肪、乳糖、丰富的维生素和少量的无机盐。乳酪味甘酸性寒，羊肉易生热，而且乳酪中含酶，遇到羊肉可能有不良反应，所以不宜同食。

羊肉与荞麦面

据《本草纲目》记载，荞麦气味甘平，性寒，能降压止血，清热敛汗，而羊肉易生热动火，功能与此相反，故不宜同食。

牛肉与栗子

牛肉甘温，安中益气，补脾胃壮腰脚；栗子甘咸而温，益气厚肠胃，补肾气。从食物药性看二者并无矛盾。从营养成分看，栗子除含蛋白质、糖、淀粉、脂肪外，还富含维生素 C，每 100 克栗子含维生素 C 高达 40 毫克。栗子中丰富的维生素 C 易与牛肉中的微量元素发生反应，从而削弱栗子的营养价值。而且，二者同食不易消化，同炖共炒都不相宜。在我国古籍《饮膳正要》中也有"牛肉不可与栗子同食"的记载。

牛肝与含维生素 C 的食物

维生素 C 是一种己糖衍生物，具有很强的还原性，很容易被氧化剂氧化而失去生理活性。特别是在有微量重金属离子存在时，极易被氧化分解。而牛肝中含铜、铁元素丰富，所以极易使维生素 C 氧化为脱氢抗坏血酸而失去原有的功能，所以牛肝不宜与富含维生素 C 的食品相搭配。

牛肝与鲇鱼

《饮膳正要》中说："牛肝不可与鲇鱼同食。"由于鲇鱼肉中含有复杂的成分，多食会引起人体不适；而牛肝中含有多种维生素、酶类和金属微量元素。牛肝与鲇鱼二者共食，会发生不良的生化反应，对人体有害。

兔肉与柑橘

柑橘是一种营养丰富的水果，果肉和果汁中含葡萄糖、果糖、蔗糖、苹果酸、柠檬酸、胡萝卜素、维生素 B_1、维生素 B_2、维生素 C 等，其性味甘酸而温，多食生热。兔肉酸冷，所以食兔肉后，不宜马上吃柑橘。

兔肉与芥末

芥末含芥子油、芥子甙、芥子酶、芥子碱、芥子酸等，其味辛辣，会刺激皮肤、黏膜，扩张毛细血管，大量食用会使血容量和心率下降。兔肉酸冷性寒，与芥末性味相反，故不宜同食。

兔肉与鸡蛋

兔肉性味甘寒酸冷，鸡蛋甘平微寒，二者各有一些生物活性物质。若同炒共食，则易产生刺激肠道的物质而引起腹泻，所以不宜同食。

兔肉与姜

兔肉酸寒，性冷，干姜、生姜辛辣性热。二者性味相反，寒热同食，易致腹泻。所以，烹调兔肉时不宜加姜。

狗肉与鲤鱼

鲤鱼气味甘平，利水下气，除含蛋白质、脂肪、钙、磷、铁外，还有十几种游离氨基酸及组织蛋白酶。与狗肉同食，二者生化反应极为复杂，可能产生不利于人体的物质。因此，二者不宜共食，更不宜同烹。

狗肉与茶

狗肉中富含蛋白质，而茶叶中鞣酸较多，如食狗肉后立即饮茶，会使茶叶中的鞣酸与狗肉中的蛋白质结合为鞣酸蛋白。这种物质会减弱肠蠕动，引起便秘，代谢产生的有毒物质和致癌物质在肠内被吸收，会不利于健康。所以，吃狗肉后忌喝茶。

狗肉与大蒜

大蒜辛温有小毒，温中、下气、杀菌、消炎。新鲜大蒜中有大蒜氨酸，是一种含硫氨基酸，经大蒜酶分解大蒜辣素，有杀菌作用，并能刺激肠胃黏膜，引起胃液增加，肠胃蠕动增强。

狗肉性热，大蒜辛温有刺激性，狗肉温补，大蒜熏烈，同食助火，容易损人，火热阳盛者更应当忌食。李时珍在《本草纲目》中有"狗肉同蒜食，损人"的记载。

鸡肉与鲤鱼

鸡肉甘温，鲤鱼甘平。鸡肉补中助阳，鲤鱼下气利水，性味不反但功能相承。鱼类皆含丰富蛋白质、微量元素、酶类及各种生物活性物质，鸡肉成分亦极复杂。古籍中可常见到鸡鱼不可同食的说法，主要不可同煮、同煎炒。现代生活中的饮食习惯也很少见到鸡鱼同烹的现象了。

鸡肉与芥末

芥末，乃发热之物，鸡乃温补之品，二者共食，无益于健康。

鸡肉与大蒜

大蒜，其性辛温小毒，除风、杀毒。古人说："大蒜属火、性热喜散。"而鸡肉甘酸温补，二者功用相佐，且蒜气熏臭，从调味角度讲，也与鸡不合。《金匮要略》中就有"鸡不可合葫蒜食之，滞气"的记载。

鸡肉与天麻

人们习惯用中药天麻与鸡同炖服食，用于治疗头晕头痛，其实这个验方是不可取的。天麻性平，入肝经，是平息肝风、治疗头晕的常用药品，素有"定风草"之称。《本草求真》中记载："鸡蛋翼而动风，外应乎术，内遁乎肝……故阴虚火盛者，不宜食鸡，食则风火益助矣。"《内经》中说："诸风掉眩，皆属于肝。"对肝阳上亢（高血压）引起的头晕头痛，本应用天麻配一些平肝潜阳、清火熄风的药物才对，如果将天麻和鸡同食，则影响天麻本身的功效。另外，从中药药性来说，两者既不"相须"，也不"相畏"，而是"相恶"的。故二者不宜同食。

鸡蛋与豆浆

人们经常食用的鸡蛋和豆浆，都是富含蛋白质的营养食品。从科学饮食的角度而言，二者同时食用，会降低其营养价值。因为生豆浆中含有胰蛋白酶抑制物，它能抑制人体蛋白酶的活性，影响蛋白质在人体内的消化和吸收。鸡蛋的蛋清里含有黏性蛋白，它可以同豆浆中的胰蛋白酶结合，使蛋白质的分解受到阻碍，降低人体对蛋白质的吸收率。所以，豆浆与鸡蛋或蛋类食物要间隔一段时间再食用，不宜同食。

鸡蛋与味精

鸡蛋本身含有许多与味精成分相同的谷氨酸钠。炒鸡蛋放味精，不但浪费了味精，而且还破坏和掩盖了鸡蛋的天然鲜味，并不会增加鲜味。因此炒鸡蛋不宜放味精。

鸭肉与甲鱼

甲鱼，又称鳖。《饮膳正要》中说："鸭肉不可与鳖肉同食。"李时珍在《本草纲目》中解释说，鳖肉甘平无毒，鳖甲咸平。"鳖性冷，发水病"，而鸭肉也属凉性，所以鸭肉不宜与甲鱼肉同食。久食令人阴盛阳虚，水肿泄泻。

雀肉与猪、羊、牛、马诸肝

雀肉甘温，从其功能来看，壮阳补肾之力较强。其肉中含有的生物活性物质会作用于人体内分泌系统，如性腺、脑垂体等，从而产生壮阳效果。诸肝多数甘苦性凉，营养成分复杂。肉类食物配伍中，对肝类禁忌者较多，如猪肉、牛肉、野鸡、鹌鹑、麻雀等。从现代营养生化观点来看，主要是因为两种相克肉类之间的生物活性物质混合后会产生不利于人体的生化反应。

雀肉与李子

李子苦酸微温，民间认为李子多食，易患鼻衄。雀肉甘温助阳，二者同食，火热之性相互助长，损人益甚。故食雀后切勿立即吃李子。

海味食物与含鞣酸的食物

海味中的鱼、虾、蟹、藻类含有丰富的蛋白质和钙等营养物质。如果与含鞣酸的果品同食，不仅会降低蛋白质的营养价值，而且易使海味中的钙质与鞣酸结合成一种新的不易消化的鞣酸钙，从而刺激肠胃并引起不适，出现腹痛、恶心或腹泻等症状。含鞣酸较多的水果有柿子、葡萄、石榴、山楂、青果等。因此，这些水果不宜与海味同时食用，以间隔 4 小时后再吃为好。

海鲜与啤酒

海鲜是一种含有嘌呤和苷酸两种成分的食物，而啤酒中则富含分解这两种成分的重要催化剂——维生素 B_1。吃海鲜的时候喝啤酒容易导致血尿酸水平急剧升高，诱发痛风，以致出现痛风性肾病、痛风性关节炎等。

鲤鱼与红豆

红豆甘酸咸冷，有下水肿、利小便、解热毒、散恶血的功效，而鲤鱼也能利水消肿，二者同煮，利水作用更强。虽然鲤鱼红豆汤能治肾炎水肿，但这是针对病人而言，正常人却不宜服用。

鲫鱼与猪肉

猪肉性味酸冷微寒，鲫鱼甘温，性味功能略不相同。如作为两样菜，偶食无妨，若合煮或同炒，则不相宜。同时，鱼类皆有鱼腥，一般不与猪肉配食。在《饮膳正要》中记载："鲫鱼不可与猪肉同食。"

黄鱼与荞麦面

《食疗本草》一书中说："荞麦难消，动热风，不宜多食。"医圣孙思邈也曾说过："荞麦面酸，微寒，食之难消，久食动风，不可合黄鱼食。"由此可见，荞麦性寒，黄鱼多脂，都是不易消化的食物，所以不宜同食。

鳝鱼与狗肉

《本草纲目》中记载："鳝鱼不可合犬肉犬血食之。"犬肉、犬血，都有温热动火，助阳之性，黄鳝甘而大温。同时，古人还认为："黄鳝性热能补，时行病后食之，多复。"即指能使旧病复发。古人还认为，二者同食，温热助火作用更强，不利于常人；且黄鳝有腥气，更不能与狗肉同煮。

螃蟹与梨

在《饮膳正要》中有"柿梨不可与蟹同食"的说法。梨味甘、微酸、性寒，《名医别录》记载："梨性冷利，多食损人，故俗谓之快果。"由于梨性寒凉，蟹也冷利，所以二者同食，易伤人肠胃。

螃蟹与茄子

茄子甘寒，《本草纲目》记载："茄性寒利，多食必腹痛下利。"而蟹肉也属冷利寒凉之物，故茄与蟹同食，易伤肠胃。

螃蟹与花生仁

从食物药性上看，花生仁性味甘平，且脂肪含量高达45%，油腻之物遇冷利之物极易导致腹泻。所以蟹与花生仁不宜同时进食，对于肠胃虚弱的人来说，更应加倍注意。

螃蟹与冷食

冷食指夏季冷饮，如冰水、冰棍、冰淇淋等，属寒凉之物，易使肠胃温度降低，与蟹同食必致腹泻。所以食蟹后不宜饮冰水，或食冰棍等冷食。

螃蟹与泥鳅

《本草纲目》中记载："泥鳅甘平无毒，能暖中益气，治消渴饮水，阳事不起。"由此可见泥鳅药性温补。而螃蟹性冷利，功能正好相反，所以二者不宜同吃。另外，从生化反应方面来讲，二者同食不利于人体健康。

螃蟹与香瓜

香瓜即甜瓜，性味甘寒而滑利，能除热通便。与蟹同食，可损肠胃，易致腹泻。

甲鱼肉与猪肉

《本草纲目》曾引述医圣孙思邈的话说："鳖肉不可合猪、兔、鸭肉食，损人。"因为猪、兔、鸭之肉都属寒性，而甲鱼（鳖）也属寒性，故不宜配食。

甲鱼肉与苋菜

《本草纲目》记载："苋菜味甘，性冷利，令人冷中损腹。"而甲鱼肉亦性冷，二者同食难以消化，可能会形成肠胃积滞。

甲鱼肉与芥末

孙思邈说："鳖肉不可合芥子食，生恶疮。"芥子气味辛热，能温中利气，白芥子辛烈更甚。与甲鱼肉同食，冷热相反，于人不利，故食甲鱼肉不宜加芥末作为调味品。

甲鱼肉与鸭蛋

《金匮要略》中说："鸭卵不可合鳖肉食之。"鸭蛋甘咸微寒，而甲鱼肉也是寒性食物，所以从食物药性角度来说，二物皆属凉性，不宜同食，特别是对身体素质虚寒的人来说，更忌同食。

田螺与香瓜

田螺大寒，香瓜冷利并有轻度导泻作用，二者皆属凉性，同食有损肠胃。所以食田螺后不宜马上吃香瓜，更不宜同食。

田螺与木耳

木耳性味甘平，除含有蛋白质、脂肪、维生素、矿物元素（钙、铁、磷）之外，还含有磷脂、植物胶质等营养成分。这些类脂质及胶质，会与田螺中的一些生物活性物质起不良反应。从食物药性来说，寒性的田螺，遇上滑利的木耳，不利于消化，所以二者不宜同食。

田螺与冷食

　　冷食能降低人的肠胃温度，削弱消化功能，田螺性寒，食用田螺后如饮冰水，或食用冷食都可能导致消化不良或腹泻，所以二者不可同食。

虾与维生素 C

　　河虾或海虾等软甲壳类食物中有一种浓度很高的名叫"五价砷化合物"的物质，它本身对人体无毒害，但在服用维生素 C 片剂（特别是剂量较大时）后，由于化学作用，可使原来无毒的"五价砷"转化成"三价砷"，即剧毒的"砒霜"，能危及人的生命。

　　所以，在服用维生素 C 期间，为了预防不测，要忌食虾类，因病情需在用大剂量维生素 C 时，要绝对忌食虾类。此外，服用治疗肝毒、脱发的胱氨酸时，如不忌食虾类食物，也会产生类似的毒副作用。故吃海鲜餐时应少吃蔬菜。

鲜鱼与酒

　　鲜鱼忌美酒。含维生素 D 高的食物有鱼、鱼肝、鱼肝油等，吃此类食物饮酒，则人体对维生素 D 吸收量会降低 60%～70%。人们常常是鲜鱼佐美酒，殊不知这种吃法却丢了上好的营养成分。

咸鱼与乳酸饮料

　　咸鱼不宜与乳酸饮料搭配食用。由于咸鱼制品中的硝酸盐在乳酸菌的作用下会被还原成亚硝酸盐，在唾液中硫氰酸根的催化下，可产生致癌物，会引起胃肠、肝等消化器官癌变。

芹菜与黄瓜

　　黄瓜中含有维生素 C 分解酶，由于黄瓜多是生食或凉拌，其中的酶并不失活，若与芹菜同食，芹菜的维生素 C 将会被分解破坏，营养价值因而大大降低。

芹菜与蚬、蛤、毛蚶、蟹

蚬、蛤、毛蚶、蟹等体内皆含维生素 B_1 分解酶。人们在食用海鲜时喜欢用开水烫一烫，而此时这些蛤贝体内的维生素 B_1 分解酶并未失活，若与芹菜同食，会将其中的维生素 B_1 全部破坏。若进食蛤贝生鱼时适当加醋，可以保护维生素 B_1。

黄瓜与柑橘

柑橘中含有大量维生素 C，每 100 克柑橘约含 25 毫克维生素 C。做西餐沙拉时，有时也配以黄瓜，但柑橘中的维生素 C 多会被黄瓜中的分解酶破坏。

黄瓜与番茄

每 100 克番茄中的维生素 C 含量为 20～33 毫克。因黄瓜中的分解酶可能将番茄中的维生素 C 破坏掉，因此为了保护番茄中的维生素 C，就要避免将其与黄瓜配食或同炒。

黄瓜与辣椒

辣椒的维生素 C 含量丰富，每 100 克辣椒中约含 185 毫克维生素 C。黄瓜中含维生素 C 分解酶，生食黄瓜时此酶不失活性，二者同食，则辣椒中的维生素 C 会被破坏，会降低辣椒的营养价值。

黄瓜与菜花

菜花中维生素 C 含量比较丰富，每 100 克菜花约含 88 毫克维生素 C。若与黄瓜同食，菜花中的维生素 C 将被黄瓜中的维生素 C 分解酶破坏，故不宜配炒或同食。

黄瓜与菠菜、小白菜

每 100 克菠菜中维生素 C 含量为 90 毫克，每 100 克小白菜中维生素 C 含量为 60 毫克。它们皆不宜与黄瓜配食，否则会降低这些蔬菜的营养价值。

黄瓜与花生

黄瓜性味甘寒，生食为多；花生仁多油脂。一般来讲，如寒凉之物与油脂相遇，会增加其滑利性，同食极易导致腹泻，所以二者不宜同食。

葱与狗肉

狗肉性热，助阳动火，葱性辛温发散，利窍通阳，二者配食，易增火热，有鼻衄症状的人应当特别注意。

葱与枣

《大明本草》中记载："枣与葱同食令人五脏不合。"这是因为枣的食物药性甘辛而热，故二者不宜同食。

葱与豆腐

葱中含有大量的草酸，豆腐中的钙与葱中的草酸结合形成白色沉淀——草酸钙，这就造成了对钙的吸收困难。钙是人体必需的元素，如果长期吸收困难，加上进食不足，就会导致人体内钙质的缺乏。

大蒜与蜂蜜

大蒜辛温小毒，性热，其所含辣素与葱相近，其性质也与蜂蜜相反，古人吴谦在《医宗金鉴》中说："葱蒜皆不可共蜜食，若共食令人利下。"所以大蒜不宜与蜂蜜共食。

胡萝卜与白萝卜

把胡萝卜和白萝卜切成丁、条一起炒是不科学的。白萝卜中维生素C的含量较高，对人体健康非常有益，但是和胡萝卜混合烧煮，就会使维生素C丧失殆尽。这是因为胡萝卜中含有维生素C分解酶，会破坏白萝卜中的维生素C。不仅如此，胡萝卜与富含维生素C的蔬菜配合使用，都会充当这个破坏者。

当胡萝卜和维生素C含量高的蔬菜一起调配食用时，添加一些食醋，维生素 C 分解酶的破坏作用就会急速减弱，使维生素 C 的损失降至最低程度。

辣椒与胡萝卜

胡萝卜除含大量胡萝卜素外，还含有维生素 C 分解酶，而辣椒含有丰富的维生素 C，所以胡萝卜不宜与辣椒同食，否则会降低辣椒的营养价值。

辣椒与南瓜

南瓜亦含维生素 C 分解酶，能破坏辣椒中的维生素 C，所以二者不宜配食。

韭菜与蜂蜜

《食疗本草》中记载："韭不可与蜜及牛肉同食。"因为韭菜与葱蒜同科同属，即百合科葱属，食物药性都是辛温而热，又均含蒜辣素和硫化物，都与蜂蜜食物药性相反，所以二者不可同食。

韭菜与白酒

古时曾有"饮白酒，食生韭令人增病"的说法，而在《饮膳正要》中也有"韭不可与酒同食"之类的记载，其道理大致也与食物药性有关。

白酒甘辛微苦，性大热，乙醇含量较多。1 克乙醇在体内燃烧，产热约 29800 焦耳。乙醇在肝内代谢，嗜酒者可引起酒精中毒性肝炎、脂肪肝及肝硬化。酒性辛热，有刺激性，能扩张血管，使血流加快，又可引起胃炎和胃肠道溃疡复发。韭菜性也属辛温，能壮阳活血，食生韭饮白酒，就像火上加油，有出血性疾病的患者更应加倍注意。

芥菜与鲫鱼

鲫鱼的食物药性属甘温，其功能之一是消水肿，解热毒，如与芥菜同食，反而引发水肿。这是因为芥菜的食物药性属辛辣，加上人们一般都是将芥菜腌制后食用，腌菜盐重味咸，水肿患者食盐多则易复发。

菠菜与豆腐

在食用菠菜和豆腐时，人们常把它们一起煮，认为这是最理想的素食，但这是错误的做法。菠菜中除含有叶绿素、铁等，还含有大量的草酸；豆腐主要含蛋白质、脂肪和钙。二者一锅煮，会浪费宝贵的钙。因为草酸能够和钙起化学反应，生成不溶于水的草酸钙沉淀，这样损失的那一部分钙人体就无法吸收了。

为了保持营养，一是将菠菜和豆腐分餐，这样就不会起化学反应了。二是可以先将菠菜放在水中焯一下，让部分草酸溶于水，捞出来再和豆腐一起煮。

菠菜与鳝鱼

鳝鱼的食物药性味甘大温，可补中益气，除腹中冷气。而菠菜性甘冷而滑，下气润燥，据《本草纲目》记载，可以"通肠胃热"。由此可见，二者食物药性的性味功能皆不相协调。而且鳝鱼油煎多脂，菠菜冷滑，同食也容易导致腹泻，所以二者不宜同食。

菠菜与瘦肉

菠菜含铜，瘦肉含锌。铜是制造红血球的重要元素之一，又为钙、铁、脂肪代谢所必需。如果把它和含锌较高的食物混合食用，则该类食物析出的铜就会大大减少。

莴苣与蜂蜜

蜂蜜富含蜡质，具有润肠通便的作用，但蜂蜜的食物药性属凉，莴苣性冷，二者同食，不利肠胃，易致腹泻，所以二者不宜同食。

竹笋与羊肝

竹笋味甘微寒，羊肝性味甘苦而寒，二者在功能性味上并无抵触之处。羊肝含有丰富的维生素A，对维生素A缺乏而引起的夜盲症有治疗作用。中医认为羊肝能补肝明目，但是，竹笋内存在一些生物活性物质，在与羊肝同炒时，会产生某些有害物质或破坏其中的营养素（如维生素 A）。竹笋、羊肝偶尔配食可能并无妨碍，如多食、常食则必然会产生不良后果。

南瓜与富含维生素 C 的食物

由于南瓜含维生素 C 分解酶，所以不宜同富含维生素 C 的蔬菜、水果同时吃。维生素 C 分解酶耐热，南瓜煮熟后此酶才能被破坏。所以南瓜宜煮食，不宜炒食，更不宜与番茄、辣椒等同炒。富含维生素 C 的蔬菜有菠菜、油菜、番茄、圆辣椒、小白菜、菜花等。

南瓜与羊肉

《本草纲目》记载："南瓜不可与羊肉同食，令人气壅。"因为南瓜补中益气，羊肉温热补虚，两者同补，就会令人肠胃气壅。

金瓜与黄鳝

黄鳝温中补气，金瓜甘寒下气，功用大不相同，同食则功用互相抵消，无益于身体。从营养成分来看，二者生化成分复杂，可能产生不利于人体的生化反应，所以不宜同食。

土豆与番茄

土豆会在胃肠中产生大量的盐酸，番茄在较强的酸性环境中会产生不溶于水的沉淀，从而导致食欲不佳，消化不良。

萝卜与人参

二者同食不易消化，易导致胀气。

萝卜与柑橘

萝卜食后体内会产生一种物质，会阻碍甲状腺对碘的摄取。柑橘能加强此物质对甲状腺的抑制作用，从而诱发或导致甲状腺肿大。

黄豆与酸牛奶

酸牛奶含丰富的钙质，黄豆所含的化学成分会影响钙的消化吸收。

梨与开水

梨性甘寒冷利，吃梨喝开水，必致腹泻，这是因为一冷一热刺激肠道的缘故。《本草纲目》中说："梨甘寒，多食成冷痢。"又说："多食令人寒中萎困。"所以吃梨一忌多食，二忌与油腻之物同食，三忌冷热杂进。

柿子与章鱼

章鱼性味甘、咸寒、无毒，其药性冷而不泄，可养血益气；柿子甘涩性寒。因二者都属寒冷药性，所以二物不宜同食，否则容易导致腹泻，有损肠胃。同时，章鱼是高蛋白食物，蛋白质与柿中鞣酸相遇，易凝结成鞣酸蛋白，聚于肠胃中，引起呕吐、腹痛、腹泻等症状。由此可见，凡是进食丰富蛋白质食物后，都不宜马上吃柿子。

柿子与螃蟹

螃蟹体内含有丰富的蛋白质，与柿子的鞣质相结合容易沉淀，凝固成不易消化的物质。另外，鞣质还具有收敛作用，所以，它还能抑制消化液的分泌，致使凝固物质滞留在肠道内发酵，使食者出现呕吐、腹胀、腹泻等食物中毒现象。因此，螃蟹不宜与柿子同食。

柿子与海带、紫菜

海带中的钙离子可与柿子等水果中的鞣酸结合，生成不溶性的结合物，影响某些营养成分的消化吸收，导致胃肠道不适，所以海带不宜与柿子等水果一起食用。

紫菜也是富含钙离子的食物，与含鞣酸过多的柿子同食也会生成不溶性结合物，道理同海带与柿子的关系一样，所以也不能同食。

柿子与红薯

柿子味甘、性寒，能清热生津、润肺，内含蛋白质、糖类、脂肪、果胶、鞣酸、维生素及无机盐等营养物质。红薯味甘、性平，补虚、益气、强肾阴，内含大量糖类等营养物质。这两种食物若分别食用，对身体很有好处。若同时吃，却对身体不利。因为吃了红薯，人的胃里会产生大量胃酸，如果再吃柿子，柿子在胃酸的作用下产生沉淀，沉淀物积结在一起，会形成不溶于水的结块，既难于消化，又不易排出，人就容易得胃柿石，严重者需要去医院开刀治疗。所以，红薯与柿子是不宜同时食用的。

柿子与酒

酒味甘辛微苦，性大热，而柿子性寒，二者性味相悖，不宜同食。人们在饮酒时，大多用肉类等菜肴下酒，肉类中的蛋白质与柿子发生生化反应后会形成凝块，既难于消化又不易排出，久之就会成病。另外，酒入胃刺激肠道，使得分泌物增加，柿中鞣酸与胃酸相遇，又形成黏稠物质，易与纤维素绞结成团，形成柿石，造成肠道梗阻，故二者不宜同食。

柿子与酸性菜

吃过柿子后，不可多饮酸性菜汤或饮过多的水，两者共食对胃不太好。

柿子与土豆

吃了土豆，胃里会产生大量盐酸，如果再吃柿子，柿子在胃酸的作用下会产生沉淀，既难以消化，又不易排出。

柑橘与螃蟹

柑橘的食物药性虽有偏温偏寒之别，但都有聚湿生痰的特性，而螃蟹性寒凉，若与柑橘同食，必致痰凝而气滞，特别是气管炎患者，更要忌二物共食。

柑橘与蛤

蛤类品种很多，常见的有沙蛤、文蛤等。蛤类营养丰富，味道鲜美，含蛋白质、脂肪、碳水化合物、矿物质（钙、镁、磷）、微量元素（铁、铜、碘）、维生素 A、维生素 B_1、维生素 B_2、烟酸等，还含有一些酶类。蛤属海产品，大多咸寒，其性与蟹类相似，柑橘为聚痰之物，所以皆不宜同食多食。

山楂与猪肝

山楂富含维生素 C，猪肝中含铜、铁、锌等金属微量元素，维生素 C 遇金属离子，则加速氧化而被破坏，降低了营养价值。故食猪肝后，不宜食山楂。

李子与青鱼

青鱼肉含蛋白质、脂肪、碳水化合物、维生素 B_1、维生素 B_2、烟酸、矿物质钙、磷、铁等。其性味甘平，功能益气化湿，养胃醒脾。但李子酸温多汁，助湿生热，所以食青鱼后，不宜多食李子。脾胃虚弱，消化不良，血热患者，更应忌食。

生菱与蜂蜜

生菱属于凉性，多食令人腹胀，蜂蜜性凉滑润。二者同食，易导致消化不良、腹胀、腹泻。

盐与红豆

红豆不仅是一种粮食，还有一定的药物作用，并有利尿消脚肿的功能。但是红豆制品只能做甜食，如果加上盐，其药物作用就会减半。

醋与海参

醋性酸温，海参味甘、咸，性温，二者在药性上并不相克。海参就其成分与结构而言，属于胶原蛋白，并由胶原纤维形成复杂的空间结构。当外界环境产生变化时（如遇酸或碱）就会影响蛋白质的两性分子，从而破坏其空间结构，蛋白质的性质随之改变。如果烹制海参时加醋，会使菜汤中的 pH 值下降，在接近胶原蛋白的等电点（pH 值为4.6）时，蛋白质的空间构型即发生变化，蛋白质分子便会出现不同程度的凝集、紧缩。这时的海参吃起来口感、味道均差。

醋与牛奶

醋中含醋酸及多种有机酸。牛奶是一种胶体混合物，具有两性电解质性质，而且其本身就有一定的酸度（其 pH 值为 6.7 ~ 6.9）。当酸度增加到等电点 4.6 以下时，则发生凝集和沉淀，不易被消化吸收。肠胃虚寒之人，更易引起消化不良或腹泻，古人就有"奶与酸物相反"的说法。所以，饮用牛奶或奶粉，不宜立即进食醋制食物。

醋与羊肉

在《本草纲目》中，李时珍引述汪机（明代四大医学家之一）的话说："羊肉同醋食伤人心。"只因羊肉温热动火，醋性甘温，与酒性相近，所以二物同食，容易生火动血。羊肉汤中不宜加醋，平素心脏功能不好及血液病患者更应注意。

醋与猪骨汤

猪骨是一种很好的滋补品，其中的蛋白质、脂类、矿物质含量很高，味道鲜美，对延缓衰老、延年益寿有特殊的功用。医学专家研究发现，导致人体骨髓老化的主要原因是由于骨内缺乏骨胶原等物质。为了延缓骨髓的老化，可以从食物中摄取骨胶原等物质，使骨髓产生血细胞的能力增强，从而达到延缓衰老的目的。

摄取骨胶原等物质的简易方法，就是充分利用骨头中的骨胶原等物质，骨胶原等物质是人体最容易吸收的。炖骨头时如果不加醋，逸出的矿物质和微量元素均以有机化合物的形式存在。如果在炖骨头汤时加醋，就会使猪骨中的无机物逸出，这样会影响人体对营养的吸收。

熬骨头汤的正确方法是：先把骨头砸碎，按 1 份骨头 5 份水的比例，用文火煮 1 ~ 2 小时，以便使骨髓液充分溶解，这样有助于延长蛋白质凝固的时间，使骨头中的鲜味物质充分渗到汤里，汤的味道更加鲜美。

醋与青菜

烹制青菜时，如果加入酸性佐料，会使其中的营养价值大大减少。

因为青菜中的叶绿素在酸性条件下加热极不稳定，其分子中的镁离子会被酸中氢离子取代而生成一种暗淡无光的橄榄脱镁叶绿素，营养价值因而大大降低。因此，烹制绿色蔬菜时宜在中性条件下大火快炒，这样既可保持蔬菜的亮绿，又能减少营养成分的损失。

醋与胡萝卜

胡萝卜含有的大量胡萝卜素，进入人体后会变成维生素 A。维生素 A 可以维持眼睛和皮肤的健康，皮肤粗糙和患有夜盲症的人，往往缺乏维生素 A。炒胡萝卜时不宜加醋，因为放了醋，胡萝卜素就完全被破坏了。

酱与鲤鱼

按照中医的说法，口疮多是由于心火或胃热引起的。酱性味甘咸，制作时必放辣椒、花椒、茴香等香料，此皆为辛热动火之物。另外，古有"鲤鱼至阴之物，阴极则阳复"的说法，《素问》中就提到："鱼热中，多食之能发风热。"由于酱与鲤鱼皆能引发风热，所以鲤鱼与酱合食，易发口疮。

碱与粥

煮粥时放点碱，粥很快就会煮烂，但这样做会使粥里的维生素损失过多。如果经常在煮粥时放碱，人体就会缺乏维生素 B_1、维生素 B_2 和维生素 C，因为维生素都是喜酸怕碱的。缺乏维生素 B_1 会引起消化不良、心跳乏力和脚气病，缺乏维生素 B_2 会导致舌头发麻、烂嘴角、长口疮以及阴囊炎等，缺乏维生素 C 会出现牙龈肿胀、出血等。

碱与菜心

有人在炒菜心时喜欢放点碱，这样能使炒出来的菜心颜色鲜艳，但这种作法是不可取的。菜心中含有丰富的维生素，其中以维生素 C 为主，而维生素 C 在碱性溶液中易因氧化作用而失效。因此，在炒菜心时不应放碱，应采取急炒的办法，这样才能减少维生素 C 的损失，保持其本身应有的营养成分。

硫黄与馒头

蒸馒头用硫磺熏，虽然洁白好看，但对人体是有害的。因为硫黄会与氧气发生反应，产生二氧化碳，遇水则生成亚硫酸。亚硫酸对胃肠有刺激作用，而且会破坏维生素 B_1，影响钙的吸收。工业用的硫黄含有砷，容易使人发生砷中毒。因此，不宜用硫黄熏蒸馒头。

蜂蜜与开水

现代医学表明，蜂蜜具有滋润、养颜、健身等多种功效。蜂蜜中含有丰富的营养，其中葡萄糖占 30%～35%，果糖占 40%，此外还含有维生素 B_2、维生素 B_6、维生素 C、维生素 K 及胡萝卜素。蜂蜜中也含有大量的淀粉酶、脂肪酶、氧化酶等，这些维生素和酶参与人体许多重要的新陈代谢过程，同时，也与维持神经系统的兴奋性和人体的免疫功能有关。

用沸水冲服蜂蜜，就会使蜂蜜的大部分营养成分被破坏，另外，还会改变蜂蜜甜美的味道，使其产生酸味。

生蜜与豆腐

豆腐味甘、咸，性寒，有小毒，能清热散血，下大肠浊气，生蜜甘凉滑利，二物同食，易致泄泻。同时，生蜜中含多种酶类，豆腐中又含多种矿物质、植物蛋白质及有机酸，二者混食易发生不利于人体的生化反应。故食豆腐后，不宜食生蜜，更不宜同食。

红糖与豆浆

红糖中的有机酸和豆浆中的蛋白质结合，会产生沉淀物，不利于身体吸收。白糖无此现象，可与豆浆同食。

红糖与竹笋

红糖甘温，竹笋甘寒，食物药性稍有抵触。竹笋蛋白中含有16～18种氨基酸，其中的赖氨酸在与糖共同加热的过程中，易形成赖氨酸糖基，这种物质对人体不利。

红糖与牛奶

红糖为粗制品，未经提纯，含非糖物质及有机酸（如草酸、苹果酸）较多，奶中的蛋白质遇到酸碱易发生凝聚并沉淀。如果在奶中加入红糖，当有机酸达一定浓度时，蛋白质即凝集、变性，营养价值大大降低，故牛奶中不宜放红糖。

糖与含铜食物

铜是人体必需的重要微量元素之一，人体缺铜可引起铁代谢紊乱、贫血、缺氧、骨骼病变、发育迟缓等。锌、铜比值的增大，会干扰胆固醇的正常代谢，导致冠心病的发生。缺铜又可引起心肌细胞氧化代谢紊乱，造成各种各样的心肌病变。

食糖过多会降低含铜食物的营养价值。日常食物中，含铜较多的食物有胡桃、贝类、动物肝、豆荚、葡萄干等。因此，人体缺铜需以含铜食物进行补充时，最好少吃糖。

近来美国科学家就提出警告：果糖和砂糖会阻碍人体对铜的吸收。本来日摄取铜量已经不足，加之糖的影响，更会使人严重缺铜。

茶与白糖

茶叶味苦性寒，人们饮茶的目的就是借助茶叶的苦味刺激消化腺，促使消化液分泌，以增强消化机能。再就是利用茶的寒凉之性，达到清热解毒的效果。若茶中加糖，就会抑制这种功能。古籍中也有茶叶配白糖疗疾的偏方，此方作为食疗可以，但平时饮茶则不宜配糖。

茶与鸡蛋

有人爱吃茶叶蛋，其实这是不科学的。因为，茶的浓度很高，浓茶中含有较多的单宁酸，单宁酸能使食物中的蛋白质变成不易消化的凝固物质，影响人体对蛋白质的吸收和利用。鸡蛋为高蛋白食物，所以不宜用茶水煮。

茶与羊肉

饮茶已成为不少人的一种嗜好和习惯。因而，有些人在吃羊肉时也饮茶，或吃完羊肉后马上饮茶，这种做法有害于健康。

羊肉，肉香味美，营养丰富，御寒能力强。我国历来有"冬吃羊肉"的说法，因为羊肉性温，能给人体带来热量。中医认为，羊肉是助元阳、补精血、疗肺虚、益劳损之妙品，是一种良好的滋补强身的食品。

若吃羊肉时喝茶，则羊肉中丰富的蛋白质会同茶叶中的鞣酸"联姻"，生成一种叫鞣酸蛋白质的物质。这种物质对肠道有一定的收敛作用，可使肠的蠕动减弱，大便里的水分减少，易使人发生便秘。对已有便秘的人来说，吃羊肉喝茶水，更是雪上加霜。

所以，不宜边吃羊肉边喝茶，吃完羊肉后也不宜马上喝茶，应等2～3小时再饮茶。

茶与药物

茶叶中的物质可与某些药物起化学反应而产生沉淀，影响药物吸收。如果用茶水服用镇静药，则茶叶中的咖啡因和茶碱等兴奋剂就会使药物的镇静作用减弱。由于药物种类很多，不容易掌握，所以一律用温水送服有益无害。

豆浆与蜂蜜

蜂蜜含有75%左右葡萄糖、果糖及少量有机酸，而豆浆中的蛋白质含量比牛奶还高，二者冲对时，有机酸与蛋白质结合产生变性沉淀，不能被人体吸收。

豆浆与药物

喝豆浆与服药物的时间应间隔20分钟以上，以免药物破坏豆浆的营养成分，同时豆浆也会影响药物的药效。

开水与补品

有些人习惯用开水冲调营养品，其实这是很不适宜的。因为滋补品中所含的不少营养素很容易在高温作用下发生分解、变质而遭到破坏，这样就很难从中获得较为全面的营养。实验证明，当这些营养滋补品加热到 60~80℃时，其中某些营养成分就会变质。为了保证更多的有效营养成分，一般用温热的开水调匀就可以饮用了。

牛奶与米汤

实验研究表明，若将牛奶与米汤混合饮用，可导致维生素 A 大量损失。婴幼儿若长期摄取量不足，将会导致发育缓慢，故喂养婴幼儿时应将牛奶和米汤分开。

牛奶与钙粉

牛奶中的蛋白质主要是酪蛋白，酪蛋白的含量约占蛋白质总量的83%，若加入钙粉，牛奶中的酪蛋白就会与钙离子结合，使牛奶出现凝固现象，在加热时牛奶中的其他蛋白也会和钙结合发生沉淀，所以牛奶中不宜加入钙粉。

牛奶与酸性饮料

牛奶是一种胶体混合物，具有两性电解质性质，即在酸性介质中以复杂的阳离子状态存在，在碱性介质中以复杂的阴离子状态存在，在等电离子时（pH 值为 4.6）以两性离子状态存在。蛋白质在等电离子时溶解度最小（鲜牛奶的 pH 值一般为 6.7~6.9），如 pH 值下降到4.6时，酪蛋白就会沉淀。凡酸性饮料，都会使牛奶 pH 值下降，导致牛奶中蛋白质沉淀而凝结成块，不利于消化吸收。所以牛奶中不宜加酸性饮料，如酸梅汤、橘汁、柠檬汁等。同样，在冲食奶粉时，也不宜加酸梅晶、山楂晶等调味品。

牛奶与柑橘

牛奶中所含的蛋白质遇到柑橘的果酸便会凝固，影响蛋白质的消化吸收，因此在吃柑橘时不宜喝牛奶。如果在饭前或空腹时吃柑橘，柑橘汁中的有机酸会直接刺激胃壁黏膜，从而引起胃炎或胃蠕动异常，同时也会影响食物的消化。

牛奶与巧克力

牛奶富含蛋白质和钙质。巧克力被确认为是能源食品，含有草酸。如果牛奶与巧克力同食，则牛奶中的钙与巧克力中的草酸就会结合成草酸钙。若长期使用，会造成头发干枯、腹泻，出现缺钙和生长发育缓慢等现象。因此，牛奶与巧克力不宜混吃和同食。

牛奶与果汁

牛奶中含有丰富的蛋白质，而果汁属酸性饮料，能使蛋白质凝固成块，故二者同食会直接影响人体对蛋白质的吸收，降低牛奶的营养价值，并且还会出现腹泻、腹痛和腹胀等症状。如果要吃酸性水果或喝柑橘汁等，应在饮用牛奶 1 小时后进行。单独饮用果汁，不但不会影响蛋白质的吸收，而且还可以预防便秘。

牛奶与药物

有的人在服药时，不用开水而用牛奶，这是不对的。因为牛奶中含有钙、铁，而钙、铁能与某些药物，如红霉素类等生成稳定的铬合物或难溶的盐类，使药物难以被胃肠吸收，有些药物甚至会被这些离子破坏，这样就降低了药物在血液中的浓度，影响疗效。所以服药时不宜用牛奶，并且应服药一个半小时后再饮用牛奶。

牛奶与菜花

牛奶含丰富的钙质，菜花所含的化学成分影响钙的消化吸收。

牛奶与韭菜

牛奶中含钙，钙是构成骨骼和牙齿的主要成分，牛奶与含草酸多的韭菜混合食用，会影响钙的吸收。

牛奶与糖

牛奶在加热的情况下能与糖发生反应，产生不利于身体吸收的物质。

汽水与白酒

白酒、汽水同饮后会使酒精在全身快速挥发，并产生大量的二氧化碳，对胃、肠、肝、肾等器官有严重危害，对心脑血管也有损害。所以，二者不能同饮。

酒与牛奶

奶味甘微寒，能补虚、润肠、清热解毒；白酒甘辛大热，能散冷气、通血脉、除风下气。二者性味功能皆相悖，所以不能同食。

从现代营养学观点分析，乙醇有抑制脂肪氧化分解和促进脂肪合成的作用，它可使脂肪在肝脏中蓄积，从而诱发脂肪肝的形成。而奶类多含脂肪，若与乙醇合饮，更会促使脂肪向肝中流入。另外，酒中除乙醇外，还含有一些有害成分，如甲醇、醛类、铅等，其中醛类是有毒物质（如甲醛是细胞原浆毒，能使蛋白质凝固），而奶类蛋白质含量很高，所以如果酒类和奶类合饮，不仅能降低奶类的营养价值，而且还有害健康。

酒与咖啡

有些人喜欢喝酒后再喝几杯咖啡。实际上，酒与咖啡同饮是不科学的。

首先，饮酒过多有可能导致酒精中毒，而饮用过量咖啡，同样对身体有害。如果酒精与咖啡同饮，就如火上浇油，会加大对大脑的伤害，并会刺激血管扩张，加快血液循环，极大地增加心血管的负担，造成的危害是单纯喝酒的许多倍，严重时甚至会危及生命。

酒与咖啡不可同饮，即使酒后要喝咖啡，也要间隔 2~3 个小时。

酒与浓茶

日常生活中不少人酒后都爱饮茶，想达到润燥解酒、消积化食、通调水道的功效，但这对肾脏是不利的。酒后饮茶，茶碱可产生利尿作用，这时酒精转化的乙醛尚未完全分解，即因茶碱的利尿作用而进入肾脏，乙醛对肾脏有较大的刺激性，会对肾脏功能造成损害，容易产生肾寒、阳痿、小便频浊、睾丸坠痛等症状。李时珍在《本草纲目》中曾说："酒性纯阳，具味辛甘，升阳发散，其气燥热，胜湿祛寒。酒后饮茶伤肾脏，腰脚坠重，膀胱冷痛，兼患痰饮水肿、消渴挛痛之疾。"

另外，酒精对心血管的刺激性很大，而浓茶同样具有兴奋作用，酒后饮茶，使心脏受到双重刺激，兴奋性增强，更加重了心脏负担，这对于心脏功能不佳的人更是不宜。

酒与糖

糖类味皆甘，甘生酸，酸生火，饴糖、红糖尤甚。酒类甘辛大热，故酒与糖不宜相配，两者配食，有损身体。

酒与辛辣食物

《本草纲目》记载："酒后食芥及辣物，缓人筋骨。"酒性本为大辛大热，芥及辣物又皆属热性，刺激性较强，二者同食，等同于火上加油。生火动血，贻害无穷，平素体征阳盛阴虚的人更不宜同食二物。另外，凡是辛辣动火之物，都会刺激神经扩张血管，更会助长酒精的麻醉作用，使人疲惫痿软。所以二者不可同食。

啤酒与腌熏食物

腌熏食物中多含有机氨，有的在加工或烹调过程中产生了多环芳烃类，如氨甲基衍生物等，常饮啤酒的人，血铅含量往往较高。铅与上述物质结合，有致癌或诱发消化道疾病的可能。

啤酒与汽水

有人把汽水倒在啤酒杯里，与啤酒混饮，这是不科学的。

汽水中含有一定量的二氧化碳，啤酒中也含有少量的二氧化碳。啤酒中兑入汽水后，过量的二氧化碳会更加促进胃肠黏膜对酒精的吸收，如果饮酒过程中稍有醉意，再兑上一杯汽水，醉意会更浓。所以，二者不要同饮。

白酒与核桃

核桃含有丰富的蛋白质、脂肪和矿物质，但核桃性热，多食燥火，而白酒甘辛火热。二者同食，易致血热，轻者燥咳，严重时会流鼻血。

白酒与牛肉

白酒与牛肉同时食用容易上火。因为牛肉性味甘温，补气助火，而白酒则属于大温之品，与牛肉相配如同火上浇油，容易引起牙齿发炎。

白酒与啤酒

啤酒中含有人体所需的 17 种氨基酸和 10 种维生素，尤其是 B 族维生素含量较多，并含有较多的矿物质。所以，常饮啤酒会有健胃、消食、清热、利尿、强心、镇静的功效，因此，啤酒备受人们的青睐。但有些人认为啤酒度数低，喝起来不过瘾，所以就在啤酒里对入白酒，其实，这样对人体是相当有害的。

啤酒是低酒精饮料，含有二氧化碳和大量水分，如果与白酒混饮，会加重酒精在全身的渗透。这样，会对肝、肾、肠和胃等内脏器官产生强烈的刺激和较严重的危害，并影响消化酶的产生，使胃酸分泌减少，导致胃痉挛、急性肠胃炎、十二指肠炎等症，同时对心血管的危害也相当大。

第四篇 家庭食物药用大全

10 大有益肾脏的食物

冬瓜

冬瓜有良好的清热解暑功效。夏季多吃些冬瓜，不但解渴消暑、利尿，还可使人免生疔疮。因其利尿，且含钠极少，所以是慢性肾炎水肿、营养不良性水肿、孕妇水肿的消肿佳品。

南瓜

南瓜含有丰富的果胶，果胶与淀粉食物混合时，在肠道内可形成一种凝胶状物体，可提高胃内容物的黏度，使碳水化合物吸收减慢，延缓肠道对营养物质的消化吸收，由此达到减肥的目的。果胶还可以中和和清除体内重金属和部分农药，故有防癌、防中毒的作用，并能使肝、肾功能减弱的患者增强肝肾细胞的再生能力。

白菜

中医认为，白菜微寒味甘，有养胃生津、除烦解渴、利尿通便、清热解毒之功，对肾性水肿患者有较好的保健效果。民间也常说：鱼生火，肉生痰，白菜豆腐保平安。

西红柿

西红柿性微寒甘酸，有生津止渴、健胃消食、凉血平肝、清热解毒、降低血压之功效，对高血压、肾脏病人有良好的辅助治疗作用。

黄豆

黄豆中的大豆蛋白质和豆固醇能明显地改善和降低血脂、胆固醇，从而降低患心血管疾病的概率。黄豆脂质富含不饱和脂肪酸和大豆磷脂，有保持血管弹性、健脑和防止脂肪肝形成的作用。

红豆

红豆含有较多的皂角甙，可刺激肠道。它有良好的利尿作用，能解酒、解毒，对心脏病和肾病、水肿均有一定的治疗作用。

梨

吃梨能促进食欲，帮助消化，并有利尿通便和解热作用，可用于高热时补充水分和营养。

煮熟的梨有助于肾脏排泄尿酸预防痛风、风湿病和关节炎。

葡萄

中医认为，葡萄性平味甘，能滋肝肾、生津液、强筋骨，有补益气血、通利小便的作用，可用于脾虚气弱、气短乏力、水肿、小便不利等病症的辅助治疗。

鸡蛋

鸡蛋所含蛋白质对肝脏组织损伤有修复作用。蛋黄中的卵磷脂可促进肝细胞的再生。

栗子

中医认为，栗子能补脾健胃、补肾强筋、活血止血。栗子对人体的滋补功能，可与人参、黄芪、当归等媲美，对辅助治疗肾虚有益，故又称为"肾之果"。老年肾虚、大便溏泻者更为适宜，经常食用能强身健体。

10 大有益心脏的食物

燕麦

燕麦是谷物中唯一含有甙素的作物,可以调节人体的肠胃功能。燕麦中所含的亚油酸,可以有效地降低人体中的胆固醇。经常食用燕麦,可对中老年人的主要威胁——心脑血管病起到一定的预防作用。

鲫鱼

鲫鱼含有优质蛋白质,容易被人体消化吸收,是肝肾疾病、心脑血管疾病患者的良好蛋白质来源,经常食用,可补充营养,增强抗病能力。

西红柿

西红柿中的番茄红素对心血管具有保护作用,并能减少心脏病的发作。其中所含尼克酸能维持胃液的正常分泌,促进红血球的形成,有利于保持血管壁的弹性,对防治冠心病有很好的疗效。

黑木耳

黑木耳能减少血液凝块,预防血栓等病的发生,有防治动脉粥样硬化和冠心病的作用。

鸭肉

鸭肉中的脂肪含量适中,且分布较均匀。其脂肪酸主要是不饱和脂肪酸和低碳饱和脂肪酸,因此熔点低,易于消化吸收。鸭肉脂肪是一种类似于橄榄油的食用油,几乎不增加机体的胆固醇含量。烟酸作为构成人体内两种重要辅酶的成分之一,在细胞呼吸中起关键作用。鸭肉中含有较为丰富的烟酸,对心肌梗死等心脏病人有保护作用。

山楂

山楂能防治心血管疾病，具有扩张血管、增加冠脉血流量、改善心脏活力、兴奋中枢神经系统、降低血压和胆固醇、软化血管及利尿和镇静等作用。山楂酸还有强心作用，对老年性心脏病也很有益。

葵花子

葵花子中脂肪含量可达50%左右，其中主要为不饱和脂肪，而且不含胆固醇；亚油酸含量可达70%，有助于降低人体的血液胆固醇水平，有益于保护心血管健康。

花生

美国科学家在花生中发现了一种生物活性很强的天然多酚类物质——白藜芦醇。这种物质是肿瘤类疾病的化学预防剂，也是降低血小板聚集，预防和治疗动脉粥样硬化、心脑血管疾病的化学预防剂。

苹果

苹果是心血管的保护神、心脏病患者的健康水果，除其营养丰富外，还因为它不含饱和脂肪、胆固醇和钠，对提高人体健康有重要作用。

柚子

高血压患者经常需要用药物来排除体内多余的钠，柚子却含有这些患者必需的天然矿物质——钾，而几乎不含钠，因此是心脑血管病及肾脏病患者最佳的食疗水果。

10 大有助减肥的食物

黄瓜

黄瓜是很好的减肥品，它里面含有一种叫"丙醇二酸"的物质，有抑制糖分转化为脂肪的作用。此外，多吃黄瓜能加速肠道腐败物质排泄。切记，一定要吃新鲜的黄瓜而不要吃腌黄瓜，因为腌黄瓜含盐反而会引起发胖。

芹菜

芹菜含有大量的膳食纤维，可刺激胃肠蠕动，促进排便。

南瓜

南瓜含有丰富的果胶，果胶与淀粉食物混合时，在肠道内可形成一种凝胶状物体，可提高胃内容物的黏度，使碳水化合物吸收减慢，减少肠道对营养物质的消化吸收，由此达到减肥的目的。

辣椒

辣椒是瘦身美体的良品，它含有一种特殊物质，能加速新陈代谢以达到燃烧体内脂肪的效果，从而起到减肥作用。

土豆

土豆是传统减肥观念的一位受害者，一度被视为肥胖者的劲敌。事实上土豆是低热能、高蛋白、含多种维生素和微量元素的食品。土豆只含有 0.1% 的脂肪，是所有食物望尘莫及的。土豆含有淀粉，但是它的含水量高达 70% 以上，还含有能够使人产生"饱腹感"的膳食纤维。用它来代替主食具有减肥效果，是理想的减肥食品。

红薯

红薯是一种理想的减肥食品。它的热量只有大米的 1/3，而且因为其富含膳食纤维，所以有阻止糖分转化为脂肪的特殊功能。

香蕉

香蕉几乎含有所有人体必需的维生素和矿物质，食物纤维含量丰富，而热量却很低，是减肥的最佳食品。

草莓

草莓有助于减肥，因为它含有一种叫天冬氨酸的物质，可以自然而平缓地除去体内的"矿渣"。

口蘑

口蘑是一种较好的减肥美容食品。它所含的大量膳食纤维，具有防止便秘、促进排毒、预防糖尿病及大肠癌的作用，并且口蘑又属于低热量食物，可以防止发胖。

裙带菜

肥胖症患者食用裙带菜既可以减少饥饿感，又能从中吸取多种氨基酸和矿物质，是较为理想的减肥食品。

10 大有助防治脑中风的食物

黄豆

黄豆中的大豆蛋白质和豆固醇能明显地改善和降低血脂和胆固醇，从而降低患心血管疾病的概率。黄豆脂肪富含不饱和脂肪酸和大豆磷脂，有保持血管弹性、健脑和防止脂肪形成的作用。

香蕉

香蕉"一身都是宝"，它可以预防中风和高血压，起到降血压，保护血管的作用。美国科学家研究证实：连续一周每天吃两根香蕉，可使血压降低10%。如果每天吃5根香蕉，其降压效果相当于降压药日服用量产生效果的50%。

牛奶

牛奶中的钙质容易被吸收，而且磷、钾、镁等多种矿物质搭配也比较合理。常喝牛奶能使人保持充沛的体力，并能降低高血压、脑血管疾病的患病率。

海蜇

它含有类似于乙酰胆碱的物质，能扩张血管，降低血压；所含的甘露多糖胶质，对防治动脉粥样硬化有一定功效。

花生

美国科学家在花生中发现了一种生物活性很强的天然多酚类物质——白藜芦醇。这种物质是肿瘤类疾病的化学预防剂，也是降低血小板聚集，和动脉粥样硬化、心脑血管疾病的化学预防剂。

绿茶

绿茶的嫩芽含茶氨酸较丰富，用冷开水浸泡半小时左右即可使茶氨酸析出，常饮可预防肥胖，脑中风和心脏病。

红葡萄酒

葡萄酒中含有的抗氧化成分和丰富的酚类化合物，可防止动脉硬化和血小板凝结，保护并维持心脑血管系统的正常生理机能，起到保护心脏、防止中风的作用。

大蒜

大蒜中含许多有益心血管健康的物质，可降低坏的胆固醇，具有明显的降血脂及预防冠心病和动脉硬化的作用，并可防止血栓的形成。

松子

松子中的脂肪成分是油酸、亚油酸等不饱和脂肪酸，有很好的软化血管的作用，是中老年人保护血管的理想食物。

菜花

菜花是含有类黄酮最多的食物之一。类黄酮除了可以防止感染，还是最好的血管清理剂，能够阻止胆固醇氧化，防止血小板凝结成块，因而可减少心脏病与中风的发病危险。

10 大有助于防治糖尿病的食物

苦瓜

苦瓜中含有类似胰岛素的物质，有明显的降血糖作用。它能促进糖分分解，具有使过剩的糖分转化为热量的作用，能改善体内的脂肪平衡，是糖尿病患者理想的食疗食物。

菠菜

菠菜叶中含有一种类胰岛素样物质，其作用与胰岛素非常相似，能使血糖保持稳定。

黄瓜

黄瓜有降血糖的作用，对糖尿病患者来说，黄瓜是最好的亦蔬亦果的食物。

松蘑

松蘑中含有多元醇，可医治糖尿病，松蘑内的多糖类物质还有抗肿瘤的作用。因此，它在健胃，防病、抗癌、治糖尿病方面有辅助治疗作用，还有防止过早衰老的功效。

鳝鱼

鳝鱼中所含的特种物质"鳝鱼素"，能降低血糖，对糖尿病有较好的治疗作用，加之所含脂肪极少，因而是糖尿病患者的理想食品。

荞麦

荞麦中的某些黄酮成分具有降低血糖的功效，荞麦面做成的各种主食，是糖尿病患者的保健食品。

红豆

红豆中有较多的膳食纤维，具有良好的调节血糖的作用。

洋葱

洋葱能帮助细胞更好地利用葡萄糖，同时降低血糖。

莲藕

莲藕的含糖量不算很高，又含有大量的维生素 C 和膳食纤维，对于肝病、便秘、糖尿病等一切有虚弱之症的人都十分有益。

莴笋

莴笋中所含的丰富的烟酸是胰岛素的激活剂，糖尿病人经常吃些莴苣，可改善机体的糖代谢功能。

10 大有助于防治骨质疏松的食物

牛奶

牛奶中的钙质容易被吸收，而且磷、钾、镁等多种矿物质搭配也比较合理，常喝牛奶可防治因缺钙所致的骨质疏松症。

紫菜

紫菜中含丰富的钙、铁元素，不仅是治疗女性、儿童贫血的优良食物，而且可以促进儿童和老人的骨骼、牙齿生长和保健。

豆腐脑

豆腐脑除含蛋白质外，还可为人体生理活动提供多种维生素和矿物质，尤其是钙、磷等。如果食用以石膏作为凝固剂的豆腐脑，含钙量会有所增加，对防治软骨病及牙齿发育不良等疾病有一定的功效。

猪蹄

常食猪蹄有加快青少年生长发育和减缓中老年女性骨质疏松速度的功效。

虾皮

虾皮中富含丰富的钙，老年人常食虾皮，可预防自身因缺钙所致的骨质疏松症。

黄豆

黄豆中富含钙质，对更年期骨质疏松有一定的疗效。

豆腐

豆腐有抗氧化的功效，所含的植物雌激素能有效地预防骨质疏松、乳腺癌和前列腺癌的发生，是更年期人群的保护神。

燕麦

在各种粮食中，燕麦的含钙量最高，同时含有磷、铁、锌等矿物质，有预防骨质疏松、促进伤口愈合、防止贫血的功效，是补钙佳品。

排骨

排骨中磷、钙的含量是其他食物所不能比的，能很好的预防骨质疏松。

芝麻酱

芝麻酱中含钙量比蔬菜和豆类都高得多，仅次于虾皮，经常食用，对骨骼、牙齿的发育大有益处。

10 大有助于抗癌的天然食物

芦笋

芦笋可以防止细胞基因突变，并具有防止癌细胞扩散的功能。国际癌症病友协会研究认为，它不仅对膀胱癌、肺癌、皮肤癌和肾结石等有特殊疗效，而且对其他的癌症都具有一定疗效。

白菜

白菜中有一种化合物，它能够帮助分解同乳腺癌发病相联系的雌激素，其含量约占白菜重量的1%。

西葫芦

西葫芦含有一种干扰素的诱生剂，可刺激机体产生干扰素，提高免疫力，发挥抗病毒和肿瘤的作用。

韭菜

韭菜含有较多的膳食纤维，能增加胃肠蠕动，可有效预防习惯性便秘和肠癌。

平菇

平菇含有抗肿瘤细胞的多糖体，对肿瘤细胞有很强的抑制作用，能增强人体的免疫功能。

黑木耳

黑木耳含有抗肿瘤活性物质，能增强机体免疫力，经常食用可防癌抗癌。

银耳

银耳不但能增强机体抗肿瘤的免疫能力，还能增强肿瘤患者对放疗、化疗的耐受力。

猕猴桃

人们常吃烧烤食物能使癌症的发病率升高，因为烧烤食物下肚后会在体内进行硝化反应，产生出致癌物。猕猴桃中富含的维生素 C 作为一种抗氧化剂，能够有效抑制这种硝化反应，防止癌症发生。

杏

杏是苦杏仁苷（维生素 B_{17}）含量最丰富的果品，而苦杏仁苷又是极有效的抗癌物质，并且只对癌细胞有杀灭作用，对正常健康的细胞无任何毒害。南太平洋上的岛国斐济是世界上独一无二的"无癌之国"。该国盛产杏，并且人们有吃杏仁的习惯。据调查，该国未曾出现死于癌症者。

绿茶

红茶发酵时儿茶素、酚酸等有效成分会被氧化破坏，失去防癌作用，而绿茶则不受发酵的影响，其中所含的有效成分则可以抑制癌细胞生长所必需的尿激酶的产生。

食物是最好的医生

谷物

谷类食物能为我们提供日常所需的大部分热能及相当数量的 B 族维生素、矿物质和膳食纤维，健康而经济。

淀粉是谷类食物的主要成分，其中的营养元素是碳水化合物（即糖类），能被人体迅速氧化分解，从而在短时间内获得大量的热能。谷类也是膳食中 B 族维生素的重要来源，它能促进消化液的分泌，增强食欲。谷物中含有较多的维生素 E，对降低血清胆固醇、防止动脉硬化有一定的保健作用。谷物中含有的纤维素和半纤维素则有利于高血脂、便秘、肠癌、痔疮、糖尿病等的预防。

单纯进食谷类所获取的营养是不全面的。维生素 A、维生素 C、维生素 D 缺乏，胡萝卜素的含量也不多；谷类食物内含有的铁、磷元素不易被人体吸收。所以，只有主副食合理搭配，才能真正达到健康的目的。

粳米

粳米是大米的一种。大米由稻子的子实脱壳而成，是中国人的主食之一。无论是家庭用餐还是去餐馆，米饭都是必不可少的。

粳米的颗粒粗而短，为椭圆形，透明度高，表面光亮，看上去似有油性。粳米吸水性差，胀性小，也就是人们常说的"不出饭"，但煮熟后，口感柔和，香气浓郁。

营养成分

粳米含淀粉、蛋白质、脂肪、维生素 B_1、维生素 B_2、尼克酸、钙、磷、铁等。其含有的必需氨基酸比较完全，营养价值较高，还含有葡萄糖、果糖、麦芽糖等。

药用价值

性平，味甘。

中医认为，粳米有补中益气、健脾养胃、益精强志、和五脏、通血脉、聪耳明目、止烦、止渴、止泻的功效，多食能令"强身好颜色。"

米粥补脾、和胃、清肺，米汤益气、养阴、润燥，有益于婴儿的发育和健康，能刺激胃液的分泌，有助于消化，并对脂肪的吸收有促进作用，亦能促使奶粉中的酪蛋白形成疏松而又柔软的小凝块，使之容易消化吸收，因此用米汤冲奶粉或以米汤作为婴儿的辅助饮食都是比较理想的。

适用人群

粳米健脾益胃，适宜一切体虚及常人食用，尤其是高热、久病初愈、妇女产后虚弱、年老以及婴儿消化力减弱者，煮成稀粥调养时食用。

营养陷阱

用粳米做米饭时一定要"蒸"而不要"捞"，因为捞饭会损失掉大量维生素。

粳米做成粥更易于消化吸收，但做粳米粥时，千万不要放碱，因为粳米是人体维生素 B_1 的重要来源，碱能破坏粳米中的维生素 B_1，会导

致维生素 B_1 缺乏，出现"脚气病"。

糖尿病患者不宜多食。

粳米不可同马肉食，会引发痼疾。

营养食谱

大米的吃法有很多种，除了煮粥、蒸饭、熬米汤外，还可制作成各种特色膳食，如鸡蛋炒饭、蒸豆米饭、三鲜炒米饭、咸米饭、绿豆粥、百合粳米粥、菊花粥、荷花粥、藕粉粥等。

百合粳米粥

原料：粳米 50 克，鲜百合 50 克。

制法：粳米煮粥，临熟时放入百合煮熟即成，食用时放冰糖调匀。

功效：咳嗽、气喘、乏力、食欲不佳等病症患者食用，更有益于恢复健康。

藕粉粥

原料：粳米 30 克，藕粉 30 克。

制法：粳米煮粥，临熟时放入藕粉调匀，加适量白糖即成。

功效：失眠多梦、心烦口渴、食少乏力，妇女产后血虚者，均可食用。

籼米

籼米是大米的一种，米粒为长椭圆或细长形，较白，透明度较差。籼米烹调时，吸水性强，胀性大，出饭率高。籼米煮熟后，黏性低，米粒间较松散，口感粗硬，但这种米易被消化吸收。

营养成分

籼米含淀粉、蛋白质、脂肪、维生素 B_1、维生素 B_2、尼克酸、钙、磷等。籼米淀粉中含直链淀粉多，米饭胀性大而黏性小，较易被人体消化吸收。

药用价值

性微温，味甘。

籼米具养胃和脾、温和止泄之功效，可作为脾虚久泻、虚烦口渴、反胃呃逆、小便不利等病症的辅助食疗佳肴。亦宜为病者或身体虚弱者的主食。

籼米由于黏性相对较低，更易于消化吸收。籼米糖分含量低，特别适宜糖尿病患者食用，对预防糖尿病也有一定的功效。

适用人群

一般人皆可食用。每餐60克为宜。

籼米口感干松，适合做米粉、萝卜糕或炒饭。

用籼米煮饭，可在水中加一撮盐和几滴生油，然后搅拌均匀，煮出的饭同粳米一样好吃。

营养食谱

蒸食、煮粥皆宜，如萝卜籼米粥、籼米乳粥，亦可磨粉制糕食用。

萝卜籼米粥

原料：籼米50克，大白萝卜1个。

制法：将萝卜煮熟，绞汁去渣，用萝卜汁加水煮粥。

功效：宜为常食肥甘厚味、消化能力又较弱者食用，肥胖者尤可常食。

籼米乳粥

原料：籼米50克，鲜牛奶100克。

制法：籼米煮熟，牛奶煮沸后兑入，再放酥油、白糖适量即成。

功效：可作为神疲乏力、不能耐劳、食欲不佳、夜寐多梦等病症的辅助食疗。

糯米

糯米又叫江米，是家中经常食用的粮食之一。因其香糯黏滑，常被制成风味小吃，深受喜爱。像逢年过节很多地方吃的年糕，正月十五的元宵就是由糯米粉制成的。

营养成分

糯米富含B族维生素，还含有大量的磷、钾以及钙、镁、铁、钠等矿物质。

药用价值

性温、味甘。

糯米能温暖脾胃，补益中气，对脾胃虚寒、食欲不佳、腹胀腹泻有一定缓解作用，故古语有"糯米粥为温养胃气妙品"之称。

糯米有收涩作用，对尿频、盗汗有较好的食疗效果。

适用人群

每餐 50 克。

一般人都可食用，尤其适合脾胃虚寒，面色萎黄或苍白者食用。

营养陷阱

糯米性黏滞，难于消化，不宜一次食用过多，老人、小孩或病人更应慎食。

糯米年糕无论甜咸，其碳水化合物和钠的含量都很高，体重过重、患糖尿病、高血脂或其他慢性病如肾脏病的人要适可而止。

营养食谱

糯米是极好的做粥材料，如葱姜糯米粥、鸡蛋糯米粥等，糯米除煮粥外，还可做糯米饭、蒸糯米糕、包粽子。磨成米粉后作稀糜、汤圆等。

葱姜糯米粥

原料：糯米 50～100 克，生姜 3～5 克，连须葱白 5～7 根，醋 10～15 毫升。

制法：糯米淘净后与生姜入锅内煮至半成熟，然后放入葱白，待粥煮熟时，加醋稍煮即成。

功效：葱姜糯米粥趁热食用，可治脾胃虚寒或由体虚外感风寒引起的恶心、呕吐等症。

鸡蛋糯米粥

原料：鸡蛋 1 个，糯米 50 克。

制法：先将糯米煮粥，待粥将熟时，放入鸡蛋，调匀即成。

功效：此粥每日两次服食，连服 5 日可预防麻疹。

黑米

黑米是稻米中的珍贵品种，属于糯米类。

用黑米熬制的米粥清香油亮，软糯适口，具有很好的滋补作用。黑米因此被称为"补血米""长寿米"。我国民间就有"逢黑必补"之说，黑米外表墨黑，营养丰富，有"黑珍珠"和世界米中之王的美誉。

营养成分

黑米所含蛋白质比大米多。锰、锌、铜等矿物质含量大都比大米高出 1~3 倍，更含有大米所缺乏的维生素 C、叶绿素、花青素、胡萝卜素及强心甙等特殊成分，因而黑米比普通大米更具营养。

药用价值

性温、味甘。

黑米具有开胃益中、健脾暖肝、明目活血、滑涩补精之功效。

对于少年白发、女性产后虚弱、病后体虚以及贫血、肾虚均有很好的补养作用。

适用人群

因黑米粒外部有坚韧的种皮包裹，不易煮烂，故黑米应先浸泡一夜再煮。

黑米色素无毒性，并保持了植物体内丰富的营养物质，可作食品着色剂。

营养陷阱

黑米粥若不煮烂，不仅大多数营养成分未溶出，而且多食后易引起急性肠胃炎，对消化功能较弱的孩子和老弱病者更是如此。

营养食谱

食用黑米的时候，要用清水将米稍加淘洗，加入 5~7 倍温热水，浸泡 1~3 个小时或用高压锅煮 30 分钟以上。

黑米和红豆、莲子、花生、桂花一起煲粥，不仅味道甜美，还有很强的补肝益肾、丰肌润发的功效。

小米

小米又称粟米，古称粟，又叫粱，是中国古代的"五谷"之一，也是中国北方人最喜爱的主要粮食之一。小米分为粳性小米、糯性小米和混合小米。

营养成分

小米含碳水化合物、蛋白质、脂肪、粗纤维、维生素 B_1、维生素 B_2、尼克酸、钙、磷、铁等。小米蛋白质含多量谷氨酸、脯氨酸、丙氨酸和蛋氨酸，营养较丰富，小米还含维生素 A 等。

药用价值

性凉，味甘咸。

小米含有的大量碳水化合物，对缓解精神压力、紧张、乏力等有很大的功效。

小米因富含维生素 B_1、B_{12} 等，具有防止消化不良及口角生疮的功效。

发芽的小米和麦芽一样，含有大量酶，是一味中药，有健胃消食的作用，食欲不振的人可以多吃。

小米具有滋阴养血的功效，可以使产妇虚寒的体质得到调养，帮助她们恢复体力。

小米可以有效地防止血管硬化。

经常吃些小米，对高血压患者有益。

常食小米的人一般不易患失眠症。

适用人群

小米是老人、病人、产妇宜用的滋补品，也适宜面色潮红、脂溢性皮炎、黄褐斑患者食用。民间还保留给产妇吃红糖小米粥、给婴儿喂小米粥的习惯。

小米与粳米同食可提高其营养价值，发挥互补作用。

营养陷阱

小米的蛋白质营养价值并不比大米更好，因为小米蛋白质的氨基酸组成并不理想，赖氨酸过低而亮氨酸又过高，所以女性产后不能完全以小米为主食，应注意搭配，以免缺乏其他营养成分。

小米不宜与杏同时食用。

营养食谱

小米可以酿酒酿醋，五粮液、汾酒以及中国南方人喜欢喝的小米黄酒、日本人爱喝的清酒，主要原料都是小米，山西陈醋的主要原料也是小米。

小米可以蒸食、煮粥、磨粉制成糕点，小米熬成粥后黄香柔滑、回味悠长，喝之满口泛香，营养价值丰富，有"代参汤"之美誉。

小米白薯粥

原料：小米 50 克，白薯 200 克。

制法：白薯洗净，去皮，切成 15 厘米见方薯块。小米淘洗干净。将小米与白薯块一起入锅煮粥，加白糖调味即成。

功效：可作为老人及产后肠燥便秘、形瘦乏力等病症的食疗粥品。

小米马齿苋粥

制法：小米洗净，煮粥，待成熟时加入马齿苋汁及蜂蜜，煮至粥成。

功效：可作为小儿血痢等病症的食疗粥品。

薏米

薏米是薏苡果实的果仁，又名五谷米、薏仁、六谷子、回回米等，是药、食皆佳的粮种之一。薏米多种于山地，在我国栽培历史悠久，武夷山地区就盛产薏米。

由于薏米的营养价值很高，被誉为"世界禾本科植物之王"。我国古代把薏米看作是自然之珍品，常用来祭祀；在欧洲，它被称为"生命健康之禾"；在日本，它被列为防癌食品。

薏米是营养丰富的盛夏消暑佳品，被誉为"生命健康之友"。薏米易于被人体消化吸收，因此不论用于滋补还是用于医疗，作用都很缓和。

营养成分

薏米含蛋白质、脂肪、碳水化合物、粗纤维、维生素 B_1、维生素 B_2、尼克酸、钙、磷、铁等营养成分，还含有薏苡素、三萜化合物、薏苡酯等。

药用价值

性凉，味甘淡。

薏米因其热量较高，有促进新陈代谢和减少胃肠负担的作用，可作为病中或病后体弱患者的补益食品。经常食用薏米食品对慢性肠炎、消化不良等症也有效果。

薏米能增强肾功能，并有清热利尿作用，因此对浮肿病人有疗效。

经现代药理研究证明，薏米有防癌的作用。其抗癌的有效成分为"薏苡仁脂""薏苡仁内脂"等，能有效抑制癌细胞的增殖，可用于胃癌、宫颈癌的辅助治疗。健康人常吃薏米，能使身体轻捷，减少肿瘤发病几率。

薏米中含有丰富的维生素 B_1，对防治脚气病十分有益。

薏米还是一种美容食品，常食可以保持人体皮肤光泽细腻，消除粉刺、色斑，改善肤色，并且，它对于有病毒感染引起的赘疣等有一定的治疗作用。

适用人群

薏米对于久病体虚者、病后恢复期患者、老人、产妇、儿童都是较好的药用食物，可经常服用。

营养陷阱

便秘、尿多者及怀孕早期的妇女应忌食，消化功能较弱的孩子和老弱病者也应忌食。

营养食谱

薏米每次 15～30 克，煮粥、做汤、磨面食用均可。生薏米煮汤服食，利于去湿除风；若用于健脾益胃，利肠胃，治脾虚泄泻，则需炒熟食用。

夏秋季和冬瓜煮汤，既可佐餐食用，又能清暑利湿。

薏米粥

原料：薏米 30 克。

制法：洗净以清水煮成粥，加白糖调味即成。

功效：可作为水肿、小便不利、泄泻、关节不利、肺痈、扁平疣等病人的食疗粥品。

减肥粥

原料：薏米、鲜山楂、橘皮各 15 克，荷叶 1 张，大米 100 克。

制法：将薏米、鲜山楂、橘皮洗净，入炒锅，用清水煎取汁液。大米洗净，用煎取的汁液煮粥。

功效：可作为因脾虚不运而引起肥胖的食疗粥品。

黄米

黄米是黍子去了壳的子实，颜色淡黄，比小米稍大，煮熟后有黏性。黄米是重要的粮食作物之一，子实可以做年糕、酿酒等。

营养成分

黄米主要含碳水化合物，还含有蛋白质、粗脂肪、赖氨酸、钙、磷等。它的蛋白质含量为 11.7%，脂肪 3.3%，糖类 64.2%，还含有较为丰富的维生素和胡萝卜素。

药用价值

性平，味甘。

可健脾胃，有消食止泻、益肺益气的功效。

黄米具有安眠功效，主治阳盛阴虚，夜不得眠症。

黄米可滋补强体，可补中益气，肺病患者宜食。

黄米有乌发的功效。

黄米可以补肝肾，疗疮解毒。

适用人群

一般人都可食用，尤其适宜于体弱多病、面生疔疮者食用，每餐 50 克。

营养陷阱

多食令人燥热。

营养食谱

用黄米磨粉后做成的炸糕是北方人节日喜庆必备的食品，"驴打滚"就是用黄米做成的一种大众化小吃。

"驴打滚"也叫豆面糕，按北京旧俗，每到农历二月，总要买"驴打滚"尝尝。驴打滚有两种，一种是将蒸熟的黄米面团沾上炒熟的黄豆面擀成片，卷土豆馅切成块，再撒上些芝麻、桂花白糖。另一种是将红糖和熟豆面搅匀，用蒸熟的黄米面包成团子，浇上桂花红糖水。驴打滚绵软适口，甜而不腻。至于"驴打滚"这一名称的得来，只是一种形象的比喻，制成后放在黄豆粉面中滚一下，如驴在郊野打滚扬起灰尘一般，故得此名。

玉米

　　玉米又名包米、包谷、珍珠米，原产于南美洲的墨西哥，秘鲁一带，距今已有7000多年的历史，它晶莹润泽，所以有"珍珠米"的美称，被誉为"黄金食品"。

　　营养成分

　　玉米含碳水化合物、蛋白质、脂肪、粗纤维、维生素 B_1、维生素 B_2、维生素 B_6、尼克酸、钙、磷、硒、铁等，它所含的蛋白质、脂肪均高于大米，其特有胶蛋白占30%。玉米油营养价值较高，含油酸、亚油酸、棕榈酸等。

　　药用价值

　　性平，味甘。

　　玉米中含有的膳食纤维，具有刺激胃肠蠕动、加速粪便排泄的作用，可防治便秘、肠炎、肠癌等病。

　　玉米中所富含的天然维生素E有保护皮肤、促进血液循环、降低血清胆固醇、防止皮肤病变、延缓衰老的功效，同时还能减轻动脉硬化和脑功能衰退。

　　玉米中含有的黄体素、玉米黄质，可以有效地抗眼睛老化。

　　玉米须有利尿降压、止血止泻、助消化的作用。

　　玉米油可降低人体血液的胆固醇含量，预防高血压和冠心病的发生。

　　玉米胚尖所含的营养物质，有增强人体新陈代谢、调整神经系统功能，使皮肤细嫩光滑，抑制、延缓皱纹的产生。

　　适用人群

　　玉米的蛋白质中缺乏赖氨酸与色氨酸，如与豆类混合食用，则可提高营养价值。

玉米的营养大多集中于胚芽，故吃时应把玉米粒的胚吃进。

玉米熟吃更佳。烹调尽管使玉米损失了部分维生素C，却获得了更有营养价值的抗氧化剂。

吃新鲜玉米时用力咀嚼可以锻炼牙齿和咀嚼肌，并促进唾液分泌，使牙龈健康。

营养陷阱

皮肤病患者忌食玉米。

玉米发霉后能产生致癌物，所以发霉玉米绝对不能食用。

玉米蛋白质中缺乏色氨酸，单一食用玉米易发生赖皮病，所以以玉米为主食和地区的人们应多吃豆类食品。

营养食谱

玉米的食用方法非常多，可煮食，如常吃的玉米羹，还可磨成玉米面做成玉米饼子、锅头、烀饼、馅饽饽作为日常膳食。玉米还可榨油，爆爆米花等。

肉蓉玉米羹

原料：牛肉100克，玉米1罐，鸡蛋1个，鲜牛奶100克，油、精盐、水淀粉适量。

制法：①牛肉去筋洗干净，剁成细末；鸡蛋磕在小碗内打烂备用。炒锅放旺火上，下油烧热，放牛肉末炒散，加水、盐、鲜牛奶、玉米。②烧沸时，即下水淀粉推匀，再将鸡蛋液徐徐淋入，边淋边用勺推动，淋完推匀盛大碗内。注意牛肉末不宜久煮，以保鲜嫩。鲜奶不宜太多，水淀粉下锅后应立即搅动，勿使之结团。

功效：该羹稠而不黏，肉末鲜嫩，乳香浓郁，略有甜味，味道清淡。

小麦

小麦，又名麦米，是我国主要粮食作物之一。小麦具有较高的营养价值和食疗作用，它所含的蛋白分解酶及多种维生素等成分，可增强人体的抗病能力，防治包括癌症在内的多种疾病。

营养成分

小麦含淀粉、蛋白质、脂肪、糖类、糊精、维生素 B_2、尼克酸、钙、磷、铁、卵磷脂、淀粉酶、麦芽糖酶等。麦粒除去麦胚和麸皮，所得到的面粉主要为淀粉和蛋白质。麦胚的营养价值很高，含有丰富而优质的蛋白质、维生素 E 等。

药用价值

性凉，味甘。

它的药用功能主要有四种：养心，益肾，和血，健脾。另外还有四大用途：除烦，止血，利小便，润肺。

面包和点心尤其是全麦面包是抗忧郁食物，对缓解精神压力、紧张、乏力等有一定的功效。

进食全麦食品，可以降低血液循环中的雌激素的含量，从而达到防治乳腺癌的目的。

对于更年期妇女，食用未经加工的小麦能够缓解更年期综合症。

小麦粉（面粉）有嫩肤、除皱、祛斑的功效。

小麦中的不可溶性膳食纤维可以预防便秘和癌症。

适用人群

所有人皆可食用。每餐 100 克。

存放时间适当长些的面粉比新磨的面粉的品质好，民间有"麦吃陈，米吃新"的说法。小麦分为精面粉和全麦面粉。精面粉由小麦的胚乳精加工而成，颜色洁白，却缺少维生素 B 等营养素；全麦面粉由全麦磨制而成，颜色呈浅棕色、营养成分保持较好。小麦面粉制物最好不要油炸。

馒头最好烤着吃。烤后焦黄部分中的糊精有助于消化，吸附毒素。

营养陷阱

刚出炉的面包由于还在发酵，所以不宜马上吃，否则容易得胃病，香喷喷的面包出炉后放上两个小时吃最好。

肠胃不好的人吃面包不要过量，因为面包中的酵母被消化后，容易产生胃酸。

营养食谱

小麦面食的食用方法可谓五花八门，花样之多，不胜枚举。小麦既可以直接煮粥，磨成面粉后还可蒸馒头、包饺子、摊煎饼、烙饼、烙馅饼、抻面、拉面、刀削面，还可做汤等。

小麦米粥

原料：小麦 120 克，粳米 40 克。

制法：小麦粒与粳米分别浸泡发胀，淘洗净后煮粥，粥成加入白糖、桂花糖调味即成。

功效：可作为心悸失眠、烦渴引饮、小便不畅、泄泻等病症的食疗粥品。

大麦

大麦起源于青藏高原，是世界第五大耕作谷物，在我国已有几千多年的食用历史。如今，大麦的主要用途是酿酒。传统的啤酒和威士忌是用大麦芽为主要原料酿造的。

营养成分

大麦含淀粉、蛋白质、脂肪、糖类、维生素 B_1、维生素 B_2、尼克酸、粗纤维、钙、磷、铁、尿囊素等。

药用价值

性凉，味甘。

医药界公认大麦具有很高的药理作用，《本草纲目》记载："大麦宽胸下气，凉血。麦芽消化一切米面诸果食积。"大麦具有"三高二低"的特点，即高蛋白、高膳食纤维、高维生素、低脂肪、低糖。因此是一种理想的保健食品。

大麦中富含的维生素 E 可以防止老化、保护皮肤，并对促进血液循环也卓有疗效。用大麦苗煮汁洗面、手、脚，可预防和治疗皮肤皲裂。

大麦可以消暑，用炒过的大麦泡的茶即为大麦茶，是夏天很好的消暑饮品。

大麦可以治疗十二指肠溃疡及胃炎等疾病，并有消食、回乳、消水肿等功效。食用大麦可消除食饱肚胀的症状。

大麦有温中下气，暖脾胃，破冷气，去腹胀等功效，适用于脾胃虚寒引起的腹胀、腹痛等症。

大麦的可溶性膳食纤维含量高于小麦和燕麦，能有效降低人体胆固醇。

将大麦炒黑，研末，用香油调和，每日涂于患处，可治烫伤。

适用人群

一般人皆可食用，每餐 50 克。

营养陷阱

妇女在怀孕期间和哺乳期内忌食大麦芽，因大麦芽可回乳或减少乳汁分泌。用大麦芽回乳，必须注意用量过小或萌芽过短均可影响疗效。未长出芽，大麦服后不但没有回乳的效果，反而可增加乳汁。

营养食谱

大麦可以煮粥、磨面制饼或煮稀糊，亦可加工成麦片、发芽制成麦芽酿酒、制饴糖等食品，还可以制成茶饮用，如大麦芽和茶叶用开水冲成的大麦茶。

大麦羊肉粥

原料：大麦粒 100 克，羊肉 100 克，草果 6 克，生姜 3 克。

制法：羊肉切丝，生姜切片，与草果同入锅煎汤。大麦粒浸泡发胀，洗净后用煎取的汤汁煮粥，加食盐调味即成。

功效：可作为脘腹冷痛、腹泻、大便溏软等病症的食疗粥品。

大麦茶

原料：大麦芽 30 克，茶叶 8 克。

制法：将大麦芽、茶叶分别用文火炒焦，混合后用开水冲饮。

功效：可作为小儿伤食泄泻的食疗饮料。

燕麦

燕麦又名雀麦、野麦、玉麦、牛星草，可以称得上是一种天然的"兴奋食品"。

燕麦质地较硬，口感不好，长期以来并不受欢迎。到了现代，燕麦的好处渐为人知，成为较受现代人欢迎的食物之一。在美国《时代》杂志评出的十大健康食品中，燕麦名列第五。

营养成分

燕麦的主要成分是淀粉、蛋白质、脂肪，氨基酸，并含有大量的植物纤维、维生素 B_1、维生素 B_{12}，及少量的维生素 E、钙、磷、铁、核黄素，以及谷类作物中独有的皂甙。

药用价值

性平，味甘。

燕麦含有丰富的 B 族维生素和锌，这两种元素对糖类和脂肪类的代谢都具有调节作用，燕麦还含有丰富的果胶，可以有效地降低人体中的胆固醇。

燕麦中有一种类似荷尔蒙的物质，带有兴奋和麻醉剂的作用。

燕麦中含有的维生素 E，能够改善血液循环，缓解生活工作压力。

燕麦中含有的钙、磷、铁、锌等矿物质，有预防骨质疏松、促进伤口愈合、预防贫血的功效，是补钙佳品，尤其适合于中老年人经常食用。

燕麦籽粒中含油量占 4%～16%，而且非饱和脂类比例大。长期食用燕麦片，对动脉粥样硬化与冠心病、高血压等患者均有很好的疗效。

燕麦中 β - 聚糖含量也远高于其他谷类作物，达 3%～6%，经常食用燕麦，对糖尿病患者有很好的降糖、减肥作用。

燕麦中丰富的膳食纤维可帮助肠胃蠕动，使排便顺畅，减少便秘的发生。

适用人群

一般人都可食用，每餐 40 克左右。尤其适宜产妇，婴幼儿，老年人以及空勤、海勤人员食用；适宜慢性病、脂肪肝、糖尿病、浮肿、习惯性便秘者食用；适宜体虚自汗、多汗、盗汗者食用；适宜高脂血症、高血压、动脉硬化者食用。

燕麦加工制成麦片，食用更加方便，口感也得到改善，成为深受欢迎的保健食品。

营养陷阱

燕麦是一种低糖、高蛋白质、高脂肪、高能量的食物，一次不宜过多食用，否则会造成胃痉挛或胀气。

莜麦

莜麦又称油麦、铃铛麦，它和燕麦极其相似，区别在于莜麦成熟后子粒与外壳容易脱离，而燕麦成熟后内外壳紧抱子粒，不易脱皮。因此莜麦又称裸燕麦，燕麦又称皮燕麦。

民间常说："莜麦面的包子，看着黑，吃着香。"莜麦营养丰富，耐饥抗寒，在西部被誉为一宝。内蒙古是中国莜麦的主要产区，西部各盟市都有种植，以乌兰察布盟最多。

莜麦根据播种期早晚分为夏征麦和秋蔽麦。莜麦籽粒瘦长，有腹沟，表面生有茸毛，顶部尤为显著，形状为筒形或纺锤形。

营养成分

莜麦含有蛋白质、脂肪、碳水化合物、粗纤维、赖氨酸、亚油酸、多种维生素及微量元素，是一种高热能食物。

药用价值

性平，味甘。

莜麦有降低血液中胆固醇含量的奇特功效，对于动脉粥样硬化、冠心病都有预防作用。

莜麦含糖量少，含蛋白多，是糖尿病患者较好的食品，也是老年人常用的保健食品。

莜麦还对贫血、脱发有一定的防治作用。

适用人群

一般人都可食用，每餐 40 克左右。

莜麦及其制品含糖分少，蛋白质多，是糖尿病、高血压患者较好的食品。

营养陷阱

莜麦不易消化，胃肠虚弱、胃肠溃疡者忌食。

营养食谱

莜麦经过淘洗、晒晾、炒熟、磨制成面，就是"莜面"。

莜麦面吃法花样非常多，有推窝窝（即拷拷栳栳）、搓个卷、推刨渣、搓鱼儿等。因为产于寒冷地带，面质较硬，莜麦面必须经过"三熟"，方可进食：即先把莜麦炒熟磨成面，再把莜麦面用开水泼熟，和好以后，做成各种花样蒸熟（约15分钟）。

吃的时候可用冷热两种吃法：冷菜是蒜泥茄子、拌黄瓜丝、水萝卜丝，再配以盐汤辣子炝油，把菜与热的饭食拌起来，清香可口；热菜是羊肉臊子，配点蘑菇，开笼后将莜麦面蘸上羊肉蘑菇鲜汤，更是香味扑鼻，美不可言。

荞麦

荞麦又名甜荞麦、乌麦、花麦、三角麦，为蓼科一年生宿根性植物。荞麦的瘦果呈三棱卵圆形，棱角锐，皮色黑或银灰，表面和边缘平滑光亮。它有四个品种，分别是甜荞、苦荞、翅荞和米荞麦。我国栽培的主要有普通荞麦和鞑靼荞麦两种，前者称甜荞，后者称苦荞。由于苦荞的种实含有芦丁，所以也称芦丁苦荞。

荞麦起源于我国，是一种古老的粮食作物，早在公元前5世纪的《神龙书》中已有记载。荞麦营养丰富，药谱性广，生产期短，抗逆性强，是很受群众喜爱的食品，也是制作各种高级糕点、糖果等食品的优良原料。

营养成分

荞麦面中蛋白质含量比大米、白面都高。据日本学者研究，小麦面粉的营养效价指数为59，大米为70，而荞麦面粉则为80。荞麦中含有3%的脂肪，这些脂肪含有9种脂肪酸，其中最多的是油酸和亚油酸。在荞麦面的胚乳中所含的糖分，比一般粮食淀粉更容易消化。它含的微量元素也是出类拔萃的。有资料证明，它的维生素 B_1、维生素 B_2 的含量是小麦面粉的3至4倍。荞麦中含有的矿物质为精白面和小麦面粉的2倍。

药用价值

性凉，味甘。

健脾益气、开胃宽肠、消食化滞。

荞麦下气利肠，清热解毒，具有清理肠道沉积废物的作用，因此民间称之为"净肠草"。

荞麦还能够降血压、降血脂、降血糖。用荞麦面做成的各种主食，是糖尿病患者的保健食品。

荞麦含有维生素P，能够降低人体血脂和胆固醇、软化血管、保护视力，并预防脑血管出血。

荞麦含有丰富的镁，能促进膳食纤维溶解，使人体血管扩张，抑制凝血块的形成，具有抗栓塞的作用，也有利于降低血清胆固醇。

荞麦中的黄酮成分还具有抗菌、消炎、止咳、平喘、祛痰的作用。

苦荞麦可以利耳目、降气、健胃，能够治疗痢疾、咳嗽、水肿、喘息等疾病。

适用人群

荞麦是老弱妇孺皆宜的食物，糖尿病患者尤为适宜，也是减肥者的理想食品，并适宜于面生暗疮、须疮、斑秃、白屑风及酒糟鼻患者食用。

营养陷阱

荞麦食品一次性食用过多，会消化不良。

肿瘤患者要忌食，否则会加重病情。

脾胃虚寒、消化功能不佳、经常腹泻的人不宜食用。

荞麦最好不与猪肉同食。

营养食谱

荞麦面虽然看起来色泽不佳，但用它做成扒糕或面条，佐以麻酱或羊肉汤，别具一番风味。

苦荞麦虽然口感上不为很多人接受，但却是清热解毒、营养丰富的好食品，尤其是在夏天，人们把能吃上一碗苦荞面条、苦荞凉粉，当作是一种享受。

牛肉荞麦冷面

原料：荞麦面条，鲜牛肉 500 克，熟鸡蛋半个，泡菜 100 克，苹果（或梨）一个，黄瓜一根，胡萝卜两根，大葱一根。

蒜泥、辣椒面、熟芝麻、酱油、醋、香油和味精适量。

制法：①鲜牛肉平均切成 5 块，洗干净放进锅中，用旺火煮，不时撇去浮沫。八成熟时加入盐和一些酱油，改微火。胡萝卜和大葱洗干净，将胡萝卜皮刮净，和大葱一起用微火烤糊，放入锅内和牛肉一起煮。②煮熟的牛肉取出晾凉，垂直牛肉纤维切成大薄片。牛肉汤的杂质过滤干净，凉透，倒进一些醋（可根据个人口味在汤里放少许白糖），即成冷面汤。③辣椒面中加入蒜泥、少许盐和一勺冷面汤一起调制成调味酱，稠一些最好。苹果（或梨）去籽切丝，泡菜、黄瓜、胡萝卜切丝。④荞麦面条放进清水锅煮至透明，捞出用凉水投凉，装入碗中，冲入冷面汤。把面条上面放上泡菜丝，浇上一勺调味酱，放上苹果（或梨）丝、黄瓜丝、牛肉片和熟鸡蛋。

芡实

芡实又名鸡头米、水鸡头、鸡头莲、鸡头荷，植株具刺，又称刺莲藕、假莲藕。其花果形似鸡头，叶片巨大，呈圆盘状平铺于水面之上，极为壮观。

芡实的品种分南芡与北芡：芡又称刺芡，花紫色，为野生种。主要产于江苏洪泽湖、宝应湖一带，适应性强，分布广泛，中国长江南北及东南亚、日本、朝鲜半岛、印度、俄罗斯都有分布；南芡又称苏芡，花色分白花、紫花两种，比北芡叶大。紫花芡为早熟品种，白花芡为晚熟品种，南芡主要产于江苏太湖流域一带。

营养成分

芡实所含碳水化合物极为丰富，约为75.4%，而含脂肪只为0.2%，因而极容易被人体吸收。它还含有蛋白质、钙、磷、铁、核黄素和抗坏血酸、树脂等。

药用价值

性干温、鲜凉，味甘。

古药书中说，芡实"婴儿食之不老，老人食之延年"，它具有"补而不峻""防燥不腻"的特点，是秋季进补的首选食物。

芡实具有滋养强壮、补中益气、开胃止渴、固肾养精等作用。

天热出汗多又易腹泻者，经常用芡实煮粥，或煮红糖水喝，有很好效果。

芡实有补肾作用，治遗精、白带和多尿等症状，常吃芡实还可治疗老年人的尿频之症。

用芡实与瘦肉同炖，对解除神经痛、头痛、关节痛、腰腿痛等虚弱症状有很大的好处。

消化不良者，经服芡实调整脾胃之后，再吃较多的补品或难以消化的补药，也能适应。

适用人群

芡实是儿童、老人和肾虚体弱者、消化不良者的最佳食物，每餐50克。

吃芡实要用慢火炖煮至烂熟，细嚼慢咽，方能起到补养身体的作用。

营养陷阱

芡实有较强的收涩作用，便秘、尿赤及女性产后者皆不宜食。

芡实虽有营养，但一次不要吃太多。

婴儿不宜食用。

营养食谱

芡实可配合其他食物制作成汤，都具有很好的调养进补作用。

芡实杞龙龟苓汤

原料：芡实50克，枸杞子30克，龙眼肉50克，土茯苓60克，乌龟1只（约400克）。

制法：①将芡实、枸杞子、龙眼肉、土茯苓洗净；乌龟放入盆中，淋热水使其排尿、排粪便，用开水烫死后洗净，杀后去内脏、头爪。②把全部用料放入锅内，加清水适量，大火煮沸后，温火煲3小时，调味即可。饮汤，吃龟肉、枸杞、龙眼肉。

功效：此汤滋阴清热、祛湿解毒、健脾益肾，用于骨蒸潮热、湿疹疮毒患者。

青稞

青稞是大麦的一种，它又称稞麦、裸麦、元麦，是一种早熟性粮食作物。生长期短，耐寒性强，适宜于青藏高原寒冷的气候，主要产于青海、西藏等地。藏族人非常喜爱青稞，把它作为主要的粮食作物。

营养成分

青稞每百克产热量高达357千卡，富含蛋白质、脂肪、碳水化合物、淀粉、钙、磷、铁等微量元素含量也较高，并含有多种氨基酸和膳食纤维。青稞的独特成分是β-葡聚糖和黄酮类等丰富的营养物质，它的维生素含量远远高于葡萄等水果。

药用价值

性平，味咸。

青稞所含的 β-葡聚糖具有四大生理作用：清肠、调节血糖、降低胆固醇、提高免疫力。β-葡聚糖在医药、食品、美容等方面都有广泛应用。

青稞是藏民补充维生素与营养的主要食品。青稞中淀粉、蛋白质、钙、磷的含量都很丰富，并富含多种氨基酸和膳食纤维，长期食用对人体均衡营养大有益处，对糖尿病能起到一定的防治作用。

适用人群

一般人皆可食用，每餐40克。

营养陷阱

脾胃虚弱者不宜多食。一次食用过多或饮青稞酒过量会有胀肚的情况。

营养食谱

青稞可以做成糌粑、青稞饼。糌粑形似内地的炒面，原料有青稞、豌豆、燕麦等，吃时碗里倒少许糌粑，加酥油茶调和后就可食用。糌粑携带方便，又是熟食，在地广人稀、燃料缺乏的牧区是一种方便实用的食品；青稞饼是用青稞面调制烘烤而成的，色泽金黄，香甜可口。

用青稞酿制的青稞酒，醇香味美、清爽甘甜、纯正柔和。青稞酒是藏族人民生活中不可缺少的饮品，也是欢度节日和招待客人的上品。酒色微黄，酸中带甜，有"藏式啤酒"之称。

高粱

高粱又名蜀黍、芦粟，自古就有"五谷之精""百谷之长"的盛誉，收获面积和总产量仅次于小麦、水稻、玉米，是世界4大谷类作物之一，主要分布在亚洲、非洲和美洲。

高粱有红、白之分，红者又称酒高粱，主要用于酿酒、酿醋。白者性温味甘涩，用于食用。

早在3000年前，中国黄河流域等地就已有高粱栽培的历史。目前，美国是世界上最大的高粱生产国和出口国。

营养成分

高粱含碳水化合物、蛋白质、脂肪、粗纤维、维生素 B_1、维生素

B$_2$、尼克酸、钙、磷、铁等。

药用价值

性温，味甘涩。

高粱的主要功效是补气、健脾、养胃、止泻，特别适用于小孩消化不良、脾胃气虚、大便稀溏等不良症状，患有慢性腹泻的病人常食高粱米粥有明显疗效。

对腰背酸痛、青少年的成长期神经痛、女性痛经（血糖低和处在更年期的人），高粱都有一定的改良作用。

经常食用高粱有利于缓解体内钙质的消耗，对中老年人的骨质疏松有一定的帮助。

适用人群

高粱米适宜于儿童消化不良、脾胃气虚、大便溏薄之人和肺结核患者食用，每餐 50 克。高粱蛋白质中赖氨酸与色氨酸含量较低，可与豆类食物搭配食用，以提高营养价值。

高粱子粒的皮层中含有较多的单宁物质，且子粒颜色越深，单宁含量越高，而单宁有涩味，影响蛋白质的消化吸收。高粱子粒的皮层中还有种蜡质，也会影响人体对营养的吸收利用。因此高粱米加工时皮层尽可能去掉，以消除单宁和蜡质的不良影响。

营养陷阱

大便燥结者、便秘者，应少食或尽量不食用高粱。

高粱苗含有有毒的氰甙（苦杏仁甙），加热后可被破坏，因此一定要煮烂食用，不宜加碱煮食，不可生嚼。

不宜常吃高粱米饭剩饭。

高粱忌与瓠子同食。

糖尿病患者禁食。

营养食谱

高粱米可煮粥，也可做高粱米水饭，还可做成干饭食之。高粱米磨成米粉，可作蒸黏糕用，高粱还可酿酒。

高粱米豇豆水饭

原料：高粱米、饭菜豇豆各适量。

制法：将高粱米、饭菜豇豆一同放入锅内，加入足量的水，待煮熟后，用冷开水过凉，即可食用。

功效：适宜暑热季节食用，口味清爽，健脾开胃，具有解暑作用。

芝麻

芝麻又称胡麻、胡麻、乌麻等，既可食用，也可榨油。其原产非洲，后传入印度，现印度已成为世界第一芝麻生产大国，占世界总栽培面积的三分之一。在张骞出使西域时，芝麻传入中国，栽培面积广，占世界总栽培面积的 13.5%。

芝麻主要分为黑芝麻、白芝麻两种。前者色泽乌黑发亮，后者色泽洁白。

芝麻是重要的油料作物，芝麻油也叫香油、麻油，含有麻油酚，故具有特殊香气。中国的小磨麻油，被视为烹调油的珍品。古代养生学家陶弘景对芝麻的评价是"八谷之中，唯此为良"。

营养成分

芝麻含有丰富的不饱和脂肪酸、蛋白质、钙、磷、铁质等，还有多种维生素和芝麻素、芝麻酚及卵磷脂等物质。芝麻油中含有较多的不饱和脂肪酸，其中油酸（单不饱和脂肪酸）占 45%，亚油酸（多不饱和脂肪酸）占 40%。黑芝麻的脂肪含量为 46%，白芝麻为 40%。芝麻的维生素 E 含量也很高，并含有各种矿物质。

药用价值

性平，味甘。

芝麻是高膳食纤维的食物，具有润肠通便的功效。

芝麻健脾、利小便、和五脏，能够助消化、化积滞、降血压，并可治神经衰弱等病症。

常食芝麻，能增加皮肤弹性。黑芝麻有着非常好的益肝、强肾、养血、润燥、乌发功效，是上佳的保健美容食品。

黑芝麻粥加蜂蜜，用于肝肾阴虚、须发早白、头晕目眩、四肢麻痹、肠燥便秘。

芝麻中含量仅占 0.5% 的芝麻素具有优异的抗氧化作用，可保肝护心，延缓衰老，并有抗癌作用。

芝麻油由于维生素 E 含量高，也有较强的抗氧化作用，经常食用能清除自由基，特别是它的亚油酸成分，可去除附在血管壁上的胆固醇。

适用人群

每天 10～20 克。

芝麻仁外面有一层稍硬的腊，把它碾碎后食用才能使人体吸收到营养，所以整粒的芝麻应加工后再吃。

营养陷阱

炒制时千万不要炒糊。

营养食谱

黑芝麻多为糕点辅料，白芝麻多为榨油用，补益药用以黑芝麻为佳。从营养学角度看，无论黑芝麻、白芝麻都是营养丰富的食物。

黑芝麻九蒸九曝后研末，粳米适量，煮粥食。用于五脏虚损，益气力，坚筋骨。

芝麻茯苓瘦肉汤

原料：黑芝麻 60 克，茯苓 60 克，鲜菊花 10 朵，猪瘦肉 250 克，调料适量。

制法：①猪瘦肉洗净，切片，用调料腌 10 分钟；黑芝麻用清水略浸，洗净捣烂；茯苓、鲜菊花分别用清水洗净，菊花取花瓣。②先将黑芝麻、茯苓放入清水锅内，煮 30 分钟，再放入瘦肉、菊花瓣煮至瘦肉熟，下盐调味即可。

黑芝麻炖鸡

原料：鸡 1 只，黑芝麻 100 克，桂圆肉 100 克，调料适量。

制法：将鸡洗净，用姜汁搽匀鸡肚，将洗净的黑芝麻和桂圆肉塞入鸡肚内。将鸡放人盅内，加入绍酒及水浸过鸡面，隔水炖 3 小时，放少许盐，饮汤吃肉。

豆类

豆类及其制品富含优质植物蛋白，主要提供蛋白质、脂肪、膳食纤维、矿物质和 B 族维生素，营养丰富，是理想的健康食品。

豆类蛋白质的氨基酸是谷类食物中较为缺乏的，两者搭配食用，可提高膳食中蛋白质的生理价值。豆类食品含 B 族维生素，磷、钠、钾等，是矿物质的良好来源；富含钙元素，是补钙佳品。此外，豆类中含有特殊的植物雌激素，经常食用可以减轻妇女更年期症状，预防骨质疏松。

加工制成的各种豆制品，营养成分与豆类基本相同。

黄豆

黄豆，又称大豆。黄豆既可食用，又可榨油。在植物性食物中，惟有黄豆的高蛋白、高脂肪可与动物性食物相媲美。故黄豆有"田中之肉""植物蛋白之王""绿色奶牛"等赞誉，是数百种天然食物中最受营养学家推崇的食物。很多营养学家都呼吁，多吃肉不如多吃豆。用豆类食品代替一定量的肉类食品，是解决城市中人营养不良和营养过剩双重负担的最好方法。

营养成分

大豆的蛋白质含量高，质量优。蛋白质含量高达 35%～40%，每 100 克大豆的蛋白质含量，相当于 20 千克瘦猪肉或 3 千克鸡蛋或 12 千克牛奶的含量。大豆含有丰富的优质脂肪。脂肪含量为 16%～24%，其中油酸占 32%～36%，亚油酸占 51%～57%，亚麻酸占 2%，磷脂约 1.6%。这些成分对于健康都是十分有利的。大豆中还含有极为丰富的营养要素，如钙、磷、铁、锌等重要微量元素，其中还含黄酮类化合物和植物激素。

药用价值

性温，味甘。

黄豆中富含皂角苷、蛋白酶抑制剂、钼、硒等抗癌成分，对乳腺癌、前列腺癌、皮肤癌、肠癌、食道癌有抑制作用。这就是经常食用黄豆及其制品的人很少发生癌症的原因。

黄豆的优质蛋白和钙质能促进儿童骨骼和牙齿的成长发育，并能预防和改善中老年人骨质疏松。

黄豆中富含纤维素，既能及时清除肠道中有害物质，保持大便通畅，又能调节体内热能，维护血糖平衡，并可促进绝经期妇女阴道细胞的活力，增强老年妇女的健康。黄豆中的膳食纤维还可加快食物通过肠道的时间。

黄豆中的大豆蛋白质和豆固醇，能明显地降低血脂和胆固醇，从而降低患心血管疾病的概率。黄豆脂肪富含不饱和脂肪酸和大豆磷脂，有保持血管弹性、健脑和防止脂肪肝形成的作用。黄豆的多肽可通过抑制血管紧张素转换酶的活性，使高血压得到有效控制。

吃黄豆对皮肤干燥粗糙、头发干枯大有好处，可以提高肌肤的新陈代谢，促使机体排毒，令肌肤常葆青春。

适用人群

由黄豆磨成粉做成的豆浆、豆腐等既美味可口，又易于消化吸收。由黄豆粉加玉米面、小麦面做成贴饼，或做成如山东煎饼，既松软香甜，又实现了蛋白质的互补作用，从而提高了营养价值。

营养陷阱

生大豆含有不利健康的抗胰蛋白酶和凝血酶，因此大豆不宜生食，夹生黄豆亦不宜吃。

患有严重肝病、肾病、痛风、消化性溃疡、动脉硬化、低碘者应禁食。

黄豆会造成胀肚，故消化不良、有慢性消化道疾病的人应尽量少食。

服用补铁制剂、左旋多巴、四环素类药物、茶碱类药物时不宜食用。

进行乳腺癌药物治疗的患者最好不要食用黄豆，以免药效受到影响。

由黄豆加工制成的豆腐含嘌呤较多，嘌呤代谢失常的痛风病人和血尿酸浓度增高的患者慎食豆腐。

据美国专门机构研究，喝豆奶长大的孩子成年后，引发甲状腺和生殖系统疾病的风险系数较大，所以不要让婴儿喝豆奶。

营养食谱

黄豆的食用方法种类繁多，尤以豆制品著名，如豆腐、豆腐皮、腐竹、豆腐干，还有驰名中外的中式早点——豆浆。大豆还可制成美味的菜肴调料——豆豉，还可做菜食用，也可以加工成老少皆宜的豆奶等等，还可以制作成汤。这里点出两种稍加介绍。

黄豆烧鸡肫

原料：黄豆 50 克，鸡肫 500 克，酱油 25 毫升，黄酒 20 毫升，白糖 10 克，桂皮、大茴香、葱、姜各适量，清汤 500 毫升。

制法：将鸡肫剖开洗净，剥去肫皮。再将清汤倒入锅中，加入黄豆、鸡肫及调料等，用旺火烧开后，转入小火烧 1 小时，至鸡肫酥烂捞起，切片装盘。

功效：此菜具有益气健脾、消食和中的功效。适用于脾胃虚弱、食积不化、脘腹胀满、不思饮食等病症。

黄豆猪肝汤

原料：大豆 100 克，猪肝 80 克，调味料少许。

制法：猪肝洗净切片，黄豆洗净。先将黄豆入锅中加水煮至八成熟，再加猪肝片共煮熟，最后少佐调味品调匀即成。

功效：每日都可服食，2~3 周后起效。本汤具有补脾养血之功效，适用于营血亏虚、面色萎黄无华等病症。

黑豆

黑豆别名乌豆、冬豆子、大菽等。黑豆表皮呈黑色，有助于长筋骨，悦颜面，乌发明目，延年益寿。我们经常食用的豆豉，就是用黑豆发酵制成的，可以作为调味使用。

营养成分

黑豆富含大量蛋白质、脂肪、和碳水化合物、胡萝卜素、维生素 B_1、维生素 B_2、烟酸等。黑豆还含有异酮类如大豆黄酮甙、染料大甙，以及皂甙、胆碱、叶酸、生物素等。

药用价值

性平，味甘。

古人认为，豆是肾之谷，黑豆形状像肾，有补肾强身、活血、解毒、活血润肤的功效，特别适合肾虚者食用。

黑豆衣含果胶、乙酰丙酸和多种糖类，能养血疏风，有解毒利尿、明目益精之功效。黑豆可解百毒，下热气，善解五金、八石、百草诸毒及虫毒。

黑豆中的大豆黄酮和染料木素有和雌激素一样的作用。另外，大豆黄酮甙对小肠有解痉作用。

黑豆酿造的豆豉有除烦、宣郁的功效，并可以治疗骨质疏松症、高血压、糖尿病等病症。

黑豆制成的豆浆、豆腐等，是肾虚导致的须发早白、脱发患者的食疗佳品，故有"乌发娘子"的美称。

适用人群

适合盗汗、眩晕、头痛、水肿、胀满、风毒、脚气、黄疸浮肿、风痹痉挛、痈肿疮毒、阴虚烦热等症患者食用，每餐40克。

黑豆用水浸泡，捣碎成糊状，中汤调服可解毒，外敷可散痈肿。

黑豆煮熟食用利肠，炒熟食用闭气，生食易造成肠道阻塞。

营养陷阱

黑豆质硬，不易消化，消化不良者不宜多食。

吃黑豆最好不要剥皮，因为黑豆皮能养血平肝，除热止汗。

黑豆炒食易壅热、伤脾、腹胀，老年体虚者不宜炒食。

营养食谱

黑豆可煮食、煎汤、研末、冲服。

通常将黑豆制成黑豆浆、黑豆面条、黑豆浮小麦汤、黑豆薏苡仁汤、黑豆酸奶等食用，还有黑豆咖啡、黑豆香肠、黑豆冰激凌等食品。

黑豆浮小麦汤

原料：黑大豆、浮小麦各50克。

制法：将黑大豆、浮小麦一并淘洗干净，放入锅内，加适量清水，先用旺火煮沸，再用小火熬至豆熟烂为度，饮汤食豆，每日1次。

功效：适用于阴虚所致的盗汗及潮热颧红、五心烦热等。

黑豆薏苡仁汤

原料：黑大豆100克，薏苡仁30克。

制法：将黑大豆和薏苡仁淘洗干净，放入锅中，加清水适量，用旺火煮沸，再用小火煨60分钟左右，以豆熟烂为度，当点心食用。

功效：适用于脾肾两虚所致的水肿、尿少、脘腹胀满、纳少便溏、身倦乏力等。

红小豆

红小豆，又名赤小豆、红豆。红小豆的营养成分不如大豆。不过红小豆的药理作用极为突出，对于多种水肿性疾病均有明显的治疗作用，尤其是对营养不良性水肿有独特的疗效。

值得一提的是，红小豆与相思子两者外形相似，均有"红豆"之别名。相思子产于广东，外形特征是半面红、半面黑，过去曾有把相思子当作红小豆食用而引起中毒的，切记食用时不可混淆。

营养成分

红小豆含多种营养成分，包括各种维生素，蛋白质，脂肪，碳水化合物，钙、磷、铁等矿物质，硫胺素，核黄素等。

药用价值

性微寒，味甘酸。

红小豆中的皂角甙可以刺激肠道，有良好的利尿作用，能解酒、解毒，对心脏病、肾病和水肿患者均有益。

红小豆含有的膳食纤维具有良好的润肠通便、降血压、降血脂、调节血糖、解毒抗癌、预防结石、健美减肥的作用。

红小豆含有叶酸，产妇、乳母多吃红小豆有催乳的功效。

适用人群

水肿、哺乳期妇女适合食用。每餐30克。

营养陷阱

红小豆利尿，故尿频的人应注意少吃。

被蛇咬伤者2~3个月内忌食。

红小豆不宜与羊肉同食。

红小豆有减肥的功效，瘦人应少吃红小豆。

营养食谱

红小豆可煮汁饮用，也可配上适当的滋养性食物，如鸡、牛肉、鲤鱼、鲫鱼、粳米、红枣等做成汤、粥、糕等食品。红小豆也可磨成面粉，做成各色面食，亦可和其他谷类食品混合食用，制成豆沙包、豆饭或豆粥，这些都有是科学的食用方法。

清蒸红豆鲤鱼

原料：红豆 50 克，鲜活鲤鱼 500 克，姜末 5 克，葱丝适量，陈皮 5 克，草果、盐各适量，料酒 5 克，味精适量，鸡汤 50 克。

制法：将鲤鱼去内脏、鳞、鳃，洗净。将红豆、陈皮、草果洗净后放入鱼腹中，将鱼放入汤碗，放入笼屉中，蒸 1 小时，出笼加葱丝、味精即成。

红豆牛肉粥

原料：红豆嫩牛肉、粳米各 30 克，生姜 3 片。

制法：选嫩牛肉洗净，切片，腌好。粳米、红豆洗净，放入锅内，加清水适量，文火煮成稀粥。粥成时下牛肉、生姜，煮至牛肉刚熟，调味即可。随量分次食用。

扁豆

扁豆别名眉豆、峨眉豆、羊眼豆、茶豆等，我国南北各地均有栽培，其嫩荚长椭圆形，阔而肥厚，像月牙一样，扁平微弯。扁豆开暗紫色花，豆粒和豆荚均可供食用，花、种皮可入药。

扁豆的种子主要有红、白、黑三种。白扁豆肉厚，形如半月，豆为白色，煮则绵软微甜，干炒则有韧性，可入药。黑扁豆周边红，愈如内中，色淡愈淡，未红处是青色，肉薄，极有韧性，且有白道如喜鹊的羽毛，故又名鹊豆。红扁豆又称"红雪豆"，用作清肝、消炎药，治眼生翳膜。

营养成分

扁豆含蛋白质、脂肪、碳水化合物、钙、磷、铁及氰甙、酪氨酸酶等。维生素 A 另含胰蛋白酶抑制物，淀粉酶抑制物，血球凝集素 A，血球凝集素 B，还含有对小鼠病毒有制作用的成分和豆甾醇、磷脂、蔗糖、葡萄糖等。印度产扁豆有降低血糖及血清胆甾醇的作用。

药用价值

性平，味甘。

扁豆是甘淡温和的健脾化湿药，能健脾和中，消暑清热，解毒消肿，适用于脾胃虚弱、便溏腹泻、体倦乏力、水肿、白带异常以及夏季暑湿引起的呕吐、腹泻、胸闷等病症。

荚果紫色表示富含生物类黄酮，具抗氧化作用，可防突变，抑癌抗癌。

扁豆高钾低钠（钾、钠比为47∶1），经常食用有利于保护心脑血管，调节血压。

扁豆具有除湿止泻的功效。中医常以扁豆根治大肠下血、痔漏、冷淋。

适用人群

尤其适合脾胃虚弱、胸闷腹胀、呃逆、霍乱吐泻、暑湿、脾虚泄泻、烦渴、酒醉呕吐、白带过多患者食用。每次50～70克。

烹调前应将豆筋抽除，否则既影响口感，又不易消化。

夏天多吃扁豆有消暑、清口的作用。

营养陷阱

扁豆含有血球凝集素，倘若半生半食吃，往往引起头昏、恶心、呕吐等。炒食时务必文火煨焖，烧熟煮透，使这种有毒物质在高温下变性失活，方可放心安全食用。

一次不可食用过多，否则会发生腹胀，易产气，使人不快。

尿路结石者忌食扁豆。

营养食谱

做菜前要先对扁豆进行加热，这样既可以除掉扁豆中的有毒物质，又可以使菜味道鲜美。

有3种较好的加热方法：水焯法，将扁豆投入开水锅中，热水焯透，放入冷水中浸泡后再烹调；干煸法，把扁豆放入烧热的锅内煸炒，炒至豆荚变色；过油法，把扁豆放入油锅中炸一下，捞出滤出油再烹制。

如果不采用上述三法而直接煸炒，最好长时间地焖烧，这样较安全。

扁豆山楂糕

原料：扁豆，山楂，白糖，糖桂花适量。

制法：先将扁豆用水浸泡去皮，加水煮酥，再加白糖煮化，撒上山楂糕、葡萄干、糖桂花即成。

功效：该糕健脾化湿，消暑和中，适用于脾胃虚弱导致的腹泻、呕吐、食欲不振、妇女白带过多。

绿豆

绿豆，又名青小豆。《日用本草》指出："解诸热，益气，解酒食诸毒。熟者胶黏，难得克化，脾胃虚弱与病后勿食。"绿豆发出的嫩芽，为绿豆芽，亦为佳蔬，味极清美，性寒味甘，亦可清热。绿豆皮又称绿豆衣，清热解毒功效较强，用于治疗眼病，有明目退翳的作用。绿豆不但药用价值极高，同时它的营养成分也极为丰富，常食对身体健康十分有益。

营养成分

本品含蛋白质、脂肪、碳水化合物、钙、磷、铁、胡萝卜素、硫胺素、核黄素、尼克酸。蛋白质主要为球蛋白类，其组成中蛋氨酸、色氨酸和酪氨酸较少。绿豆的磷脂成分中有磷脂酰胆碱、磷脂酰乙醇胺、磷脂酰肌醇、磷脂酰甘油、磷脂酰丝氨酸、磷脂酸等。

药用价值

性凉，味甘。

有清热解毒之功。夏天在高温环境工作的人出汗多，水分损失很大，体内的电解质平衡遭到破坏，用绿豆煮汤来补充是最理想的方法，能够清暑益气止渴利尿，不仅能补充水分，而且还能及时补充矿物质，对维持水液电解质平衡有着重要意义。

绿豆还有解毒作用。如遇有机磷农药中毒、铅中毒、酒精中毒（醉酒）或吃错药等情况，在医院抢救前都可以先灌下一碗绿豆汤进行紧急处理。经常在有毒环境下工作或接触有毒物质的人，应经常食用绿豆来解毒保健。

绿豆不仅有防止实验性动脉粥样硬化症家兔血脂上升的作用，还能使已升高的血脂质含量迅速下降。

经常食用绿豆可以补充营养，增强体力。

绿豆还有解暑止渴、消肿、降脂、平肝利水的作用，可以预防动脉硬化。

适用人群

每餐 40 克。

冠心病、中暑、暑热烦渴、疮毒患者适宜食用。

吃绿豆最好连皮一起吃，如去皮只吃绿豆沙，则降低治病功效。

营养陷阱

绿豆性凉，中毒性肝炎患者忌用，脾胃虚弱的人不宜多吃，脾胃虚寒腹泻者不宜食用。

未煮烂的绿豆腥味强烈，食后易引起恶心、呕吐。

服药，特别是服补药时不要吃绿豆食品，以免降低药效。

绿豆不宜煮得过烂，以免使有机酸和维生素遭到破坏，降低清热解毒功效。

肾亏、体弱消瘦或夜多小便者不宜饮用绿豆汤。

绿豆忌与鲤鱼、榧子、狗肉同食。

不要用铁锅煮绿豆，铁锅会使绿豆汤变成黑色，不但影响食欲、味道，还对人体有害。

营养食谱

绿豆可煮粥或汤食用，如绿豆沙和绿豆粥，也可发芽做菜食用，还可经水磨加工成绿豆粉，制成粉丝、绿豆糕等。绿豆的碳水化合物主要成分为淀粉，煮熟后软糯松沙，与大米搭配食用，清香可口，而且可发挥谷类与豆类蛋白质的互补作用，使生物学价值倍增，对于健康大有裨益。

红糖绿豆沙

原料：绿豆 100 克，红糖适量。

制法：将绿豆淘洗干净，加适量清水，旺火煮沸，再用小火煮至极烂，加红糖调味食用。

功效：夏季可常食之。适用于中暑、小儿疮疖等。

芦根绿豆粥

原料：绿豆、芦根各 100 克，生姜 10 克，紫苏叶 15 克。

制法：将芦根、生姜、紫苏叶水煎煮后，去渣取汁，和淘洗干净的绿豆一同入锅，先用旺火煮沸，再改用小火煮至豆烂汤稠如粥，任意食之。

功效：适用于湿热呕吐、热病烦渴、小便赤涩等，并可解河豚或其他鱼蟹引起的中毒。

青豆

青豆是子粒饱满尚未老熟的大豆。青豆皮为绿色，形状浑圆，咸淡之间又略呈清甜，清闲咀食或佐酒品茶，滋味隽永，满口清芳。

按子叶的颜色，青豆又分为两种：青皮青仁大豆，青皮黄仁大豆。

营养成分

青豆富含 B 族维他命、叶酸、铜、锌、钾、纤维、多糖类、高蛋白。

药用价值

性温，味甘。

青豆可预防心血管疾病，减少癌症发生，可降低血液中的胆固醇。

青豆有补肝养胃、滋补强壮之功效，有助于长筋骨、悦颜面、乌发明目、延年益寿。

适用人群

每餐 50 克最宜。

青豆是更年期妇女、糖尿病和心血管病患者的理想食品，脑力工作者和减肥者也适合食用。

营养陷阱

患有严重肝病、肾病、痛风消化性溃疡、动脉硬化、低碘者应禁食。

营养食谱

青豆可单独烹调，也可掺以其他食物同食。

炒青豆泥

原料：新鲜青豆 750 克，熟花生油 125 克，白糖 200 克。

制法：①将青豆去壳煮烂，制成豆泥，并用干布将豆泥的水分挤干。②炒锅放于旺火上，倒入油，油热后投入豆泥，不断用炒勺边搅边炒（煸炒时边炒边加油）待炒至豆泥水分全干时，放入白糖再炒，炒至豆泥不粘勺，出锅即成。

芸豆

芸豆，又称四季豆、刀豆、菜豆。它原产于美洲的墨西哥和阿根廷，中国在 16 世纪才开始引种栽培。芸豆对日照长短的反应属中日性，在长日照和短日照条件下，都能开花结果。因此，我国大部地区可在春、秋两季栽培。芸豆的种类主要有大白芸豆、大黑花芸豆、黄芸豆、红芸豆等，其中大白芸豆和大黑花芸豆最为著名。

芸豆颗粒饱满肥大，色泽鲜明，营养丰富，可煮可炖，是制作糕点、豆馅、甜汤、豆沙的优质原料，其药用价值也很高。

营养成分

芸豆的主要成分是蛋白质和粗纤维，还含有氨基酸、维生素及钙、铁等到多种微量元素。芸豆营养丰富，蛋白质含量高于鸡肉，钙含量是鸡肉的 7 倍多，铁为鸡肉的 4 倍，B 族维生素也高于鸡肉。

药用价值

性温，味甘平。

温中下气、利肠胃、止呃逆、益肾补元气等。

芸豆含有皂苷、尿毒酶和多种球蛋白等独特成分，具有提高人体免疫能力、增强抗病能力、激活淋巴 T 细胞，促进脱氧核糖核酸的合成等功能。尿素酶应用于肝昏迷患者有很好的效果。

芸豆是一种难得的高钾、高镁、低钠食品，尤其适合心脏病、动脉硬化、高血脂、低血钾症和忌盐患者食用。

吃芸豆对皮肤、头发大有好处，可以提高肌肤的新陈代谢，促使机体排毒，令肌肤常葆青春。

芸豆中的皂苷类物质能降低脂肪吸收功能，促进脂肪代谢，所含的膳食纤维还可加快食物通过肠道的时间，使减肥者达到轻身的目的。

适用人群

芸豆特别适合心脏病患者和患有肾病、高血压等到要求低钠及低钾饮食者食用。

营养陷阱

芸豆烹调时一定要烧透吃。因为在生芸豆中含有皂甙和血球凝集素，前者存于豆荚表皮，后者存于豆粒中。因此，食用生芸豆后会引起中毒，表现为头昏、恶心、呕吐、腹泻，严重时可致死。

芸豆在消化吸收过程中会产生过多的气体，造成胀肚，故消化功能不良、慢性消化道疾病患者应尽量少食。

营养食谱

芸豆烹调可荤可素，清炒、干烧或与肉片合炒均可。由于色、香味俱佳，在豆类蔬菜中算得上最受欢迎的一种蔬菜。

干烧芸豆

原料：芸豆750克，海米25克，食油1000克（实耗50克），绍酒、香麻油各20克，精盐、糖各5克，味精4克，葱花、姜末各少许。

制法：①将芸豆摘去两端，并撕去边筋，再一折为二，洗净沥水后，放入高温油锅内炸至碧绿并有些干瘪时捞出沥油。②原炒锅留少量食油加热，放入姜末、海米稍煸，倒入芸豆翻炒数下，加入绍酒、精盐、糖、味精和两匙汤水，略焖烧至入味，旺火收浓汤汁，撒入葱花，加入香麻油，拌匀后即可起锅装盘。

蚕豆

蚕豆别名胡豆、夏豆、佛豆、罗汉豆等。其荚果大而肥厚，种子椭圆扁平。

市场上的青蚕豆有两类：一类是客豆，又叫皂荚豆，皮色深，荚果狭长，每荚3~4粒豆。另一类是本地豆，原系三林、大场一带种植，现为常熟、启东等地种植，荚果皮色淡，吃口香糯。

营养成分

蚕豆含巢菜碱甙、蛋白质、磷脂、胆碱，另含植物凝集素。蚕豆含磷质较为丰富。实验证明巢菜碱甙是6-磷酸葡萄糖的竞争性抑制物，6-磷酸葡萄糖是引起蚕豆黄病（急性血性贫血）发作的原因之一。

药用价值

性平，味甘。

中医认为，蚕豆能益气健脾，利湿消肿。

蚕豆中的蛋白质可以延缓动脉硬化，蚕豆皮中的膳食纤维有降低胆固醇、促进肠蠕动的作用。

蚕豆中含有大脑和神经组织的重要组成成分磷脂，并含有丰富的胆碱，有增强记忆力的健脑作用。

现代人还认为蚕豆也是抗癌食品之一，对预防肠癌有作用。

适用人群

一般人都可食用，每次 30 克。

营养陷阱

蚕豆含有导致过敏的物质，过敏体质的人吃了会产生不同程度的过敏、急性溶血等中毒症状。一般会在几天内恢复正常，但也约有十分之一的病例会在急性期死亡。这就是俗称的"蚕豆病"。"蚕豆病"是因为体内缺乏某种酶类所致，是一种遗传缺陷，发生过蚕豆过敏者一定不要再吃。一旦发生这种病时，就赶快就医，以防意外。父母或祖父母有过这种病的人，不宜进食蚕豆及其制品，不宜沾染蚕豆花粉。

蚕豆不可生吃，就将生蚕豆多次浸泡后再进行烹制。蚕豆不可多吃，以防胀肚伤脾胃。蚕豆与田螺同食容易引发结肠癌。

营养食谱

蚕豆嫩时可做菜，老时宜煮粥食或做糕，也可代替粮食食用，做成各色面食。

五香蚕豆

原料：蚕豆 500 克。精盐、味精、花椒、大料、桂皮、小茴香各适量。

制法：①将蚕豆洗净，用水泡涨，放在盆内，盖上湿布，一日过两次水，待其发芽。②将已发芽的蚕豆放入清水锅内。加精盐、花椒、大料、桂皮、小茴香，烧开后，用小火煮熟。把煮熟的蚕豆捞出，控去水，撒入味精拌匀即成。

功效：鲜咸味美，可健脾开胃，适用于胃呆少纳，不思饮食者。

川冬菜炒鲜蚕豆

原料：冬菜，蚕豆，调料适当。

制法：①剥去鲜嫩蚕豆皮，洗净；冬菜洗净，切成碎末。②锅置火上，放油烧热，随将蚕豆和冬菜末放入急炒，熟时加入酱油、糖等调料，再略炒几下即成。

功效：适用于缺铁性贫血。

豌豆

豌豆，又名荷兰豆，顾名思义，是从欧洲引进的品种。在我国已有几千年的栽培历史，并且在农家杂粮中占有很主要的地位。豌豆所富含的各种营养物质，可为人体提供多种营养素，增强机体抗病能力，起到营养防癌的作用。豌豆还含有抗病毒，抑制细菌生长的物质。常食对身体健康极为有益。

现在栽培的豌豆可分为粮用豌豆和菜用豌豆两大类型。菜用豌豆又分三类：一类是粒用豌豆，荚不宜食用；另一类是荚用豌豆；还有一类是粒荚兼用豌豆。

营养成分

豌豆的主要营养成分为蛋白质、脂肪、糖类、灰分、钙、磷、铁、维生素 A 原、维生素 B_1、维生素 B_2、维生素 C、尼克酸和食物纤维等。

药用价值

性微寒，味甘。

豌豆有补肾健脾、除烦止渴、和中益气、和五脏、生精髓、利小便、解疮毒、通乳及消肿的功效，是脱肛、慢性腹泻、子宫脱垂等中气不足症状的食疗佳品，哺乳期女性多吃点豌豆还可增加奶量。

豌豆所含的止杈酸、赤霉素 A20 和植物凝素等物质，具有抗菌消炎、增强新陈代谢的功效。

豌豆高钾低钠，有益于保护心血管。

豌豆含有丰富的维生素 A 原，可在体内转化为维生素 A，而后者具有润泽皮肤的作用。

适用人群

豌豆适宜糖尿病、高血压、动脉硬化者食用；适宜腹胀、下肢浮肿、妇女产后乳汁不下者食用。

营养陷阱

豌豆性寒，难消化，不宜多吃。

豌豆粒小而圆，有堵塞气管的危险，给儿童食用时不可逗儿童说话或大笑。

豌豆粒多食会发生腹胀，易产气，慢性胰腺炎患者忌食。

消化不良者不宜大量食用。

糖尿病患者慎食。

许多优质粉丝是用豌豆等豆类淀粉制成的，在加工时往往会加入明矾，大量食用会使体内的铝增加，影响健康。

营养食谱

嫩豌豆可作为蔬菜炒食，子实成熟后又可磨成豌豆面粉食用。因豌豆豆粒圆润鲜绿，十分好看，也常被用来配菜，以增加菜肴的色彩，促进食欲。

核桃仁豌豆泥

原料：鲜豌豆750克，核桃仁60克，白糖240克，藕粉适量。

制法：①将核桃仁用开水浸泡片刻后剥去皮，入油锅炸透捞出，剁成细末备用。②将豌豆煮烂，捣成浆泥状，去渣，放入白糖和适量清水搅匀煮沸，加藕粉搅至稀糊状，撒上核桃仁末和匀，可当点心食用。

功效：适用于贫血、肠燥便秘、肾虚咳喘等。健康人食之更能增强记忆力，祛病延年。

糖桂花豌豆汤

原料：豌豆500克，白糖、红糖各150克，糖桂花、糖玫瑰适量。

制法：将豌豆淘净泡透，加足量水煮至豆熟烂，放入白糖、红糖继续熬至汁粘稠，撒上糖桂花、糖玫瑰和匀，可当点心食用。

功效：适用于产后乳汁不下等。

豇豆

豇豆别名长豇豆、带豆、角豆、姜豆，是一种原产非洲的豆科植物，现广泛分布于热带、亚热带和温带地区。

豇豆分为长豇豆和饭豇豆两种。长豇豆又称菜用豇豆，一般作为蔬菜食用，既可热炒，又可焯水后凉拌。饭豇豆一般作为粮食煮粥、制作豆沙馅食用。

市场上的菜用豇豆有三类品种：一是绿荚型，荚果细长，深绿色，肉厚，豆粒小，不露籽，吃口较脆，特别适用于做泡菜；二是白荚型，荚果粗长肥嫩，淡绿或绿白色，肉薄，质地疏松，易露籽，吃口软糯，全国各地普遍栽培，从市场的货架上看到的主要是这类品种，适于炒食或清蒸后做凉拌菜；三是红荚型，荚果紫红色，粗短，肉质中等，且易老化，种植较少，但富含类黄酮，是一种强有力的抗氧化剂，常食对健康有益。

营养成分

种子含大量淀粉、脂肪油、蛋白质、烟酸、维生素 B_1、维生素 B_2、维生素 C 等，含磷质较丰富。鲜嫩豇豆含抗坏血酸。

药用价值

性平，味甘。

中医认为豇豆性平味甘无毒，入脾、胃二经，有健脾补肾的功效，主治消化不良，对尿频、遗精及一些妇科功能性疾病有辅助功效。特别适合脾胃虚弱所导致的食积、腹胀以及肾虚遗精、白带增多者食用。

豇豆含有丰富的膳食纤维，能维持正常的消化腺分泌和胃肠道蠕动的功能，加速肠蠕动，帮助消化，增进食欲。对于治疗和预防老年性便秘有奇效。

豇豆所含维生素 C 能促进抗体的合成，提高机体抗病毒的作用。

豇豆的磷脂有促进胰岛素分泌，参加糖代谢的作用，且豇豆热量和含糖量都不高，饱腹感强，特别适合于肥胖、高血压、冠心病和糖尿病患者食用。

适用人群

长豇豆每餐 60 克，饭豇豆每餐 30 克。

适宜于一般人食用，尤其是糖尿病、肾虚患者更佳。

饭豇豆作为粮食，与粳米一起煮粥最适宜。

营养陷阱

豇豆多食则性滞，故气滞便结者慎食。

一次不要吃太多，以免产气胀肚。

长豇豆不宜烹调时间过长，以免造成营养损失。

营养食谱

豇豆还可凉拌，将豇豆洗净焯好后摊开晾凉，然后加入醋、蒜、少量糖、油，爱吃芝麻酱的，可先用凉开水或醋将麻酱化开，再和豇豆一起拌。

在陕西、河南等地还有一种吃法，把豇豆加入少量的面粉或玉米面，和匀后上屉蒸，熟后蘸醋、蒜汁、辣椒油吃，既可以当饭，又可以当菜。

豇豆还可制成四川泡菜，切碎与肉末同炒，俗称酸豆角渺肉，喝粥时当咸菜，味道也不错。

红油豇豆

原料：鲜豇豆500克，红油、蒜泥、芝麻酱、醋、白糖、酱油各适量，香油、精盐各少许。

制法：①将嫩豇豆洗净，切成丁，入沸水中焯透。用凉开水过凉，沥水，放入盘内。②将上述调料和均匀，倒入豇豆盘内，再浇上红油拌匀即可。

功效：酸甜香辣，爽口开胃。

豌豆苗

豌豆苗为豆科植物豌豆枝蔓中长出的嫩梢，又称龙须菜。我国各地均有分布。豌豆苗作菜，以其托叶和初芽将要张开时采摘为最佳。

营养成分

豌豆苗、豌豆尖的嫩叶中富含维生素C和能分解体内亚硝胺的酶。豌豆苗和豌豆尖含有止杈酸、赤霉素A20和植物凝素等物质。

药用价值

性凉，味甘。

豌豆苗具有清热、解毒、祛湿、降血压等功效，可作为热毒痈疮、湿疹、高血压等病症的辅助食疗佳品。

适用人群

豌豆苗每次50~100克。

豌豆苗和豌豆尖烹炒时间不宜过长，以免维生素损失过多。

营养食谱

炒食、煎食均可。

炒豌豆苗

原料：豌豆苗 500 克，精盐、味精、葱花、猪油等调料适量。

制法：炒前可先将豌豆苗入沸水焯后，再用水冷却、沥干，炒后加味供食，单炒需旺火快翻。

黄豆芽

黄豆芽，又名金钩。明人陈嶷曾有赞美黄豆芽的诗句："有彼物兮。冰肌玉质，子不入污泥．根不资于扶植。"黄豆芽的蛋白质利用率较黄豆要提高 10% 左右，黄豆在发芽过程中，更多的营养元素被释放出来，更利于人体吸收，营养更胜一筹。

营养成分

据分析，在每 100 克黄豆芽中，含蛋白质 11.5 克、脂肪 2 克、糖 7.1 克、钙 68 毫克、磷 1.02 毫克、铁 1.8 毫克、胡萝卜素 0.03 毫克、维生素 B_1 0.17 毫克、维生素 B_2 0.11 毫克、维生素 C 20 毫克、烟酸 0.8 毫克。据研究，黄豆在发芽 4~12 天维生素 C 含量最高。如同时每天日光照射 2 小时，则含量还可增加 1 倍。

药用价值

性寒，味甘。

与黄豆一样，黄豆芽也有滋润清热、利尿解毒之效。如因热症导致口干舌燥，咽喉疼痛者食用，能起到清肺热、除黄痰、滋润内脏之功效。

春天是维生素 B_2 缺乏症的多发季节，春天多吃些黄豆芽，可以有效地防治维生素 B_2 缺乏症。

黄豆芽能减少体内乳酸堆积，治疗神经衰弱，消除疲劳。

黄豆芽中含有一种干扰素诱生剂，能诱发干扰素，增强体内抗病毒、抗癌肿的能力。

黄豆芽还能保护皮肤和毛细血管，防止小动脉硬化，防治老年高血压。

黄豆芽还是美容食品，常吃黄豆芽能营养毛发，使头发保持乌黑光亮，对面部雀斑有较好的淡化效果。

吃黄豆芽对青少年生长发育、预防贫血等大有好处。

适用人群

一般人群都可食用。每次 50 克。

尤其适宜癌症病人及癫痫病患者食用；适宜便秘、痔疮、寻常疣患者食用；适宜胃中积热者食用；适宜妇女妊娠高血压者食用；适宜肥胖症者食用；适宜矽肺患者食用。

烹调黄豆芽切不可加碱，要加少量食醋，这样才能更好地保护维生素 B_2 不受损害。烹调过程要迅速，或用油急速快炒，或用沸水略汆后立刻取出调味食用。

营养陷阱

目前，市场上出售的无根豆芽多是以激素和化肥生发的，含有一种氮化合物，它能在肠道细菌的作用下转化为亚硝胺，长期食用会使人患癌症。

有的豆芽看起来肥胖鲜嫩，但有一股难闻的化肥味，甚至可能含有激素，千万不要食用。

黄豆芽性寒，慢性腹泻及脾胃虚寒者忌食。

营养食谱

黄豆芽可炒食，也可拌成凉菜食用，亦可煲汤等。

炝黄豆芽

原料：黄豆芽 300 克，黄瓜 50 克，干红辣椒 2 个。精盐、味精、葱、姜、花椒、植物油各适量。

制法：①黄豆芽掐去根和须，用清水漂去豆皮，放入开水内焯至断生，捞出后用冷开水冲凉，沥水，装盘。②将黄瓜消毒洗净，顺长剖开，除去瓤和籽，切成丝，放入盆内加入精盐拌匀，略腌一下，沥去盐水，放在盘内的黄豆芽上。③干红辣椒洗净，切成丝，葱、姜切丝。④炒锅置火上，倒入植物油，烧至六七成热时，放入辣椒丝爆一下捞出，放在黄豆芽和黄瓜丝上，并将精盐、味精、葱、姜丝放在上面。再将花椒放入油内，炸出香味后，捞出花椒不用，趁热将油烧在盘内的菜上，用碗扣在盘上略焖一会，食前拌匀即可。

功效：质地脆嫩，鲜香稍辣，清爽利口，适用于胃中积热者食用。

绿豆芽

绿豆芽，又名银芽。食用芽菜是近年来的新时尚，芽菜中以绿豆芽最为便宜，而且营养丰富，绿豆芽也是自然食用主义者所推崇的食品之一。绿豆在发芽的过程中，维生素 C 会增加很多，而且部分蛋白质也会分解为各种人体所需的氨基酸，可达绿豆原含量的 7 倍，所以绿豆芽的营养价值比绿豆更大。

营养成分

绿豆在发芽过程中，蛋白质中所含大量的氨基酸可以重新组合，使绿豆中较为缺乏的氨基酸大幅度提高，并使氨基酸的比例更适合人体需要。

药用价值

性寒，味甘。

绿豆芽中的维生素 C、膳食纤维含量都非常丰富，具有减肥食品的高水分、低糖、低脂肪的特点。

常吃绿豆芽，能清肠胃，解热毒，利湿热，洁齿，有很好的保健作用。临床上用绿豆芽煎汤治疗疖疮、烫伤等外伤感染。

绿豆芽中含有的核黄素可用来治疗口腔溃疡，还能调五脏、通经脉、解诸毒，可用于饮酒过度、湿热郁滞、食少体倦。

绿豆富含膳食纤维，是便秘患者的健康蔬菜，有预防消化道癌症的功效。

绿豆芽中含有丰富的维生素 C，对治疗坏血病很有帮助。据说第二次世界大战中，美国海军因无意中吃了受潮发芽的绿豆，竟治愈了困扰全军多日的坏血病。

适用人群

一般人都可食用，每餐 30 克。

在吃绿豆芽之前一定要先用热水烫一下，除去漂白剂，再炒来吃。

营养陷阱

体质虚弱者不宜多喝绿豆芽汤。

绿豆芽膳食纤维较粗，不易消化，且性质偏寒，所以脾胃虚寒之人不宜久食。

营养食谱

绿豆芽非常适合制作家常菜，或凉拌或烹炒。经常食用绿豆芽有助于消腻、降脂。

烹调时油盐不宜太多，要尽量保持其清淡的性味和爽口的特点。绿豆芽性寒，烹调时应配上一点姜丝，中和它的寒性。炒时加一点醋，既可防止维生素 B 流失，又可以加强减肥作用。

豆腐

豆腐为大豆制品，除豆腐之外，还有豆腐皮、豆腐干、百叶（又名千张）、豆腐乳、豆腐脑等。豆腐中的营养成分很丰富，常食可提高机体的免疫力，对保持身体健康极为有益。

营养成分

豆腐中所含的蛋白质等营养成分很丰富，其中，人体所必须的八种氨基酸都有，且消化吸收率高达 92% ~ 96%。另外，豆腐中还含有钙、镁、嘌呤，卵磷脂、半胱氨酸等。

药用价值

性凉、味甘。

中医认为，豆腐入脾、胃、大肠经，具有益气和中、生津润燥、清热解毒、降低血铅浓度、保护肝脏、促进机体代谢的功效，可用以治疗赤眼、消渴，解硫磺、烧酒毒等。

丰富的大豆卵磷脂有益于神经、血管、大脑的发育生长，比起吃动物性食品或鸡蛋来补养、健脑，豆腐都有极大的优势，因为豆腐在健脑的同时，所含的豆固醇还抑制了胆固醇的摄入。

适用人群

一般人都可食用，成年人每天 80 克，儿童每天 50 克，孕妇或重体力劳动者每天 100 克。

它是老人和孕、产妇的理想食品，也是儿童生长发育的重要食物。对更年期女性、病后调养者、肥胖者和皮肤粗糙的人有好处。脑力工作者、经常加夜班者也非常适合食用。

豆腐缺少一种必需氨基酸——蛋氨酸，搭配一些别的食物如鱼、鸡蛋、海带、排骨等，便可提高豆腐中蛋白质的利用率，而且味道更加鲜美。

营养陷阱

豆腐性偏寒，一次食用过多，不仅阻碍人体对铁的吸收，而且容易引起蛋白质消化不良，出现腹胀、腹泻等不适症状。所以胃寒者和易腹泻、腹胀、脾虚者以及常出现遗精的肾亏者不宜多食。

长期过量食用豆腐，很容易引起碘缺乏，导致碘缺乏病。

老年人和肾病、缺铁性贫血、痛风病、动脉硬化、低碘患者要少吃。

豆腐常与其他蔬菜搭配烹调，但要注意豆腐忌配菠菜、香葱。这是因为豆腐与菠菜、香葱一起烹调，会生成不易被人体吸收的草酸钙，容易形成结石，不利于健康。

营养食谱

豆腐的食用方法很多，做汤炒菜都可以，还可以炮制成豆腐皮、豆腐丝、豆腐干、臭豆腐、豆腐乳等花样。以豆腐为主料的菜肴更是数不胜数，像一品豆腐、沙锅鱼头豆腐、麻婆豆腐、三色豆腐球、什锦豆腐羹和五花肉烧冻豆腐等，都是备受人们喜爱的美食。

猪血豆腐汤

原料：豆腐，猪血，黑木耳，肉，胡萝卜，鲜汤，酱油，精盐，料酒，水淀粉，鸡蛋，香油，葱花。

制法：①将豆腐、猪血切成条，黑木耳、肉、胡萝卜切成丝。②将锅置旺火上，放入鲜汤、豆腐、猪血、黑木耳、肉和胡萝卜，烧开后撇去浮沫，加入酱油、精盐、料酒，烧沸后，用水淀粉勾薄芡，淋入鸡蛋液，加入香油、葱花即可。

紫菜拌豆腐

原料：内酯豆腐1盒，水发紫菜30克，松花蛋1个，香菜茸15克，白糖5克，味精2克，红辣油15克，香麻油15克。

制法：①水发紫菜剁成细茸，加少许凉开水化开，另用小碗将葱茸、香菜茸沸水烫一下备用。松花蛋去壳，切成绿豆大小的粒，豆腐切成大片，用沸水浇一下待凉用。②将豆腐片排在鱼盘里，撒葱茸、香菜茸、松花蛋，放入酱油、白糖、味精、红辣油、香麻油即可。

蔬菜

蔬菜是人们餐桌上必不可少的食物，富含多种维生素、矿物质和膳食纤维，却几乎不含蛋白质和脂肪，因而成为现代饮食观念的宠儿。

据营养学家分析，在蔬菜所含的多种维生素中，维生素 C 和胡萝卜素最丰富，人类机体 90% 以上的维生素 C 都是由蔬菜供给的。蔬菜中还含有丰富的无机盐，如钙、铁、镁、铜等，是膳食中矿物质的主要来源。蔬菜中的纤维素则是膳食纤维的主要来源。

研究表明，蔬菜的营养含量与其颜色有密切的关系。一般说来，颜色越绿的蔬菜综合营养价值越高，其次是紫红、橙黄、黄色蔬菜，而白色蔬菜一般营养素含量较低。不过，食用蔬菜要讲究科学、均衡，除了绿叶蔬菜外，红、黄、白各色蔬菜要搭配食用，这样才能使蔬菜中的营养素起到互补作用。

山药

山药，又称山芋。因其营养丰富，自古以来就被视为物美价廉的补虚佳品，更是身材的保护神。古籍亦记载多食山药可"聪耳明目，不饥延年"。"秋夜渐长饥作祟，一杯山药进琼糜"，是南宋诗人陆游盛赞山药的诗句，指其虽外貌不美，但其内在质量极佳，只要用竹片轻轻刮去嫩皮，雪白的肉质便显露精华。

营养成分

山药含各类维生素，还含有淀粉、黏液质、胆碱、尿囊素和 16 种氨基酸、蛋白质、脂肪、糖以及钙、磷、镁等多种矿物质。

药用价值

性平，味甘。

山药中含有黏蛋白、淀粉酶、皂甙、游离氨基酸、多酚氧化酶等物质，且含量较为丰富，具有滋补作用，为病后康复食补之佳品。

山药含脂肪较少，几乎为零，而且所含的黏蛋白能预防心血管系统的脂肪沉积，防止动脉过早发生硬化。

山药中的黏多糖物质与无机盐类相结合，可以形成骨质，使软骨具有一定弹性。

山药可增强免疫功能，延缓细胞衰老。

现代实验发现，山药内含淀粉酶消化素，能分解蛋白质和糖，有减肥轻身的作用。对于体瘦者，山药含有丰富的蛋白双重调节的功能，因此山药获得"身材保护使者"之美称。

适用人群

老幼皆可食用，每餐 85 克左右。

宜去皮食用，以免产生麻、刺等异常口感。

营养陷阱

女性食用山药过量会导致月经紊乱。

糖尿病患者食之不可过量。

山药有收涩的作用，故大便燥结者不宜食用。

营养食谱

山药既可作为主粮，又可作为蔬菜，还可以制成糖葫芦之类的小吃，可甜可咸，可汤可炒，可荤可素。切成小块煮成甜羹，味道酥糯爽滑，妙不可言。

日本人除了爱吃煮山药外，还爱吃"山药泥盖饭"。这种饭就是将磨好的山药泥，放入酱油等调料，搅匀后盖在米饭上，看起来细腻洁白、吃起来糯滑爽口。

水晶山药

原料：山药 500 克，炒糯米粉和猪板油各 100 克，金橘饼 20 克，白糖 150 克，桂花 10 克，青红丝和植物油各适量。

制法：①将山药洗净蒸熟后去皮捣成泥，加入炒糯米粉拌匀；猪板油洗净后剁成泥，放入白糖、桂花、金橘饼和青红丝拌匀成馅。将山药分成若干份，每份加上馅包好并搓成球。②炒锅置火上，放油烧至四成热，投入山药球炸至金黄色时即可捞出装盘。

红薯

红薯，又称番薯、白薯、地瓜、山芋、红苕等，在植物学上的正式名字叫甘薯。在 16 世纪传入我国，至今栽培历史不到 500 年。红薯味道甜美，营养丰富，又易于消化，可供给大量热能，所以有的地区把它作为主食。

营养成分

红薯富含维生素 A、维生素 C、维生素 E，一定量的维生素 B，还含有大量的糖、蛋白质、脂肪、胡萝卜素、膳食纤维以及钾、铁、铜等 10 余种矿物质。

药用价值

性温，味甘。

红薯中所含的微量元素硒，具有预防癌症的作用。红薯中的膳食纤维和黄酮成分能促使排便通畅，可用来治疗痔疮和肛裂等。脱氢表雄甾酮是红薯所独有的成分，这种物质既防癌又益寿，是一种与肾上腺所分泌的激素相似的类固醇，国外学者称之为"冒牌荷尔蒙"，它能有效抑制乳腺癌和结肠癌的发生。

红薯对人体器官黏膜有特殊的保护作用，能阻止胆固醇在血管壁上沉积，保持血管弹性，有助于预防或缓解心脑血管疾病，防止肝肾中的结缔组织萎缩，防止胶原病的发生。

红薯能提高消化器官的机能，滋补肝肾，对机体的衰弱也有恢复效果，也可以有效的治疗肝炎和黄疸。

红薯的蛋白质质量高，可弥补大米、白面中的营养缺失，经常食用可提高人体对主食中营养的利用率，使人身体健康，延年益寿。

红薯中含有一种类似雌性激素的物质，这种物质对保持身体健美是有益的，可作为驻颜美容食品。它还是一种理想的减肥食品。

红薯藤性微凉，味甘涩，无毒，对夜盲症、糖尿病和妇女产后乳汁不通等也具有治疗效果。

适用人群

红薯适宜产妇、湿热黄疸、小儿疳疾慢性肝病、脾胃气虚、营养不良、习惯性便秘、夜盲症患者、癌症患者食用。

将红薯粉溶解于牛奶或豆奶中饮服，是适合老人与儿童的吃法。

红薯含有"气化酶"，一次不要吃得过多，而且和米面搭配着吃，并配以咸菜或喝点菜汤即可避免烧心、吐酸水、肚胀排气等现象。

营养陷阱

食用凉的红薯易致胃腹不适。红薯在胃中产生酸,所以胃溃疡及胃酸过多的患者不宜食用。

烂红薯(带有黑斑的红薯)和发芽的红薯可使人中毒,不可食用。

红薯等根茎类蔬菜含有大量淀粉,可以加工成粉条食用,但制作过程中往往会加入明矾。若过多食用会导致铝在体内蓄积,不利健康。

营养食谱

红薯最知名的吃法是红薯糖水、煨红薯粥。

红薯可作为主食,亦能做菜,可蒸、煮、烤食,又可晒干磨粉做成各种食品,也可制成芡粉、粉条、酒、醋等。

与米混吃,可发挥蛋白质的互补作用,提高其营养价值。

油炸薯片

原料:红薯 500 克,面粉 75 克,植物油 750 克,葱姜丝、花椒水、精盐、味精各适量。

制法:①把红薯洗净去皮,切成薄片,用葱姜汁、花椒水、精盐、味精腌 10 分钟,捞出控净水分,放入面粉中拌匀,去掉浮面待炸。②锅放火上,倒入油,加热至七成放入沾面粉的薯片,炸透,呈金黄色时捞出,控净油即可食用。

地瓜排

原料:甜红薯 250 克,白糖 150 克,奶油 100 毫升,鸡蛋 2 枚,酒 1 杯,香料末、冰糖末适量,面粉 100 克。

制法:①将甜红薯煮熟,去皮,打成浆,用漏斗过滤;白糖、奶油、鸡蛋、酒、香料等调匀,再加入红薯浆调和,面粉加水调和均匀,擀成面皮,放入盆内。②将地瓜等铺在面皮上,再把面切成条,摆棋子块,入炉烘烤,至熟取出,撒上一层冰糖末即可食用。胃纳不佳者,改烘烤为油锅中炸,则更加香酥糯软,增进食欲。

功效:具有和血补中,开胃健脾,宽肠通便,益气充饥的作用。适用于脾胃纳差、食欲不振、大便秘结等病症。年老体弱及儿童营养不良者,可将此作为点心食用。

土豆

土豆，学名马铃薯，被营养学家称为"十全十美"的最佳食物，与稻、麦、玉米、高粱一起被称为全球五大农作物。

土豆因为营养成分齐全，而且易为人体消化吸收，在欧美享有"第二面包"的称号。

营养成分

土豆中富含淀粉及糖、脂肪、纤维素、氮物质，维生素 B 族，维生素 C，纤维素和钙、磷、铁及钾盐等。其中糖的含量是苹果的 5 倍，蛋白质的含量是苹果的 6 倍，另外，土豆中还含有龙葵素，每公斤含 20 毫克到数百毫克。

药用价值

性平，味甘。

中医认为，具有和胃调中、益气健脾、强身益肾、消炎、活血消肿等功效，可辅助治疗消化不良、习惯性便秘、神疲乏力、慢性胃痛、关节疼痛、皮肤湿疹等症。

土豆对脾胃气虚、胃及十二指肠溃疡、肾炎和维生素 B_1 缺乏症、坏血病等具有显著的疗效。值得注意的是，土豆中少量的龙葵素可缓解胃痉挛，减少胃液分泌，对肠胃有一定的保护作用。

土豆中钾和钙的平衡对于心肌收缩有显著作用，能防止高血压和保持心肌的健康，是心脏病患者的良药。

土豆所含的粗纤维，有促进胃肠蠕动和加速胆固醇在肠道内代谢的功效，具有通便和降低胆固醇的作用，可以治疗习惯性便秘和预防胆固醇增高。

土豆一度被视为肥胖者的劲敌，实际上，土豆是低热能、高蛋白、含多种维生素和微量元素的食品。土豆只含有 0.1% 的脂肪，土豆含有淀粉，但是它的含水量高达 70% 以上，还含有能够产生饱腹感的膳食纤维，用它来代替主食具有减肥效果，是理想的减肥食品。

适用人群

可将切好的土豆片或土豆丝放入水中去掉过多的淀粉以便烹调，但注意不要泡得太久而致使水溶性维生素等营养流失。

土豆切开后易氧化变黑，属正常现象，不会造成危害。

土豆汁是极佳的制酸剂，德国人常用它来治疗消化不良。制法是将两个削了皮的土豆放入果汁机中打成汁饮用。

想减肥的人尤其应该吃土豆。

营养陷阱

有两种土豆绝对不能吃：一是出芽的，二是皮变绿的。这两种土豆在皮层和芽眼附近会形成有毒物质龙葵碱，这种有毒物质即使在土豆煮熟后也不会被破坏。吃了以后就会中毒，危及生命。

孕妇慎食，以免增加妊娠风险。

土豆的吸油能力很强，炸土豆或土豆烧肉是瘦身大敌。

营养食谱

土豆有多种吃法，在炖煮时宜用大火，适当放一点醋会更好。在盛产土豆的地区，一般多与莜面配合为食，单独吃时各地区都有自己的讲究。最普遍的吃法是利用土豆中的淀粉，做成粉丝、凉粉。

素炒蟹粉

原料：熟土豆 200 克，胡萝卜 100 克，熟笋 30 克，水发香菇 5 克，鸡蛋 2 个，豆苗 5 克，植物油 150 克，绍酒 6 克，米醋 7 克，精盐、味精、葱白、姜末适量。

制法：①熟土豆去皮，捣压成泥；胡萝卜洗净去皮，煮熟后，剁成萝卜泥，放在纱布里挤干水；香菇去蒂洗净，与熟笋、葱白皆切成细丝；鸡蛋磕入碗内搅匀，放入土豆、胡萝卜、香菇、笋丝、葱白、姜末半份搅匀，即成"素蟹粉"。②炒锅置旺火注入植物油 100 克，烧至八成热，下"素蟹粉"煸炒 2 分钟，加入盐、味精搅匀，再加入豆苗，翻拌几下，放入绍酒、米醋、剩余的姜末颠锅即成。

萝卜

萝卜，又名萝白，莱菔，为十字花科植物莱菔的新鲜根。萝卜味道甘美，营养丰富，其中维生素 C 的含量是梨和苹果的 10 倍，所以素有"萝卜赛梨"的美誉。我国民间许多谚语均与萝卜有关。比如："冬吃萝卜夏吃姜，不用医生开药方""上床萝卜下床姜，一年四季保健康""常吃萝卜常喝茶，不用医生把药拿"，可见人们对萝卜的喜爱和认识。

营养成分

萝卜含有 B 族维生素和丰富的维生素 C，含一定量的钙、磷、钾、镁等矿物质，还含有碳水化合物及少量蛋白质、木质素、糖类、大量膳食纤维等。

药用价值

性凉，味辛甘。

中医认为，萝卜可以"利五脏，轻身益气，令人肌肉白净"。它还是一味中药，其性凉味辛甘，可消积滞、化痰清热、下气宽中、解毒。传统医学认为，萝卜是含有淀粉酶的蔬菜，生吃健胃助消化。

萝卜含有能诱导人体自身产生干扰素的多种微量元素，白萝卜富含维生素 C，而维生素 C 为抗氧化剂，能抑制黑色素合成，阻止脂肪氧化，防止脂肪沉积。萝卜中的 B 族维生素和钾、镁等矿物质可促进胃肠蠕动，有助于体内废物的排出。萝卜所含热量较少，膳食纤维较多，吃后易产生饱胀感，这些都有助于减肥。

白萝卜中含有大量的植物蛋白、维生素 C 和叶酸，食入人体后可洁净血液和皮肤，同时还能降低胆固醇，有利于血管弹性的维持。常吃萝卜可降低血脂、软化血管、稳定血压，预防冠心病、动脉硬化、胆石症等疾病。

萝卜的营养丰富，它所含的木质素，被人体摄入利用，能使体内的巨噬细胞活力增强 2~3 倍，从而逐个吞噬掉癌细胞，它所含的维生素 C 和钼元素，也有一定的抗癌作用。

适用人群

一般人都可食用。每餐 50~100 克。

萝卜种类繁多，生吃以汁多辣味少者为好，平时不爱吃凉性食物者以熟食为宜。

萝卜的维生素 C 含量较多（100 克中含 20~30 毫克），维生素 C 在高温下会被破坏，因此为了保存萝卜内的生物活性物质，还是以生吃为宜。

营养陷阱

萝卜为寒凉蔬菜，阴盛偏寒体质者、脾胃虚寒者不宜多食。胃及十二指肠溃疡、慢性胃炎、单纯性甲状腺肿、先兆流产、子宫脱垂等患者应少食萝卜。

萝卜不宜与水果一起吃，日常饮食中，若将萝卜与橘子同食，会诱发甲状腺肿。

萝卜主泻，胡萝卜为补，所以二者最好不要同食。若要一起吃时应加些醋来调和，以利于营养吸收。

生萝卜与人参、西洋参药性相克，不可同食，以免药效相反，起不到补益作用。

营养食谱

萝卜既可用于制作菜肴，又可当作水果生吃，还可做汤或煮粥食用，亦可用作泡菜、酱菜腌制。萝卜和肉一起炖煮，味道也很好。

萝卜炖羊肉

原料：羊肉 500 克，萝卜 300 克，生姜少许，香菜、食盐、胡椒、醋各适量。

制法：①将羊肉洗净，切成 2 厘米见方的小块，萝卜洗净，切成 3 厘米见方的小块，香菜洗净，切断。②将羊肉、生姜、食盐放入锅内，加入适量水，置武火烧开后，改用文火煎熬 1 小时，再放萝卜块煮熟。放入香菜、胡椒，即可食用。食用时加入少许醋，味道更佳。

功效：软烂适口，营养丰富，佐饭食用，可健胃消食，适用于消化及营养不良。

麻汁月牙白

原料：象牙白萝卜 1000 克，芝麻酱 50 克，辣椒油 25 克，精盐、白糖各 10 克，味精 2.5 克。

制法：白萝卜去皮洗净，切成 6 厘米长、2 厘米宽的条，用盐 5 克腌 2 小时，然后洗去盐味，挤干水待用。芝麻酱加盐加清水，再加入糖、味精、辣椒油调成味汁，倒在萝卜条上拌匀即成。

胡萝卜

胡萝卜，别名叫黄萝卜、红萝卜，以肥大肉质根提供食用。原产于中亚，元代以前传入我国，是广泛栽培的世界性蔬菜。

胡萝卜有两大生态类型：一种是亚洲生态型。我国栽培的多属于这一生态型的品种群。肉质根呈圆柱形，解剖结构是中心柱（即木质部）细，肉质嫩，呈橘红色。另一种是欧洲生态型。10世纪自亚洲传入欧洲后演化而成。肉质根呈圆锥形，中心柱粗，肉质较老，橘黄色，从德国传入我国的"烟台胡萝卜"就是属于这一生态型的。

胡萝卜营养丰富，颜色靓丽，脆嫩多汁，芳香甘甜，对人体具有多方面的保健功能，受到人们普遍的喜爱，因而被誉为"小人参"。

营养成分

胡萝卜中含有丰富的胡萝卜素，及维生素 B_1、维生素 B_2、维生素 C、维生素 D、维生素 E、维生素 K、叶酸、钙质及食物纤维等，几乎可以与多种维生素药丸媲美。胡萝卜中还含有大量构成脑细胞和骨髓细胞的磷质，每500克红萝卜中含磷140克，钙305毫克，糖35克。

药用价值

性平，味甘。

具有"下气、定喘、去痰、消食、除胀、止气痛"等功效。

胡萝卜提供的丰富的维生素A，具有促进机体正常生长与繁殖、维持上皮组织、防止呼吸道感染和保持视力正常、治疗夜盲症及眼干燥症等功能。

胡萝卜能增强人体免疫力，有抗癌作用，并可减轻癌症病人的化疗反应，对多种脏器有保护作用。妇女进食胡萝卜可降低卵巢癌的发病率。

胡萝卜内含琥珀酸钾，有助于防止血管硬化，降低胆固醇，对防治高血压有一定效果。挥发油造成胡萝卜的芳香味能增进消化，并有杀菌作用。

胡萝卜素可清除致人衰老的自由基，除维生素A外，所含的B族维生素和维生素C等招牌营养素也有润皮肤、抗衰老的作用。

胡萝卜对促进儿童生长发育、增强肌体抗病能力有显著作用。

胡萝卜中的果胶物质可与汞结合，有加速排除人体内汞离子的功能，国内外有些部门已经把胡萝卜作为经常接触汞的人们的保健食品之一。

适用人群

老少皆宜，每餐 1 根（约 70 克）。

食用时若加醋，不宜太多。

胡萝卜的营养精华就在胡萝卜表皮，洗胡萝卜、吃胡萝卜时不必削皮，只要轻轻擦拭即可。

胡萝卜含有作用力极强的维生素 C 化酵素，在烹制过程中，会使其他蔬菜的维生素 C 丧失殆尽。为了防止这种影响，应当添加适量的醋和酱油。胡萝卜素和维生素 A 是脂溶性物质，应用油炒熟或和肉类一起炖煮后再食用，以利吸收。

营养陷阱

胡萝卜不要过量食用，大量摄入胡萝卜素会令皮肤的色素产生变化，变成橙黄色。

女性过量食用会导致月经异常甚至不孕。

不宜切碎后水洗，或长时间浸泡于水中。

酒与胡萝卜同食，会造成大量胡萝卜素与酒精一同进入人体，而在肝脏中产生毒素，导致肝病。

营养食谱

胡萝卜可生食，也可蒸熟后食用，还可煮粥，亦可炒菜或拌成凉菜食用等。胡萝卜可烹调出许多种特色菜肴。

拔丝红玉

原料：胡萝卜 500 克，鸡蛋 25 克，淀粉 100 克，植物油 1250 克（实耗约 60 克），白糖 125 克，青、红丝各少许。

制法：①胡萝卜去皮洗净后切成滚刀块，用鸡蛋、淀粉和适量的水调成糊。将胡萝卜块放入糊内抓匀，逐块投入烧至七八成热的油锅内炸呈金黄色，炸透后捞出，沥净油。②锅中留少许油置火上烧热，放入糖和少量的水，用慢火熬成糖浆后投入炸好的胡萝卜块，颠翻上浆，挂满浆，放入盘内，点缀上青、红丝即成。

莲藕

莲藕俗名莲菜、莲根、藕瓜，玉节，是莲的地下茎，形状肥大有节，内有管状小孔。新挖的莲藕，洗净淤泥，露出洁白的本质，一片片切开，断片上七孔或九孔，玲珑剔透。

藕的营养价值和药用价值都非常高，且口感甜脆，入口爽滑，是一种不可多得的瘦身蔬菜。

我国和印度是莲藕的故乡。我国有 3000 多年种莲历史，品种丰富，在清咸丰年间，莲藕就被钦定为御膳贡品了。

营养成分

新鲜的莲藕含丰富的蛋白质、糖、钙、磷、铁和多种维生素，其中维生素 C 的含量特别多，食物纤维的含量也很高。据研究发现，藕还含有淀粉和天门冬素。含糖量为 19.8%，能产生较多热量（84 千卡每 100 克），维生素 C 的含量为 25 毫克每 100 克。

药用价值

生藕性寒、熟藕性温，味甘。

生藕能生津凉血；熟藕性味由凉变温，补心生血，健脾开胃，滋养强壮。煮汤饮用能利小便，清热润肺，并且有"活血而不破血，止血而不滞血"的药疗特点。

藕节被古代医学家视为止血药中之佼佼者。将鲜藕捣汁用开水冲服，能防治急性肠胃炎。若鼻出血，鲜藕汁直接饮用可止血。

在根茎类食物中，莲藕含铁量较高，故对缺铁性贫血的病人颇为适宜。

莲藕的含糖量不算很高，又含有大量的维生素 C 和膳食纤维，对于肝病、便秘、糖尿病等一切有虚弱之症的人都十分有益。

莲藕还可以消暑清热，是夏季良好的祛暑食物。

适用人群

一般人都可食用，每餐 200 克，是体质虚弱者的理想营养佳品。

腹泻、胃口欠佳、口干渴者食用尤佳。

营养陷阱

肥胖者应少食。

由于藕性偏凉，故产妇不宜过早食用。一般产后 1～2 周后再吃藕可以逐瘀。

煮藕时忌用铁器，以免引起食物发黑。

莲藕在污染的环境下生长，可吸收、转移、蓄积多种金属元素，故在工业区排放污水的环境下种植的莲藕不宜食用。

营养食谱

关于藕的食法，应是炒、烹、炸、拌，样样齐全，酸甜苦辣咸俱有。如北京的"挂霜藕片""藕断丝连"，四川的"酸辣脆藕""鱼香藕丝"，广东的"蛋煎藕饺"，湖北的"椒盐酥藕夹""香酥藕盒"，山东的"炸藕盒"，杭州的"桂花藕羹"，南京的"糯米糖藕"等。

此外，藕还被视为一种滋补珍品，可以制成藕原汁、藕蜜汁、藕生姜汁、藕葡萄汁、藕梨子汁等清凉消暑的饮料。

葱椒藕片

原料：藕250克，葱、姜、麻油、精盐、花椒、醋、味精各适量。

制法：①藕去皮洗净，切成片；葱、姜去皮洗净，切成丝。②锅内放水烧沸，下入藕片氽熟捞出，放入盆内，随即加入葱、姜丝、花椒及少许味精、精盐、麻油、食醋拌匀，稍后即可上桌。

功效：此菜爽脆可口，适用于食欲不振。

荸荠

荸荠，俗称马蹄，又称地栗，因它形如马蹄，又像栗子而得名。称它马蹄，仅指其外表；说它像栗子，不仅是形状，连性味、成分、功用都与栗子相似，又因它是在泥中结果，所以有地栗之称。荸荠皮色紫黑，肉质洁白，味甜多汁，清脆可口，自古有"地下雪梨"之美誉，北方人视之为"江南人参"。荸荠既可作为蔬菜，又可作为水果，是大众喜爱的时令之品。

荸荠在我国栽培历史悠久，分布广泛，长江以南诸省均有栽培，属多年生浅水性草本植物。

营养成分

荸荠含有蛋白质、糖类、脂肪，以及多种维生素和钙、磷、铁等矿物质。

药用价值

性寒，味甘。

荸荠是寒性食物，有清热泻火的良好功效。既可清热生津，又可补充营养，最宜用于发烧病人。它还具有凉血解毒、利尿通便、化湿祛痰、消食除胀等功效。

荸荠含的磷是根茎类蔬菜中最高的，能促进人体生长发育和维持生理功能，对牙齿骨骼的发育有很大好处，同时可促进体内的糖、脂肪、蛋白质三大物质的代谢，调节酸碱平衡。因此荸荠适于儿童食用。

英国在对荸荠的研究中发现了一种不耐热的抗菌成分——"荸荠英"。这种物质对金黄色葡萄球菌、大肠杆菌、产气杆菌及绿脓杆菌均有一定的抑制作用，对降低血压也有一定效果。这种物质还对肺部、食道和乳腺的癌肿有防治作用。

荸荠还有预防急性传染病的功能，在麻疹、流行性脑膜炎较易发生的春季，荸荠是很好的防病食品。

适用人群

荸荠是大众食品，儿童和发烧病人最宜食用，每次 10 个左右。

荸荠不宜生吃。因为荸荠生长在泥中，外皮和内部都有可能附着较多的细菌和寄生虫，所以一定要洗净煮透后方可食用，而且煮熟的荸荠更甜。

营养陷阱

荸荠属于生冷食物，脾肾虚寒和有血瘀者忌食。

营养食谱

荸荠的吃法很多，这里介绍两种。

拔丝荸荠

原料：荸荠 400 克，白糖 200 克，鸡蛋 25 克，淀粉 30 克，植物油 500 克（实耗约 50 克），面粉和糖色各少许。

制法：①将荸荠去皮洗净，投入烧沸的水锅中焯一下，捞出；鸡蛋磕入碗内，加入淀粉、面粉、糖色和少许水搅拌成糊。②将荸荠挂浆，投入烧至四成热的油锅中炸成里软外红黄色时，捞出沥去油。将白糖下入热油锅中炒至起泡时，放入荸荠挂匀糖汁，出锅盛入事先抹过油的盘内即成。

挂霜荸荠

原料：净荸荠 750 克，白糖 150 克，面粉 50 克，花生油 1000 克（实耗约 75 克）。

制法：①将去皮的净荸荠肉用刀面拍碎，略剁几刀，挤去水分，放入大碗中加面粉拌匀，捏成 20 个圆球。②锅置中火上，倒入油烧至五成热时，投入荸荠圆炸熟捞出；待油温升至六成热，再下锅重炸至皮脆捞出。锅置小火上，放入沸水 125 毫升以及白糖，熬至水分将尽、糖汁起大泡时离火，投入炸好的圆子，轻轻翻拌均匀，取出装盘中即成。

芹菜

芹菜，又名旱菜、药芹、香芹。芹菜为伞形科植物芹的全草，生于沼泽地带的叫水芹，生于旱地的叫旱芹，全国各地都有栽培。芹菜分为中国类型（本芹）和欧洲类型（西芹）。西芹叶柄肥大，本芹叶柄细长。芹菜既可热炒，又可凉拌。诸多研究表明，芹菜是一种具有很好药用价值的植物。

营养成分

芹菜中含有蛋白质，脂肪、碳水化合物、纤维素、维生素、矿物质等，其中，维生素 B 含量较多，矿物质元素钙、磷、铁的含量更是高于一般绿色蔬菜。

药用价值

性寒，味甘。

其入肺、胃、肝经、功效是利尿镇痉，理胃和中祛湿，除心下烦热。有散瘀破结、醒脾健胃、清热平肝、清利湿热、消肿解毒、降压止眩之效。

芹菜含有丰富的纤维，有较强的清肠作用，能吸走肠内水分和杂质，把有害于人体的物质，甚至是致癌成分排出体外。芹菜中的某些成分对黑色素，尤其对因紫外线照射而生成的黑色素的生长有抑制作用，有利于皮肤美白。所以，芹菜被当作是减肥、美容的圣品。

芹菜中的钙、磷含量较高，有一定镇静和保护血管的作用，又可增强骨骼，预防小儿软骨病。

芹菜汁有降血糖作用，经常吃些芹菜，可以中和尿酸及体内的酸性物质，对防治痛风有较好效果。

芹菜含铁量较高，是缺铁性贫血患者的佳蔬。

芹菜还是一种性功能食品，能促进人的性兴奋，西方称之为"夫妻菜"，曾被古希腊的僧侣列为禁食。泰国的一项研究发现，常吃芹菜能减少男性精子的数量，可能对避孕有所帮助。

适用人群

从营养学角度来讲芹菜叶的抗坏血酸含量较高，远远超过芹菜梗的含量。所以大家在食用芹菜时要注意除了将梗做菜外，也要将芹菜叶充分利用，这样，才能充分发挥芹菜的营养功能。尤其在寒冷干燥的天气，人们往往感到口干舌燥、气喘心烦、身体不适，经常吃些芹菜有助于清热解毒、祛病强身。

营养陷阱

芹菜有降血压的作用，故血压偏低者慎用。

营养食谱

芹菜可炒熟食用，也可拌凉菜食用，还可切碎后作馅等。

芝麻芹菜丁

原料：芹菜500克，芝麻、盐、蒜、味精各适量。

制法：将芹菜择洗干净，切成段，用开水焯一下，再把芝麻炒熟，和芹菜段一起装盘，加入盐、蒜末、味精拌匀即成。

功效：清香爽口，佐饭食用，可清热、利水，适用于乳糜尿、小便浑浊。

肉丝芹菜

原料：猪里脊肉150克，芹菜400克，香油10克，精盐8克，味精1克。

制法：①将芹菜择去根和叶后洗净，剖开切成"帘子根"粗细的丝，投入沸水锅内烫一下，捞出用凉水过凉，沥干水分；猪里脊肉切成6厘米长的丝，用沸水烫至熟透捞出。②芹菜装入盘中，加入肉丝、精盐、味精和香油拌匀即成。

芋头

芋头又名芋艿，芋头以球茎做蔬菜食用，口感细软，绵甜香糯，营养价值近似于土豆，又不含龙葵素，易于消化而不会引起中毒，是一种很好的碱性食物。由于富含碳水化合物，故亦可代粮。芋头经过长期选育，形成了水芋和旱芋两大生态类型。

营养成分

芋头属于高热能蔬菜，富含淀粉、脂肪，100 克鲜品中含热能 79 千卡，碳水化合物含量为 17.1%，蛋白质也较丰富，还有钙、磷、铁等矿物质元素和维生素 B_1、维生素 B_2、维生素 C、胡萝卜素等营养成分。

药用价值

性平，味甘辛。

中医认为，芋头有益胃宽肠、通便解毒、补益肝肾、散结和调节中气化痰的功用。

芋头所含的矿物质中，氟的含量较高，氟具有洁齿防龋、保护牙齿的作用。芋头是碱性食物，可以有效地中和口腔中的酸性物质，酸是人们患龋齿的罪魁祸首。

芋头中有多种微量元素，能增强人体的免疫功能，可作为防治癌瘤的常用药膳主食。在癌症手术或术后放疗、化疗及其康复过程中，有辅助治疗作用。

芋头中富含的精氨酸，能强化男性生殖能力。

芋头中有一种天然的多糖类高分子植物胶体，有很好的止泻作用。

适用人群

芋头是老少皆宜的食物，特别适合身体虚弱者食用，每次 2 个（约 80 克）。

芋头的黏液中含有一种复杂的化合物，遇热能被分解。这种物质对机体有治疗作用，但对皮肤黏膜有较强的刺激作用，因此在剥洗芋头时，手部皮肤会发痒，在火上烤一烤就可缓解。所以剥洗芋头时最好戴上手套。

营养陷阱

芋头含有较多的淀粉，一次吃得过多会导致腹胀。

芋头不宜与香蕉同食。

营养食谱

芋头作为粮食，可制饼、煮食、烤食、蒸熟蘸糖食用；作为蔬菜，又可用来制作菜肴，素食、荤食均可。

芋艿鲫鱼汤

原料：鲜芋艿250克，鲫鱼500克。

制法：鲫鱼、鲜芋艿炖汤，配以精酒、精盐、姜片、胡椒粉、猪油等调制而成。

功效：可作为久病体虚、食少乏力等病症的食疗菜肴。

洋葱

洋葱别名圆葱、葱头，原产于中亚，为百合科草本植物，是一种很普通的廉价家常菜。洋葱在埃及是一种古老的蔬菜，消费历史已有5000多年了。我国生产的洋葱主要有3种：一是红皮洋葱，种植面积大，辛辣味最强；二是黄皮洋葱，味甜，辛辣味轻，受到国际市场欢迎；三是白皮洋葱，皮白绿色，品质佳，口味较淡。在欧美国家，洋葱被誉为"蔬菜皇后"，因具有突出的防病保健功能，因此在全世界备受欢迎。

洋葱含有植物广谱杀菌素，且含有挥发性硫化丙烯，有杀菌抑菌作用，对害虫有驱避作用，因而极少有病虫害，是一种比较洁净的绿色食物。

营养成分

洋葱除不含脂肪外，却具备蛋白质、糖、粗纤维及硒、硫胺素、核黄素等多种营养成分。此外，洋葱还含有前列腺素A及氨基酸等成分。据测定，每100克洋葱含钙40毫克、磷50毫克、铁1.8毫克、维生素C 8毫克，还含有胡萝卜素、维生素B_1和尼克酸。

药用价值

性温，味辣。

洋葱具有散寒、健胃、发汗、去痰、杀菌之功效。

洋葱是蔬菜中惟一含前列腺素A的。前列腺素A能扩张血管，降低血液黏度，因而会产生降血压、增加冠状动脉的血流量、预防血栓形成的作用。经常食用对高血压、高血脂和心脑血管病人都有保健作用。

洋葱所含的微量元素硒是一种很强的抗氧化剂，能清除体内的自由基，增强细胞的活力和代谢能力，具有防癌抗衰老的功效。其所含的维生素 C 和胡萝卜素都是抗氧化剂，因此洋葱对致癌的硝酸盐有抑制作用。

洋葱具有较强的杀菌功能，可杀灭金黄色葡萄球菌、白喉杆菌。日本著名医学教授认为，常食洋葱可以长期稳定血压，减低血管脆性，并对人体动脉血管有很好的保护作用。

洋葱能帮助细胞更好地利用葡萄糖，同时降低血糖，供给脑细胞热能，是神志萎顿患者的食疗佳蔬，有提神醒脑、舒缓压力的作用。

流行病学专家观察到，经常吃洋葱的人，虽有脂多体胖者，但胆固醇并无过高表现，并且体质强健。

近年来，瑞士科学家发现，常吃洋葱能提高骨密度，有助于防治骨质疏松症。

嚼生洋葱可以预防感冒。

适用人群

每餐 1 个（50 克左右）。

高血压、高血脂、动脉硬化等心血管疾病患者，糖尿病、癌症、急慢性肠炎、痢疾患者，消化不良、饮食减少和胃酸不足者适宜食用。

洋葱不宜加热过久，以有些微辣味最佳。

营养陷阱

其不可过量食用，因其易产生挥发性气体，过量食用会产生胀气和排气过多，给人造成不快。

生洋葱不能和蜂蜜同食。

凡有皮肤瘙痒性疾病和患有眼疾、眼部充血者忌食，肺胃发炎者少食。

洋葱对眼睛有刺激作用，患眼疾时，不宜生切洋葱。

营养食谱

洋葱生熟食均可，可作蔬菜或调料食用，鲜食或脱水制干均宜。

洋葱常被放在汤、沙拉、面包、炖食、蛋奶酥、蛋糕等食品中，也可以用于烤、炸、熏、蒸或生吃。用文火慢慢煮成的法国洋葱汤，已成为包括美国在内的许多国家的名菜汤，法国油煎圈状洋葱，甚至可与法国的油炸土豆相媲美。

洋葱片

原料：洋葱 400 克。

制法：将洋葱去老皮后洗净，切薄片，入沸水中略焯，捞起再用冷开水淋冷，滤干水装盘；用冷开水溶化精盐，浇在洋葱上，加麻油、醋调匀，即可食用。

功效：脆嫩辛香，具有疏解肌表、醒脾悦胃的作用，适宜于外感风寒头痛，鼻塞食欲不振等病症。

肉丝炒洋葱

原料：洋葱 300 克，精肉 200 克。

制法：①将洋葱、猪肉洗净切细丝，略加生粉拌入肉丝内；锅烧热，将油入锅，下肉丝爆炒断生后，盛盘中待用。②洋葱入油锅中煸出香味后，下肉丝，翻炒片刻，酌加调味品，待洋葱九成熟时，即可起锅。

功效：具有温中健体、辛香开胃的功效，适用于胃阳不足、纳呆食少、体虚易于外感等病症。

百合

百合又名倒仙、玉手炉等。因茎由许多肉质鳞叶，片片紧紧地抱在一起，故得名百合，百是许多的意思。夏季开漏斗形花，有红黄、黄、白或淡红等色，鳞茎多为扁圆形，鳞片肉质肥厚、细腻、软糯，洁白如玉。醇甜清香风味别致，营养丰富。

在民间，百合是吉祥的象征，含有"百事合意"之意，故每逢喜庆佳节，常将百合作为礼品互相馈赠，江南人常把百合做成"百合如意糕""糯米百合粥"等款待客人，遇到儿女结婚，老人寿诞，全家团聚，总要吃百合做的食品，以示庆祝。

营养成分

百合营养丰富，每 100 克鲜茎中含蛋白质约 3.36 克，蔗糖 10.39 克左右，还原糖 3 克，果胶 5.61 克，淀粉 11.46 克，脂肪 0.18 克及生物素、水仙碱、磷、钙、维生素 B_1、维生素 B_2，等营养成分。

药用价值

性平，味甘。

百合能补中益气，养阴润肺，止咳平喘，利大小便。

百合可显著抑制黄曲霉素的致突变作用，临床上常用于白血病、肺癌、鼻咽癌等疾病的辅助治疗。常食有润肺清心调中之效，可止咳、止血、开胃、治郁热性胃痛、安神，有助于增强体质、抑制肿瘤细胞的生长、缓解放疗反应。

百合主要含秋水碱等多种生物碱和营养物质，有良好的营养滋补之功，特别是对病后体弱，神经衰弱等病人大有裨益。

百合富含水分，可以解渴润燥，支气管不好的人食用百合有助于改善病情。

百合高钾低钠，能预防高血压，有保护血管的作用。

百合含有百合苷和秋水仙胺，能抑制癌细胞繁殖，有抗癌作用。

百合中矿物质含量丰富，能有效改善贫血和排毒，尤其适宜工作压力大的人群。

百合对面部扁平疣、痤疮、雀斑、皮肤干燥等问题，都有一定疗效。常食可使肌肤润泽，皮肤白嫩，减少皱纹，延缓衰老。

适用人群

百合是老少皆宜的食物，每餐30克。

营养陷阱

风寒咳嗽、脾胃虚弱、寒湿久滞，肾阳衰退者忌食。

营养食谱

百合的吃法很多，可蒸，可炒，可烩食，可做羹，可做粥，可制成蜜饯，加糖、精制油蒸成酿百合。

百合是药食兼优的滋补佳品，四季皆可应用，更宜于秋季食用。用于食疗时建议选择新鲜百合。

在烹煮百合前，须进行泡发、预煮、密炙等预加工步骤。制作时不宜加入过多调料，应尽量保持其本身所具鲜味。烹制百合时，最好使用橄榄油，并佐以芹菜、百里香、咖喱。

百合鸡丝

原料：鲜百合 500 克、鸡丝 150 克、鸡蛋清 2 个、猪油 500 克、白糖 100 克、食盐 4 克、湿淀粉 30 克、料酒 10 克、味精 1 克、葱 40 克、生姜 5 克、芹菜 150 克。

制法：①先将鸡脯肉顺切成薄片，再顺切成细丝，放在碗中加盐、料酒拌匀，加蛋清抓上劲，加湿淀粉 15 克拌上劲。芹菜择洗干净，切成 2 厘米长的段。鲜百合切成丝，葱切成丝，生姜切成末。碗内放鸡汤 10 克、加盐、味精、湿淀粉兑成汁。②炒锅上火，加猪油烧到 90℃热时投放鸡丝，用筷子划散，倒入芹菜，稍划倒漏勺内沥油，勺中留油 50 克，加葱、姜、放入百合、鸡丝、芹菜丝炒匀，加入兑好的汁子。爆起立即盛盘而成。

功效：口味嫩滑、滋补强身。

茭白

茭白，别名茭瓜、茭笋、菰首，果实叫菰米。茭白原产我国，春秋时期即已栽培，明代有一首《咏茭》的诗，"翠叶森森剑有棱，柔柔松甚比轻冰，江湖岩假秋风便，如与鲈莼伴季鹰。"说的就是江南三大名菜：茭白、莼菜、鲈鱼。

营养成分

茭白营养丰富，含有蛋白质、脂肪、钙、磷、铁、糖类、维生素 B_1、维生素 B_2、维生素 E、胡萝卜素、核黄素以及较多的氨基酸，同时，高钾低钠，对保护心脑血管有益。现代研究指出，茭白含水 92.2%，100 克鲜茭白仅含热能 23 千卡，属低热能、低脂肪（0.02%）的清淡性食物。

药用价值

性寒，味甘。

其能除烦利尿，清热解毒，催乳降压。茭白所含粗纤维能促进肠道蠕动，预防便秘及肠道疾病。由于其所含碳水化合物、甚低的脂肪，因此有改善肥胖症、高脂血症的作用。

嫩茭白的有机氮素以氨基酸状态存在，味道鲜美，营养价值较高，容易被人体所吸收。

茭白能退黄疸、通乳汁，对于黄疸型肝炎和产后乳少有一定辅助疗效。

茭白还有解酒醉的功用。

适用人群

一般人均可食用，每次 1 根（50）克左右，夏季食用尤为适宜。

常吃茭白能减少甚至去除皮肤的黑斑和雀斑，利于皮肤美白。

营养陷阱

其性寒滑，脾寒虚冷、精滑便泻者少食为宜。

由于茭白含有较多的草酸，其钙质不容易被人体所吸收，凡患肾脏疾病、尿路结石或尿中草酸盐类结晶较多者，不宜多食。茭白忌与蜂蜜同食。

营养食谱

茭白的吃法很多，可凉拌，可与肉类、蛋类同炒，还可做成水饺、包子、馄饨的馅或制成腌品。

泼炸茭白

原料：茭白 750 克，植物油 250 克（实耗约 30 克），鲜汤 50 克，醋 10 克，水发海米、精盐、味精、酱油、葱花、胡椒粉、香油各适量。

制法：①将茭白去壳洗净，切成 5 厘米长的条，水发海米剁成末。锅置火上，放油烧至六成热，将茭白放入漏勺内，用手勺舀油泼在茭白上，至茭白软熟，沥油后和海米同放一盆内待用。②锅内留少许油置火上烧至五成热，将葱花炸出香味，加入醋、酱油、鲜汤、精盐、胡椒粉和味精，烧至汤沸后撇去浮沫，淋入香油，制成调味汁，起锅浇在茭白上，食用时拌匀即成。

油焖茭白

原料：茭白 500 克，植物油 500 克（实耗约 50 克），酱油 15 克，白糖和香油各 10 克，味精和精盐各 2 克，红烧肉的浮油汤适量。

制法：①将茭白去皮后洗净，下入开水锅里烫一下，捞出切成 4 厘米长的条。②炒锅置旺火上，放入植物油烧至六成热，投入茭白炸 1 分钟左右，捞出沥油。③炒锅再置火上，放入茭白、酱油、精盐、白糖、味精和红烧肉的浮油汤烧 2 分钟左右，淋入香油即成。

菱角

别名水菱、水栗子。水上叶略呈三角形，内红外紫，果实叫菱，果肉洁白。原产于我国南方，以长江下游太湖地区和珠江三角洲等地栽培较为集中。菱角品种繁多，以色泽论，有青菱、红菱、紫菱等；从角数分，则有四角菱、三角菱、苏杭馄饨菱，清香脆嫩的嘉兴南湖无角菱；鲜美香甜的江苏吴县元宝菱，以及广州地区风味别致的大头菱等。

人们喜欢吃菱角，还编出了吃菱角的绕口令：吃菱角，剥菱壳，菱壳丢在北壁角；不吃菱角不剥壳，菱壳不丢北壁角。

营养成分

其含蛋白质、脂肪、糖、灰分、尼克酸、核黄素、维生素和钙、磷、铁等多种营养物质，并含有多种氨基酸。

药用价值

性凉，味甘。

中医学认为，菱角生食能消肿解热，除烦止渴；熟食能益气健脾，祛疾强身，养神安志。

菱角能利尿通乳、解酒毒，主治疮毒、赘疣。菱角食用、外用均可，以辅助治疗小儿头疮、头面黄水疮等多种皮肤病。

菱角对一些癌症和胃溃疡有一定辅助疗效。

菱角粉滑润细腻，可使皮肤白嫩，并且可以健体，是减肥的辅助食品。

适用人群

一般人皆可食用，食道癌、宫颈癌、乳腺癌、单纯性肥胖、胃溃疡、皮肤赘疣等疾病患者，尤其适合食用，每餐 200 克左右。

营养陷阱

生食菱角时一定要洗净，身体虚弱的人不宜食用。

菱角性寒凉，多食易腹胀，生食不宜过量。

营养食谱

菱角既可作水果生吃，亦能当蔬菜熟食，皆鲜美可口。生食以皮脆肉嫩的嫩菱为佳，熟食以肉质洁白的老菱为佳。煮、炖、烧、煨都可，如菱炖排骨、菱炒肉片、菱煨鸡及菱烧豆腐等，都是别具风味的好菜肴。至于将菱肉加工成粉，作为糕点原料，或用菱角加工成的干果或蜜饯，都是老少适宜的营养保健食品。

菱角粥

原料：菱角 20 个，藕粉 50 克，粳米 50 克，红糖 20 克。

制法：①先将采收的菱角洗净，剖开，去壳，取出菱角果实，晒干或烘干，研成细粉，备用。②将菱角壳洗净，放入砂锅，加入淘洗干净的粳米，视需要可酌加清水，大火煮沸，改用小火煨煮至粳米熟烂如酥，加入菱角粉和调湿的藕粉，边煨煮边搅拌，放入红糖，调和成黏稠粥，即成。

功效：健脾益气、防癌抗癌，适用于各种类型宫颈癌，以及胃癌、乳腺癌。

荷叶

荷叶入菜，早在汉唐即已盛行。唐代文学家柳宗元在《柳州峒岷》一诗中，曾写有"绿荷包饭趁墟入"的诗句。"绿荷包饭"，至今仍是广州和福州茶楼酒肆的传统美食，具有清热解燥的功效。

营养成分

荷叶含有莲碱、荷叶碱、原荷叶碱、桷皮素、荷叶黄酮甙等。

药用价值

性平，味苦。

荷叶清热利水，健脾助胃，散瘀止血，治暑热、胸闷、腹泻及多种出血症，以及妇科的赤白带下，还可辅治肥胖症。

荷叶碱有一定的降血压功效，不仅是天然滋补佳品，而且具有药用价值，尤其适合夏季食用。

适用人群

采用上等大米，再加以虾肉、叉烧肉、鸭肉、鸡蛋、香菇等共同蒸煮，可制成荷叶饭，其味清香可口，能增进食欲。

营养食谱

6～9 月是采荷叶的最佳季节，可以采到叶大、完整、色绿、无斑点的荷叶。荷叶没有草腥味，只隐约透着一股淡淡的花香，甚至比花香更耐闻，使人神清气爽。用荷叶可以做出各式各样的菜，如：荷叶粉蒸肉、荷叶冬瓜汤、荷叶粥、荷叶蒸鸡、荷叶熏鲢鱼、荷叶八宝饭、荷叶鹌鹑片，田鸡戏荷叶、荷叶瘦身汤、绿豆荷叶茶等。

将鲜荷叶洗净煎汤，再用荷叶汤同粳米、冰糖煮粥，可作点心或夏季清凉解暑饮料，温热食用，可以清暑利湿，升发清阳，止血，降血压，降血脂，适用于高血压、高血脂症、肥胖病以及夏天因暑热致头昏脑胀、胸闷烦渴、小便短赤等。

芦荟

芦荟别名油葱，百合科多年生常绿肉质草本植物。它是集食用、药用、美容、观赏于一身的保健植物。

芦荟原产于非洲，是一种神奇而古老的植物。芦荟有 300 多个品种，多数作为观叶植物栽培，可供药用的有十几种，有几种可作为蔬菜食用。我国市场上常见的菜用品种有库拉索芦荟、中国芦荟等。

芦荟蕴含 75 种元素，与人体细胞所需物质几乎完全吻合。在西方国家，化妆品会因标有含芦荟成分而身价倍增，于是芦荟被誉为"天然美容师"。它对一些医生都束手无策的慢性病、疑难病有不可思议的疗效，因此被人们称为"神奇植物""家庭药箱"。

营养成分

芦荟含有芦荟酊、芦芸大黄素等，此外还含有多种维生素。

药用价值

性凉，味苦。

芦荟是苦味的健胃轻泻剂，有抗炎、修复胃黏膜和止痛的作用。

芦荟多糖的免疫复活作用可提高机体的抗病能力。各种慢性病如高血压、痛风、哮喘、癌症等，在治疗过程中配合使用芦荟可增强疗效，加速机体的康复。

芦荟本身还具有胰岛素样的作用，能调节体内的血糖代谢，是糖尿病患者的理想食物和药物。

芦荟所含的芦荟酊能杀菌消毒，促进伤口愈合，所含芦荟大黄素有杀菌、抑菌作用。

芦荟素 A 能促进白细胞增殖，可增强肌体的免疫功能。芦荟乌辛能治疗胃及十二指肠溃疡。

芦荟叶肉中的黏液成分为甘露聚糖，是天然的保湿功能因子，用于制造天然护肤化妆品，是美容、减肥、防治便秘的佳品，对脂肪代谢、胃肠功能、排泄系统都有很好的调节作用。

适用人群

芦荟一般人都可食用，每天不超过 30 克。

其是溃疡病、心血管疾病、糖尿病、癌症患者的健康食品，也是女士、肥胖者的食用佳品。

营养陷阱

体质虚弱者和少年儿童不要过量食用，否则容易发生过敏。

孕、经期女性严禁服用，因为芦荟能使女性内脏器官充血，促进子宫运动。

患有痔疮出血、鼻出血的患者也不要服用芦荟，否则会引起病情恶化。

芦荟含有的芦荟大黄素，有泄下通便之效，会导致腹泻，故不可多吃。

营养食谱

芦荟可生食，也可制色拉，或与鸡丁、青椒等炒食。

芦荟有苦味，加工前应去掉绿皮，水煮 3～5 分钟，即可去掉苦味。

莴笋

莴笋，又名莴苣、千金菜、白苣。莴笋在我国各地均有栽培，是春秋两季的主要蔬菜之一。此菜口感鲜嫩，色泽淡绿，如同碧玉一般，被称为"碧玉凤尾"。

莴笋的祖先是地中海沿岸的野生莴苣。野莴苣茎、叶上有毛，乳状汁液中莴苣素含量高，味苦，食用品质差。后经长期的演化和人工选择，苦味淡化，在欧洲形成叶用莴苣——生菜，在中国形成茎用莴苣——莴笋。

营养成分

莴笋含蛋白质、脂肪、糖类、维生素 B_1、维生素 B_2、维生素 C、尼克酸、胡萝卜素、粗纤维、钙、磷、铁、钾等，还含有乳酸、甘露醇、苹果酸、莴苣素、天门冬碱等成分。

药用价值

性凉、味甘苦。

莴笋的营养价值很高，它富含人体所需的多种营养物质，可增进骨骼、毛发、皮肤生长，有助于人的发育。如莴笋含有非常丰富的氟元素，可参与牙和骨的生长。

莴笋有增进食欲、刺激消化液分泌、促进胃肠蠕动等功能。对于高血压、心脏病等患者，具有利尿、降低血压、预防心律紊乱的作用。

莴笋能改善消化系统和肝脏功能，有助于抵御风湿性疾病和痛风。

莴笋中所含的丰富的烟酸是胰岛素的激活剂，糖尿病人经常吃些莴笋，可改善糖的代谢功能。莴笋中的铁元素很容易被人体吸收，经常食用新鲜莴笋，可以防治缺铁性贫血。

莴笋含有少量的碘元素，它对人的基础代谢、心智和体格发育甚至情绪调节都有重大影响。因此莴笋具有镇静作用，经常食用有助于消除紧张，帮助睡眠。

经近年的研究发现，莴笋中含有一种芳香烃羟化脂，能够分解食物中的致癌物质亚硝胺，防止癌细胞的形成，对于消化系统的肝癌、胃癌等，有一定的预防作用，也可缓解癌症患者放疗或化疗的反应。当今日本人视莴笋为抗癌蔬菜，经常食用。

适用人群

一般人都可食用，每次 60 克。

老人、儿童更适合，尤其适合用脑过度的人以及高血压、心脏病患者食用。

常吃莴笋可以祛斑。

莴笋叶有助于促进头发生长。

莴笋怕咸，盐要少放才好吃。

营养陷阱

长久以来，人们在莴笋的食用习惯上有一个误区：只吃笋，不吃叶。其实，嫩叶在口感上并不差，特别是在营养上更可取。

莴笋中的生化物对视神经有刺激作用，因此过量或是经常食用莴笋，会发生头昏嗜睡的中毒反应，导致夜盲症或诱发其他眼疾。多食莴笋引起的夜盲和眼疾只须停食莴笋，几天后就会好转。

营养食谱

莴笋肉质脆嫩，清甜鲜美，在烹调中应用较为广泛，可做主料，也可作配料，一般适于炒、炝、烧、拌等，还可腌制及制作泡菜。

莴笋粥

原料：莴笋丝 100 克，净猪肉末 50 克，粳米适量。

制法：莴笋丝与猪肉末调以麻油、食盐、味精，煮粥食。

功效：用于小便不利、尿血、妇女产后乳汁不通。

滑炝莴笋

原料：莴笋 500 克，干辣椒 2 个，鲜生姜丝和白醋各 10 克，植物油 20 克，鲜汤 50 克，白糖 25 克，精盐 3 克，味精 2 克，香油 5 克。

制法：①将莴笋削皮后切成条，用精盐拌匀腌渍 10 分钟左右，再用清水洗净沥干；干辣椒泡软，去蒂和籽后切成细丝。②炒锅置火上，放油烧至六成热，将姜丝和辣椒丝炒出香味后冲入鲜汤，加入白糖熬 5 分钟至汁发黏时，将锅端离火口，加入白糖和味精调匀制成卤汁，浇在莴笋条上浸泡 2 小时左右，装入盘内，淋入香油即成。

茼蒿

茼蒿又名蓬蒿、蒿子秆，由于它的花很像野菊，所以又名菊花菜。属于菊科植物，具特殊清香气味。茼蒿原产地中海，进入我国也有 900 多年的历史。

我国普遍栽培的茼蒿有大叶和小叶两大形态类型。大叶茼蒿又叫板叶茼蒿或圆叶茼蒿，叶宽大，叶片缺刻少而浅，品质佳，产量高，栽培比较普遍；小叶茼蒿又叫花叶南蒿或细叶茼蒿，叶狭小，叶片缺刻多而深，香味浓，产量低，栽培较少。

茼蒿的茎和叶可以同食，有蒿之清气、菊之清香、鲜香嫩脆，营养丰富。

营养成分

茼蒿富含矿物质、胡萝卜素、蛋白质、膳食纤维、维生素 C、胆碱、挥发油等，其中胡萝卜素的含量为黄瓜、茄子含量的 15～30 倍。

药用价值

性平，叶甘辛。

茼蒿含有多种氨基酸、脂肪、蛋白质及较高量的钠、钾等矿物盐，能调节体内水液代谢，通利小便，消除水肿。

茼蒿中含有特殊香味的挥发油，有助于宽中理气，消食开胃，增加食欲。

茼蒿丰富的膳食纤维有助肠道蠕动，促进排便，达到通腑利肠的目的。

茼蒿气味芳香，可以养心安神，稳定情绪，降压补脑，防止记忆力减退。

适用人群

茼蒿的茎和叶均可食用。

茼蒿中的芳香精油遇热易挥发，会减弱茼蒿的健胃作用，烹调时应注意旺火快炒。

氽汤或凉拌有利于胃肠功能不好的人。

与肉、蛋等荤菜共炒可提高其维生素 A 的利用率。

营养陷阱

茼蒿辛香滑利，腹泻者不宜多食。

营养食谱

茼蒿食用部分为幼嫩茎叶，其味道清香，脆嫩可口，可切断加盐、香油、味精等凉拌，十分爽口，也可荤素炒食，烧豆腐、做汤、做馅等。此外，可做冬季火锅涮料，别具一番风味。

茼蒿蛋白饮

原料：鲜茼蒿 250 克，鸡蛋 3 个。

制法：将鲜茼蒿洗净，鸡蛋打破取蛋清；茼蒿加适量水煎煮，快熟时，加入鸡蛋清煮片刻，调入油、盐即可。

功效：具有降压、止咳、安神的功效，对高血压性头昏脑胀、咳嗽咯痰及睡眠不安者，有辅助治疗作用。

茼蒿汁

原料：茼蒿250克，火腿肉、笋、香菇各50克，豆粉、熟猪油各适量。

制法：①取新鲜茼蒿洗净剁碎，捣碎取汁；将汁水拌生豆粉勾稀芡；火腿、笋、香菇洗净，切作小丁。②清水煮沸后，下火腿丁、笋丁、香菇丁，改小火烧10分钟，加盐，倒入茼蒿汁勾稀的豆粉，使成浅腻状，再浇上熟猪油即成。

功效：滑润爽口，鲜香开胃，具有安心神、养脾胃的作用，心烦不安、便秘口臭者可常食。

青蒜

青蒜，有的地方也称它为蒜苗，是大蒜幼苗发育到一定时期的青苗。它具有蒜的香辣味道，但无蒜的刺激性，常被作为蔬菜烹制。

营养成分

青蒜含有丰富的各族维生素，钙、铁、磷、钾等矿物质，青蒜中含有蛋白质、硫胺素、核黄素等营养成分，还含有一定量的胡萝卜素等。

药用价值

性温，味辛。

据《本草纲目》记载，青蒜具有祛寒、散肿痛、杀毒气、健脾胃等功能。

辣素除具有醒脾气、消积食的作用外，还有良好的杀菌、抑菌作用，对流感、肠炎等因环境污染引起的疾病，有很好的预防作用。

青蒜具有明显的降血脂及预防冠心病和动脉硬化的作用，并可防止血栓的形成。它能保护肝脏，诱导肝细胞脱毒酶的活性，可以阻断亚硝胺致癌物质的合成，从而对预防癌症有一定的作用。

青蒜具有抑制黑色素生成，美白皮肤的作用。

适用人群

一般人都能食用，每天60克左右。

优质青蒜大都叶柔嫩，叶尖不干枯，株棵粗壮、整齐、洁净不折断。

青蒜置于阴凉通风处可短储 1 周。

营养陷阱

过量食用青蒜会影响视力。

消化功能不佳的人宜少吃。

有肝病的人过量食用，会造成肝功能障碍，引起肝病加重。

营养食谱

青蒜风味独特，川菜制作回锅肉时，它是必不可少的配菜，但不宜烹制得过烂，以免辣素被破坏，杀菌作用降低。

仙人掌

食用仙人掌是仙人掌中的一类，其肉质茎可以作为蔬菜食用，果实作为水果鲜食，其形态特征为肉质绿色、有节、无刺或基本无刺，茎节为扁平状。

食用仙人掌在我国的栽培，是新近的事情。1997 年，由农业部从墨西哥引进，经过适应性栽培和品种筛选，开始推广种植。

营养成分

其含有丰富的维生素 B_1、维生素 B_2、胡萝卜素和铁、锌等微量元素及多种氨基酸、矿物质、蛋白质、纤维素、钙、磷等。

药用价值

性寒，味苦。

仙人掌含有多种人体必需的氨基酸和多种微量元素，含有可增强人体免疫力的抱壁莲、角蒂仙和玉芙蓉等珍贵成分，不仅对人体有清热解毒、健胃补脾、清咽润肺、养颜护肤等作用，还对肝癌、糖尿病、支气管炎等病症有明显的治疗作用。

仙人掌对许多病症如肝癌、支气管炎等都具有明显的治疗作用。仙人掌具有降血糖、降血脂、降血压功效，若能每天食用一片食用仙人掌，就能消除体内多余糖分和胆固醇、脂肪，起到行气活血、清热解毒、促进新陈代谢的作用。

仙人掌中还含有一种叫丙醇二酸的物质，对脂肪的增长有抑制作用，可以用来减肥。

仙人掌不含草酸，极利于人体对钙的吸收，是儿童及中老年人补钙的佳品。

适用人群

一般人都能食用，尤其适合中老年人、肥胖者食用。每天30～50克。

凉拌或清炒为佳。

营养陷阱

脾胃虚弱的人应少食。

仙人掌性质苦寒，清热解毒的效果极佳，食用过多会导致腹泻。

野生的和供观赏的仙人掌不要随便吃，它们含有一定量的毒素和麻醉剂，不但没有食疗功效，反而会导致神经麻痹。

营养食谱

食用仙人掌的烹调方法相当简单，可像黄瓜一样生吃、凉拌，也可与蔬菜、肉类、海鲜等冷拼热炒，可做各种馅类食品，如饺子、包子、月饼馅等，还能调制成各种味道鲜美的汤菜。

食用仙人掌有些苦味，所以加工前要将皮、刺削去，并用淡盐水浸泡15～20分钟，或用水焯过后，再用清水漂一下，就可以去掉苦味。

仙人掌炖鸡汤

原料：仙人掌200克，柴鸡1只，盐15克，酱油5克，花椒、大料、桂皮、丁香、豆蔻、葱段、姜片适量，味精5克。

制法：①把鸡开膛洗净切成块，锅中加水3000克后，把鸡块下锅；烧开后撇去浮沫，加入花椒、大料、葱姜段等，将锅盖好。②用慢火炖至熟烂，加入适量的盐调味，拣出葱、姜、花椒、大料，出锅前撒上仙人掌片即可。

芦笋

芦笋属百合科多年生草本植物。它并非芦苇的嫩芽，而是因其状如春笋而得名。芦笋主要分白芦笋与绿芦笋两种，白芦笋主要用于生产罐头，鲜食则以绿芦笋为佳。

芦笋是一种品味兼优的名贵蔬菜，有鲜美芳香的风味，柔软可口，能增进食欲，帮助消化。在西方，芦笋被誉为"十大名菜"之一，是一种高档而名贵的蔬菜。现在，营养学家和素食界人士均认为它是健康食品和全面的抗癌食品。

营养成分

芦笋是一种低热量、高营养价值的蔬菜，含有含量惊人的抗氧化剂、免疫细胞激活剂以及正常细胞的生长调节剂等微量物质，这些成分分属皂苷、固醇、黄酮甙、异黄酮、含硫氨基酸、维生素类、糖类免疫的激活剂，以及人类健康必需的锰、锌、铜、铁等矿物质中。芦笋中含有丰富的叶酸，大约5根芦笋就含有100多微克，已达到每日需求量的1/4。芦笋还含有一般蔬菜中所没有的芦丁甘露聚糖以及胆碱等成分。

药用价值

性寒，味甘。

芦笋有清热、利小便的功效。夏季食用，有清凉降火作用，能消暑解渴。

芦笋能抑制异常细胞的生长，生化学家们认为芦笋是"使细胞生长正常"的卫士。所含天门冬酰胺，能增强肌体的免疫力，还是肾脏的清洁剂。

芦笋对心脏疾病、动脉硬化、低钾症和缺钠、镁等症有显著的理疗功效。芦笋具有防止癌细胞扩散的功能。国际癌症病友协会研究认为，它对膀胱癌、肺癌、皮肤癌和肾结石等有特殊疗效，并且几乎对所有的癌症都有一定疗效，是世界公认的"高档保健蔬菜"和"第一抗癌果蔬"。

芦笋可促进胃肠蠕动，排除毒素，帮助消化，增进食欲，且有预防、治疗血管疾病的作用。

芦笋可以改变体内酸性环境，达到酸碱平衡的作用，有利于人体对营养的均衡吸收，避免和减轻酸性物质对人体的伤害。

经常食用芦笋，对高血压、血管硬化、心动过速、疲劳症、水肿、膀胱炎、排尿困难、肾炎、胆结石、肝功能障碍和肥胖等病症有一定的疗效。

适用人群

一般人都可食用，每餐50克。

芦笋中的叶酸很容易被破坏，所以若用来补充叶酸应避免高温烹煮，最佳的食用方法用微波炉小功率热熟。

辅助治疗肿瘤疾病时应保证每天食用才能有效。

营养陷阱

患了痛风和糖尿病后不宜多食。

芦笋虽好，但不宜生吃，也不宜存放1周以上才吃，而且应低温避光保存。

营养食谱

芦笋可鲜食、炒食、做汤、加工制罐，清香可口。

芦笋菌汤

原料：芦笋，香菇，鱼汤适量。

制法：将芦笋洗净，切成小丁；香菇择洗净，切成小块；锅中放入适量鱼汤和香菇熬煮；最后放入芦笋、调料，煮熟即可。

芦笋鸡丝

原料：芦笋，鸡胸肉。

制法：将芦笋洗净，用微波炉小火加热至微熟，切成细丝。鸡胸肉也切成丝，和芦笋一起下锅炒熟。

功效：鸡肉含有丰富的蛋白质、脂肪和微量元素，芦笋含有丰富的碳水化合物和维生素，两种食物搭配营养更全面。

竹笋

竹笋别名竹芽，古时称之为竹萌、竹胎，原产于我国，类型多，分布广，盛产于热带、亚热带和温带地区。

作为蔬菜食用的部分是竹的嫩芽或鞭（地下茎的侧芽）。

竹笋肉质细嫩，松脆爽口，滋味鲜美，自古以来就被视作菜中珍品，有"山珍"之誉，又有"素菜第一品"的美称。

营养成分

鲜竹笋含蛋白质、脂肪、糖类、维生素 B_1、维生素 B_2、维生素 C、胡萝卜素、钙、镁、铁、锗、硅等。竹笋蛋白质含有的氨基酸成分较齐全。

药用价值

性微寒，味甘。

传统医学认为，竹笋性寒，有利于清洁肠道、化痰益气、滋阴凉血、利尿消食、养肝明目之功效，适用于热痰咳嗽、胸膈不利、心胃有热等症状。

竹笋在营养上的可贵之处是富含优质蛋白，并且人体必需的 8 种氨基酸在竹笋中一应俱全。竹笋中含有清洁肠道的粗纤维和具有抗癌作用的多糖类物质，被称为是抗癌保健蔬菜。

竹笋可以吸附大量的油脂，所以肥胖的人常吃竹笋，每餐进食的油脂就会被它所吸附，降低了胃肠黏膜对脂肪的吸收和积蓄，从而达到减肥目的，并能减少与高脂有关的疾病的发生。

竹笋对高血压、冠心病、动脉硬化、糖尿病等疾病有一定疗效。

适用人群

肥胖和习惯性便秘的人尤为适合。

鲜笋存放时不要剥壳，否则会失去清香味。

食用前应先用开水焯过，以去除笋中的草酸。

靠近笋尖部的地方宜顺切，下部宜横切，这样烹制时不但易熟烂，而且更易入味。

冬笋以农历十月到十二月挖出的最好，又以个头饱满、色泽金黄、外表无损伤者为佳。

营养陷阱

竹笋含较多的粗纤维，容易使胃肠蠕动加快，食用后对胃溃疡、十二指肠溃疡、胃出血患者极为不利，慢性胃肠炎患者也不易康复。

竹笋含草酸，性寒，故尿路、胆结石患者以及脾虚、肠滑者慎用。

有些人可能对竹笋过敏。

竹笋不可多食，食用过多易诱发哮喘、过敏性鼻炎、皮炎等。

小儿应少量吃点春笋，老人吃笋一定要细嚼慢咽。

竹笋忌与鹧鸪肉同食，以免发生头痛和咽喉脓肿。

营养食谱

竹笋的食用方法很多，炒、烧、煮、煨、炖等均可，可荤可素，制法不同，风味也各异。如江苏的"春笋烧鲫鱼"，浙江的"南肉春笋"，安徽的"问政山笋"，上海的"竹笋腌鲜"，福建的"鸡茸金丝笋"等，色香味俱全，令人称绝。

竹笋不能生吃。竹笋单独烹调，有苦涩味，味道不好，但将竹笋与肉同炒，则味道特别鲜美。

竹笋粳米粥

原料：鲜竹笋50克，粳米50克。

制法：粳米煮至半熟时，加入鲜竹笋片熬成稠粥即成。

功效：可作为久泻久痢、便结脱肛等病症的食疗粥品。

肉片烧春笋

原料：春笋300克，猪瘦肉200克，葱白段5克，猪油20克，酱油25克，料酒15克，味精适量，胡椒粉0.5克，水淀粉10克。

制法：①用刀面将瘦猪肉拍松，切成小方块，春笋切成比肉大1倍、厚1倍的片。②锅放旺火上，倒入猪油，油热后投入葱白、笋片，炒10分钟后下肉片，煸炒数下后加入酱油、料酒、胡椒粉勾芡。入味后调入味精、水淀粉，搅匀后即可出锅。

地瓜

地瓜为豆科植物豆薯的块根，又名土瓜、凉瓜、沙瓜、葛瓜、沙葛、葛薯、凉薯、草瓜茹等，秋季采挖。我国福建、广东、广西、云南、四川、贵州、湖南、湖北等地均有栽培。

营养成分

地瓜含蛋白质、脂肪、碳水化合物等。

药用价值

性凉，味甘。

地瓜含有丰富的水分，维生素、蛋白质、淀粉和矿物质，特别是水分和维生素 C 的含量很高，有清凉去热的功效。

营养陷阱

地瓜性寒凉，体质偏寒者不宜过多食用。

受凉腹泻者忌食。

营养食谱

地瓜皮色棕黄，肉色雪白，味甜多汁，肉质脆嫩，可当作蔬菜、水果食用，也可用来提取淀粉。烹煮后肉质与土豆相似，但比土豆爽脆得多，有苹果的口感。

地瓜去皮生食。适用于暑热烦渴；地瓜去皮捣烂，去渣取汁，用凉开水凉服，每日 3 次。适用于高血压、头昏目赤、大便秘结等病症。

地瓜 1 个（约重 200 克），白糖适量。将地瓜去皮切块，放入汤盘中，用白糖拌匀，腌渍后食用，适用于嗜酒引起的酒精中毒。

地瓜 250 克，洗净切片，放入锅内，加适量清水，如常煎煮服用。适用于感冒发热、烦渴头痛、泻痢等。

牛蒡

牛蒡，别名大力子、牛子、蝙蝠刺、东洋萝卜、东洋人参等，其肉质根营养丰富，是一种保健型蔬菜。

营养成分

牛蒡含有丰富的蛋白质、脂肪、碳水化合物、膳食纤维以及钙、磷、铁等营养素，具有较高的药用价值和营养价值。

药用价值

性凉，味甘。

除作为蔬菜食用外，牛蒡的果实和根均可入药。经常食用牛蒡可预防糖尿病和高血压，防止人体过早衰老。

适用人群

一般人都可食用，每餐 50 ~ 100 克。

营养陷阱

腹疼胀气者忌食。

营养食谱

牛蒡的肉质根细嫩香脆，可炒食、煮食、生食或加工成饮料。

牛蒡莲藕沙拉

原料：牛蒡1根，莲藕150克，美乃兹2大匙，酱油12小匙，芥末酱12大匙，火腿、欧芹少许。

制法：①将牛蒡清洗干净后微烤，再浸泡在醋水内。将莲藕去皮后切成半月形薄片，再浸泡醋水。②将牛蒡、莲藕放入热水里烫一下，沥干水分。用美乃兹、酱油、芥末酱制作酱汁，与牛蒡、莲藕搅拌在一起，再洒上2片切丁的火腿及欧芹即可。

功效：用于便秘的治疗。

魔芋

魔芋，又名麻芋、鬼芋。魔芋含有大量甘露糖酐、维生素、膳食纤维及一定量的黏液蛋白，具有奇特的保健作用和医疗效果，被人们誉为"魔力食品"，有"不想胖，吃魔芋；要想瘦，吃魔芋；要想肠胃好，还是吃魔芋"的说法。

营养成分

魔芋含有目前发现的最优良的可溶性膳食纤维，其中主要的有效成分是葡甘露聚糖。

药用价值

性温，味辛。

魔芋是一种低热能、低蛋白质、高膳食纤维的食品。葡甘露聚糖可在食物四周形成一种保护层，抑制肠道对胆固醇和胆汁酸的吸收，延长食物在胃里滞留的时间，还能在肠壁上形成保护膜。葡甘露聚糖吸水膨胀，可增大至原体积的30～100倍，因而食后有饱腹感，是理想的减肥食品。此外，膳食纤维还能促进肠蠕动，润肠通便，排除毒素，防止便秘和减少肠对脂肪的吸收，有利于对肠道病症的治疗。

吃魔芋能提高机体免疫力，所含的甘露糖酐对癌细胞代谢有干扰作用，所含的优良膳食纤维能刺激机体产生一种杀灭癌细胞的物质，能够防治癌瘤。

魔芋能延缓葡萄糖的吸收，有效地降低餐后血糖，从而减轻胰脏的负担，使糖尿病患者的糖代谢处于良性循环，不会像某些降糖药物那样使血糖骤然下降而出现低血糖现象。

魔芋所含的黏液蛋白能减少体内胆固醇的积累，预防动脉硬化和防治心脑血管疾病。

魔芋还具有补钙、平衡盐分、洁胃、整肠、排毒等作用。

适用人群

每餐 80 克左右。

一般人都可以食用，尤其是糖尿病患者和肥胖者的理想食品。

营养陷阱

每次食量不宜过多。

生魔芋有毒，必须煎煮 3 小时以上方可食用。

营养食谱

魔芋制品主要有魔芋豆腐、魔芋粉丝、魔芋片、魔芋方便面、魔芋果冻、魔芋面条等。

做料理之前，魔芋在用盐搓、蒸煮、清炒等方法作用下，能使整个菜的味道更加好吃。

魔芋芋头豆酱汤

原料：魔芋，芋头，酱油，豆酱、白酒适量。

制法：①将魔芋切成小块蒸熟，芋头蒸熟后剥皮，然后将两者放在一起用汤汁和酱油一起煮。②把豆酱、白酒放在一起在火上慢慢熬，做成豆酱汤。然后把豆酱汤汁浇在魔芋、芋头上，再放人烤箱中烘烤。

魔芋黄瓜肉丝

原料：魔芋，黄瓜，瘦肉。

制法：将魔芋蒸熟切成细丝，黄瓜切成细丝，瘦肉切成细丝，三者为主料，一起炒熟即可。

功效：可以治疗肥胖、便秘和糖尿病。

慈姑

慈姑又称剪刀草、燕尾草、水萍、白地果等，为泽泻科植物慈姑或野慈姑的球茎，作为蔬菜食用。慈姑生于池沼、水田、浅水沟中，外表为黄白色，剥去外皮则洁白如玉。

营养成分

慈姑含丰富的淀粉、蛋白质、糖类、少量脂肪、维生素 B_1、维生素 B_2、维生素 C、钙、磷、铁，以及胰蛋白酸抑制物。其矿物质磷的含量，高于其他蔬菜。

药用价值

性微寒，味甘苦。

慈姑含有多种微量元素，具有一定的强心作用，同时慈姑所含的水分及其他有效成分，具有清肺散热，润肺止咳作用。

慈姑含有秋水仙碱等多种生物碱，可抑制癌细胞有丝分裂和癌细胞的增殖。

慈姑不仅是餐桌上的佳蔬，还可入药。中医认为，慈姑主解百毒，能解毒消肿，利尿，用来治疗各种无名肿毒。

适用人群

一般人皆可食用，尤其适合产前、产后或难产、胎衣不下的女性食用，每次 50~80 克。

习惯性便秘、咳嗽痰中带血、贫血、营养不良性水肿、脚气病、神经炎患者也适合食用。

慈姑与猪肉、禽肉煮食，有补气血强身之功效，对肺结核、尿路结石等也有一定辅助疗效。

营养陷阱

胃寒者及孕妇、产妇不宜多食。

慈姑皮入口麻涩，不可食用。

营养食谱

慈姑肉质脆嫩，口感有点像土豆，还有一丝淡淡的苦味，适用于煮、烧、炒和油炸。还可碾粉制成糕、饼食用。

豆浆慈姑

原料：鲜慈姑 300 克，淡豆浆适量。

制法：将鲜慈姑洗净去皮切丝，与适量淡豆浆共煮沸后，文火再煮 5 分钟即成。

功效：可作为慢性气管炎、咳喘病症的辅助食疗。

慈姑汤

原料：慈姑 400 克，排骨 100 克，精盐、黄酒各 10 克，葱 1 克，生姜 1 块。

制法：①排骨剁成小块，放入沸水中出水。慈姑去尖、削皮，切成片洗净，投入沸水锅中略煮片刻。②在锅中倒入清水 2000 毫升，放入排骨、黄酒、葱、姜等，用旺火煨 20 分钟后，倒入慈姑片，再烧片刻，用精盐调味，倒入汤碗中，即成。

菜花

菜花，又称花椰菜或花菜。属于十字花科蔬菜，1～2 年生草本植物，原产地中海沿岸，由甘蓝演化而来。19 世纪中叶传入我国南方，广东、福建、台湾等地的栽培最早。

现在市场中常见的菜花，分白色和绿色两种。白色的菜花，口感比较符合中国人的喜好；绿色的菜花，则是最近几年才流行起来的，其营养含量和防癌作用比白色菜花要高一些。

菜花在《时代》杂志推荐的十大健康食品中名列第四。

营养成分

菜花富含蛋白质、脂肪、糖类及较多的维生素 A、维生素 B、维生素 C 和较丰富的钙、磷、铁等，特别是含维生素 C 极多，是同量苹果含量的 20 倍以上。菜花质地细嫩、味甘鲜美，食后容易消化，被视为菜中珍品。

药用价值

性凉，味甘。

菜花可防止骨质疏松、爽喉、润肺、止咳。古代西方人对它推崇备至，素有"天赐的药物""穷人的医生"的美称。

菜花是含有类黄酮最多的食物之一，长期食用类黄酮可以防止感染。它还是最好的血管清理剂，能够阻止胆固醇氧化，防止血小板凝结成块，因而有减少心脏病与中风的发生。

长期食用菜花可以减少患乳腺癌、直肠癌及胃癌等癌症的几率。美国癌症协会认为，在众多的蔬菜水果中，菜花、大白菜的抗癌效果最好。而芬兰的一项研究也证实，人们多吃菜花，患肺癌的机会要比一般人减少46%，得其他癌症的几率也比一般人少20%。

有些人的皮肤一旦受到小小的碰撞和伤害就会变得青一块紫一块的，这是因为体内缺乏维生素，尤其是维生素 K 的缘故，补充维生素 K 的最佳途径就是多吃菜花。

菜花含有维生素 C 和胡萝卜素，具有明显的抗氧化作用，可起到防病保健、延缓衰老之功效。

菜花能提高人体免疫功能，促进肝脏解毒，增强人体抗病能力。

多吃菜花还会使血管壁加厚、加强，不容易破裂。

适用人群

菜花在热水中快煮或大火快炒后口味清甜，由于维生素 A 与油分一起摄取亦可增加吸收率，所以不妨使用少量的油烹调。菜花蘸酱油或是做成蔬菜沙拉都可以，将菜花切成细条随身携带可以当零食吃。

菜花在肠胃中分解后容易引起胀气。不过，如果在烹调菜花时加一些大蒜、胡椒、小茴香等辛辣调料，便可以大大减少胀气的不适，还有利于增进食欲、帮助消化。

菜花虽然营养丰富，但常有残留的农药，还容易生菜虫。所以在吃之前，可将菜花放在盐水里浸泡几分钟，菜虫就跑出来了，还可以去除残留农药。

注意，烹调时不要煮得过烂。

营养陷阱

常吃菜花且每次吃得很多，可能会使人患上皮炎。

尿路结石者忌食。

营养食谱

菜花什锦

原料：菜花，黑木耳，胡萝卜，虾仁，银耳各适量。

制法：①将菜花、黑木耳、胡萝卜、虾仁分别洗净煮熟，银耳漂洗干净备用。②将熟菜花、择洗干净的黑木耳和银耳，熟胡萝卜块，熟虾仁，混合在一起加入调味品调拌即可。

功效：用于食欲欠佳、感冒。

白菜

白菜，属于十字花科、芸苔属、草本植物，又名大白菜、结球白菜、黄牙白菜、黄芽菜、交菜。它是我国著名的特产蔬菜，栽培面积之广，产量之丰，为各类蔬菜之冠。大白菜的品种很多，有上千个，著名的有福山的大包头、胶州的大叶球、徐水的核桃纹、北京青白口。

在我国北方的冬季，白菜是餐桌上必不可少的佳肴，故有"冬日白菜美如笋"之说。白菜具有较高的营养价值，有"百菜不如白菜"的说法。白菜之所以在我国蔬菜生产和消费中占有不可替代的地位，是由于它具有适应性强、产量高、吃口好、易贮耐运等一系列的优点。

营养成分

白菜的主要成分是蛋白质和碳水化合物，并含有丰富的维生素 B_1、维生素 B_2、维生素 C、尼克酸、粗纤维、蛋白质、脂肪、糖类、钙、磷、铁等。白菜所含的钙和维生素 C 比梨和苹果还高，并含有核黄素，其微量元素——锌的含量不但在蔬菜中屈指可数，甚至高过肉类和蛋类。

药用价值

性微寒，味甘。

传统医学认为，白菜"平寒无毒，清热利水，养胃解毒"，有清除体内毒素、利尿通便的作用，可用于治疗咳嗽、咽喉肿痛等症。民间常说：鱼生火，肉生痰，白菜豆腐保平安。

白菜除烦，可调节紧张的神经，考试前多吃一些白菜，能以平静的心态进入考前准备。白菜中的膳食纤维不但能起到润肠、促进排毒的作用，还能促进人体对动物蛋白质的吸收。

大白菜中的锌可促进幼儿生长发育，也可促进外伤愈合，还具有抗癌、抗心血管病、抗糖尿病及抗衰老的作用。据研究表明，白菜中含有少量预防甲状腺肿大的物质，这种物质干扰了甲状腺对必需矿物质碘的利用，故此白菜给单纯性甲状腺肿患者带来了福音。

白菜中含有丰富的维生素，多吃白菜，可以起到很好的护肤作用。尤其是维生素 E 的含量较多，因此是一种能防治黄褐斑、老年斑的美容养颜蔬菜。

适用人群

每餐 100 克。

切白菜时，宜顺丝切，这样白菜易熟。

为避免受残留农药的侵害，千万要洗干净再食用。

炒白菜时适当加醋，既保护了维生素 C，又增添了白菜的味道。生拌白菜须先用开水烫一下，然后再放些醋，这样不但能保护营养素，而且还能杀死菜中的病菌。

一般地说，白菜要现炒现吃，不要食用隔夜的熟白菜，腌的白菜要腌透。这是是因为，新鲜大白菜或未腌透的白菜在细菌的作用下，使硝酸盐还原成亚硝酸盐。

冻白菜勿用热水泡洗，将其放入冷水中浸泡 1 小时左右，使冰融化，再洗净切好。如做炖菜，应在汤煮沸时下锅；如炒食，要用旺火急炒。这样可减少维生素 C 的损失，味道也会好些。

营养陷阱

白菜滑肠，不可过多冷食，气虚胃寒的人更不能多吃。腹泻者尽量避免食用白菜。

烹调时不宜用焖煮方法，不要用铜制器皿盛放或烹调白菜。

用白菜包饺子、包子时，不要把菜馅挤得很干，这样做很不科学。因为维生素 C 大多含在白菜汁里，把白菜的汁全挤掉，就失去了白菜应有的营养价值。

不要吃腐烂的白菜。白菜在腐烂的过程中会产生毒素，所产生的亚硝酸盐，能使血液中的血红蛋白丧失携氧能力，使人体发生严重缺氧，甚至有生命危险。

营养食谱

大白菜质地脆嫩，营养丰富，荤素皆宜，味道清鲜适口。大白菜食法颇多，从烹调方法上看，无论是炒、熘、烧、熬、煎、烩、扒、涮、凉拌、腌制，都可做成美味佳肴，特别是同鲜蘑、冬菇、火腿、虾米、肉、栗子等同烧，可以做出很多特色风味的菜肴。

金边白菜

原料：白菜500克，干红辣椒丝7.5克，湿淀粉适量。

制法：①白菜洗净，切成3厘米长、1.5厘米宽的长条；辣椒切开、去籽，切成3厘米长的段。②菜油烧至七成热，将辣椒炸焦，放入姜末、白菜，旺火急速炒，加醋、酱油、精盐、白糖，煸至刀茬处出现黄色，用湿淀粉勾芡，浇上麻油，翻炒后即可装盆。

功效：具有养胃助食的功效，适用于脾胃虚弱、食欲不振等病症。

鸳鸯白菜

原料：白菜500克，酱油、醋各15克，味精4克，香油1克，植物油75克，葱花10克，精盐适量。

制法：①将白菜洗净，分成两份，一份切成细丝，一份切成罗圈丝。将葱花放入有35克油的热油锅中炸一下，下入白菜丝炒后加醋、味精、酱油和精盐，炒至熟时，勾入流水芡，淋入香油装入盘中。②锅置火上，放油烧热，将葱花炸出香味，随即下入罗圈白菜丝，加醋、精盐和味精，炒后勾入流水芡，淋入香油装在盘的另一边即成。

小白菜

小白菜，又称青菜、鸡毛菜、油白菜、普通白菜，原产我国，长江以南为主要产区，是最受群众喜爱、消费量最大的蔬菜之一。小白菜栽培历史悠久，早在后汉时代就有文献记载，当时称为"鲜菜"。

从适口性、安全性和营养性看，一、二、三月则是小白菜消费的最佳季节，因为冬季温度较低，小白菜的碳水化合物转为糖，油脂含量增加，可溶性蛋白质、不饱和脂肪酸、磷脂含量增加，从而提高耐寒能力。对消费者来说，更富营养性，吃起来软糯可口，清香鲜美，带有甜味。

营养成分

小白菜含蛋白质、脂肪、粗纤维、碳水化合物、酸性果胶、钙、磷、铁等矿物质及多种维生素。小白菜是蔬菜中含矿物质和维生素最丰富的菜。小白菜所含的钙是白菜的2倍，含维生素C约是白菜的3倍多，含有的胡萝卜素是白菜的74倍，小白菜所含的糖类和碳水化合物略低于白菜。

药用价值

性微寒，味甘。

中医认为，小白菜有"和中，利大小肠"的作用，能健脾利尿，促进吸收。

小白菜中所含的矿物质能够促进骨骼的发育，加速人体的新陈代谢和增强机体的造血功能，胡萝卜素、烟酸等营养成分，也是维持生命活动的重要物质。

小白菜含有的大量不饱和脂肪酸，有利于预防心血管疾病。小白菜中含有的复合碳水化合物和酸性果胶、可降低患癌症的危险性。

小白菜中含有的纤维素通肠利胃，促进肠道蠕动，保持大便通畅。

小白菜能缓解精神紧张，考试前多吃小白菜，有助于保持平静的心态。

小白菜含有大量不饱和脂肪酸，有利于预防心血管疾病。

小白菜还有助于荨麻疹的消退。

适用人群

一般人都可食用，每餐70克。

小白菜包裹后冷藏只能维持2～3天；如连根一起贮藏，可稍延长1～2天。

营养陷阱

小白菜不宜生食。

脾胃虚寒，大便溏薄者，不宜多食小白菜。

用小白菜制作菜肴，炒、熬时间不宜过长，以免损失营养。

营养食谱

小白菜吃法较多，可清炒、煮汤等，用菜心与香菇、蘑菇、笋合炒，美称"植物四宝"。用小白菜做汤食用，既解渴又有利于减肥。

白菜薏米粥

原料：小白菜500克，薏米60克。

制法：先将薏米煮成稀粥，再加入切好、洗净的小白菜，煮二三滚，待小白菜熟即成，不可久煮。

功效：食用时不加盐或少加盐，每日 2 次，健脾祛湿，清热利尿，适用于急性肾炎引起的浮肿少尿者。

韭菜

韭菜别名起阳草，古称长生韭、超隅草，原产东亚，有人称它为"春菜第美食"。在风寒料峭、百蔬萧条的早春，民间有"黄韭试春盘"的食俗。而生长在冬季的韭菜，颜色浅黄，称为韭黄。

韭菜颜色碧绿，味道辛香浓郁，可炒食，做馅、做汤、做调料或腌渍。无论用于制作荤菜还是素菜，都十分提味。

营养成分

经现代营养学家测定，每百克韭菜含水分 92.0 克、蛋白质 2.1 克、脂肪 0.6 克、碳水化物 3.2 克，还含有胡萝卜素、维生素 C、钙、铁、磷、硫化物、甙类、挥发油、纤维素等成分。韭菜中所含的胡萝卜素和维生素 C，比其他蔬菜的含量都高。

药用价值

性温，味辛。

传统医学认为，韭菜性温，能温肾助阳，益脾健胃，行气理血。多吃韭菜，可养肝、解毒、保暖，增强脾胃之气。

韭菜中的含硫化合物具有降血脂及扩张血脉的作用，适用于治疗心脑血管疾病和高血压。此外，这种化合物还能使黑色素细胞内产酪氨酸的系统功能增强，从而改变皮肤毛囊的黑色素，消除皮肤白斑，并使头发乌黑发亮。

韭菜含有大量的膳食纤维，能增进胃肠蠕动，可有效预防习惯性便秘和肠癌。这些膳食纤维还以把消化道中的头发、沙砾、金属甚至是针包裹起来，随大便排出体外，故有"洗肠草"之称，对结肠癌有明显疗效。

韭菜温补肝肾、助阳固精的作用也很突出，因此才有"起阳草"之称。日常适当多吃韭菜，不仅可治跌打损伤，噎嗝反胃、鼻衄出血、胁肋疼痛等症，且能补肝肾、暖腰膝、兴阳道。中医把韭菜推崇为患有阳痿、白带多、多尿、腰痛、腿软等症者的食疗佳品。

韭菜可以治病，用韭菜捣汁滴鼻，可以治疗中暑昏迷。将韭菜放在火上烤热，涂擦患处，可治疗荨麻疹。

由于韭菜含膳食纤维较多，比较耐嚼，人进食时可锻炼嚼肌，还可有效预防龋齿的产生。

适用人群

一般人都能食用，每次50克。

春季食用有益于肝。

初春时节的韭菜品质最佳，晚秋的次之，夏季的最差，有"春食则香，夏食则臭"之说。

优质韭菜大都叶片肥厚，叶色青绿，新鲜柔嫩，无病虫害，无抽薹，干爽整洁。

韭菜易腐烂，不耐贮存，忌风吹、日晒、雨淋，可摊开放置于阴凉湿润处，或在3~4℃的低温下短储。

营养陷阱

疮、痘病症患者应忌食。

多食会"上火"且不易消化，因此阴虚火旺，有眼疾和胃肠虚弱者不宜多食。

隔夜的熟韭菜不宜再吃。

韭菜不能与蜂蜜、牛肉、白酒同食。

营养食谱

韭菜入菜，既可作主料，又可做配料。作主料可单炒，也可焯水后凉拌，色绿质嫩；作配料，可与很多动物性原料搭配，宜于炒、爆、熘等烹调方法；作调料香味四溢。在面食中，可做包子、水饺、馄饨等面点小吃的馅心。

核桃仁韭菜汤

原料：核桃仁50克，韭菜200克，姜片60克，精盐、味精、香油各适量。

制法：①将核桃仁洗净，拍碎；韭菜去杂洗净，切段，备用。②锅内加水适量，放入核桃仁、姜片，大火烧沸，改用文火煮沸15分钟，撒入韭菜段，再煮2~3分钟，调入精盐、味精、香油即成。

功效：每日食用一次，连食20~30天。由于核桃仁和韭菜均性温、味甘，故可温补肝肾、助阳固精、下气散血、健胃提神，适用于肾虚所致的阳痿、遗精、小便清长等症，以及腰膝酸痛，手足发凉等。

菠菜

菠菜，又叫波斯菜、赤根菜，古代中国人称菠菜为"红嘴绿鹦哥"。《本草纲目》中认为食用菠菜可以"通血脉，开胸膈，下气调中，止渴润燥"。古代阿拉伯人也称它为"蔬菜之王"。

营养成分

菠菜不仅含有大量的β-胡萝卜素和铁，也是维生素B_6、叶酸、铁质和钾质的极佳来源。菠菜含有十分可观的蛋白质，每0.5千克菠菜相当于两个鸡蛋的蛋白质含量，菠菜还富含酶。

药用价值

性凉，味甘。

菠菜长于清理人体肠胃的热毒，中医认为，菠菜能通血脉、开胸膈、下气调中、止渴、养血、止血、敛阴、润燥。因而可防治便秘，使人容光焕发。

菠菜中含有大量的抗氧化剂，具有抗衰老、促进细胞增殖作用，既能激活大脑功能，又可增强青春活力，有助于防止大脑的老化，防治老年痴呆症。哈佛大学的一项研究还发现，每周食用2~4次菠菜的中老年人，可降低患视网膜退化的危险，从而保护视力。

孕妇宜多吃菠菜，因为有利于胎儿大脑神经的发育，防止胎儿畸形的出现。菠菜是铁元素的大家，可以治疗缺铁性贫血，尤其适合女性在生理期食用。

菠菜叶中含有一种类胰岛素样物质，其作用与胰岛素非常相似，能使血糖保持稳定。

菠菜丰富的维生素含量能够防止口角炎、夜盲等维生素缺乏症的发生。

菠菜可以维持血压平衡，预防多种癌症和心脏病。

如果你的脸色不佳，可常吃菠菜，它对缺铁性贫血有改善作用，能令人面色红润，光彩照人，因此被推崇为养颜佳品。

菠菜可以维持人体的酸碱度，并提供大量的纤维素，有助于清理肠胃，使身材苗条。

适用人群

每餐 80～100 克。

菠菜烹熟后软滑易消化，特别适合老、幼、病、弱者食用。电脑工作者、女性应常食菠菜。糖尿病患者经常吃些菠菜有利于血糖保持稳定。

菠菜以生吃为宜，烹调时也不宜过久，以免损耗营养。

菠菜含草酸较多会影响人体对钙的吸收。菠菜用开水烫后，草酸与涩味即被去除，有利于人体吸收菠菜中的钙质。

吃菠菜的同时应尽可能多吃一些碱性食物，如海带、蔬菜、水果等，可以促进草酸钙的排出，防止结石。

营养陷阱

菠菜不能与抗凝血药同时食用。

婴幼儿和缺钙、软骨病、肺结核、肾结石、腹泻的人不宜食生的菠菜。

虽然菠菜含铁量很高，但其中能被吸收的铁并不多，而且还会干扰锌和钙的吸收，所以不宜用来补铁补血，尤其是不宜给儿童多吃。

营养食谱

菠菜可炒食，可做汤食，亦可作馅。无论是炒、拌、焯、做汤还是吃火锅，餐桌上总是少不了它的身影。菠菜因其根红叶绿，又可做菜肴的配色。

在炒菠菜时，加少许白酒是个好办法，这样炒出的菠菜不仅没有涩口感，而且还有一种清香。

在用菠菜做菜时，最好加一点麻油，这样不但味道好，而且更能发挥菠菜明目的作用。羊肝菠菜汤具有改善眼部枯涩、疼痛问题的功效。

炸熘菠菜

　　原料：鸡蛋、菠菜、淀粉、葱姜末、油、盐、酱油、味精各适量。

　　制法：①将鸡蛋磕在碗里，加水淀粉搅成糊，待用。②炒锅置火上，加适量油烧热，将菠菜段挂蛋糊下锅炸至表皮酥脆时捞出，控净油，装盘。③锅内留底油，用葱姜末炝锅，放入盐、酱油、味精，用淀粉勾芡，最后浇在盘内的菠菜段上即可。

功效：酥脆鲜香，清素爽口，可润燥活血。

油菜

油菜是我国主要的油料作物和蜜源作物之一，品种有芥菜型、白菜型、甘蓝型三类。

油菜有两个起源中心，白菜型油菜和芥菜型油菜的起源中心主要在中国和印度；甘蓝型油菜的起源中心在欧洲。在印度，油菜的种植历史至少有 4000 年以上。我国早在汉代即开始种植油菜，栽培历史已有 2000 多年。公元 6 世纪，贾思勰在《齐民要术》中总结了我国古代栽培春播油菜的技术和经验，成为世界最早的油菜栽培技术资料。宋代苏颂等编著的《图经本草》，第一次使用"油菜"这个名称；此前，油菜被称做芸苔或胡菜。

营养成分

油菜的营养成分含量及其食疗价值可以称得上蔬菜中的佼佼者，它含有丰富的脂肪酸和多种维生素，含有钙、磷、铁、胡萝卜素，其中维生素 C 比大白菜高 30 多倍。此外，还含有蛋白质、粗纤维、硫胺、核黄素、烟碱酸、抗坏血酸等成分。

药用价值

性凉、味辛。

油菜滑肠，所含的纤维素可促进大肠蠕动，增进大便的排出量，对习惯性便秘具有一定的疗效，有利于预防结肠癌和直肠癌。

由于油菜中含维生素 A 原较高，可维持一切黏膜及上皮组织的正常生长，所以，这对促进儿童成长发育，增强抵抗力，及皮肤过度角化而变得粗糙都有裨益，更由于多量的维生素 A 原可促进眼视紫质的合成，而使人眼睛明亮，起到明目作用。

油菜有促进血液循环、散血消肿的作用，有一定的美容效果。

适用人群

一般人都可食用，每餐 150 克即可。

食用油菜时要现做现切，并用旺火爆炒，这样既可保持鲜脆，又可使其营养成分不被破坏。

营养陷阱

孕早期妇女、小儿麻疹后期和疥疮、狐臭患者忌食。

吃剩的熟油菜过夜后就不要再吃，以免造成亚硝酸盐沉积，易引发癌症。

营养食谱

油菜可炒食，也可做汤食用，油菜子可榨油，作为植物油食用。

炸油菜松

原料：嫩油菜叶 300 克，花椒盐、植物油各适量。

制法：①将油菜叶择洗干净，切去老柄，将菜叶切成细丝，备用。②炒锅置火上，倒入植物油，烧热后，放入油菜丝。用小火浸炸，待油菜丝炸去水分，菜丝变绿时，捞出，沥油后，装入盘内。然后将花椒盐均匀地撒在盘内炸好的油菜丝上，便可上桌食用。

功效：菜色碧绿，质地松脆，鲜咸味美，入口即化，具有润肠的作用。

生菜

生菜即叶用莴笋，因适宜生食而得名，质地脆嫩，口感鲜嫩清香。油麦菜也是叶用莴笋的一种，叶片较长，是近年来蔬菜市场上出现的一个新面孔，与人们熟悉的生菜相近，又名牛俐生菜。油麦菜的营养价值略高于生菜。

在肉食量明显增加的现代人中，生菜给人带来清爽利口的美好感受，颇受人们喜爱。现在市场上一般会有两种：球形的包心生菜和叶片皱褶的奶油生菜（花叶生菜）。

营养成分

生菜营养价值较高，富含维生素，其中维生素 A 和维生素 B 的含量是番茄的 4 倍以上。还有大量的钙、磷、铁等矿物质。

药用价值

性凉，味甘苦。

生菜茎叶中含有莴苣素，故味微苦，具有镇痛催眠、降低胆固醇、辅助治疗神经衰弱等功效。

生菜中含有一种"干扰素诱生剂"，可刺激人体正常细胞产生干扰素，从而产生一种"抗病毒蛋白"抑制病毒。

生菜中含有甘露醇等有效成分，有利尿和促进血液循环的作用。

生菜有清肝利胆和养胃的功效。

生菜膳食纤维较白菜多，有消除多余脂肪的作用，故又叫减肥生菜。

适用人群

老少皆宜。每餐 80 克。

因可能有农药化肥的残留，生吃前一定要洗净。

生菜对乙烯极为敏感，储藏时应远离苹果、梨和香蕉，以免产生赤褐斑点。

营养陷阱

生菜性寒凉，尿频、胃寒的人应少吃。

生菜沙拉想必许多人都喜爱，不仅好吃又可以减肥。不过很容易制作不当，从而掉进可能含高油脂的陷阱中而造成肥胖。吃生菜沙拉时最好不要添加太多的沙拉酱，尽可能选择新鲜的食材来制作生菜沙拉，在准备生菜时，不要将蔬菜切得太细，应以一口的大小为宜，免得因太细而吸附了过多的沙拉酱，徒增热量。

营养食谱

生菜以脆嫩叶片或叶球供食，叶球型生菜的心叶甜，外叶微苦，质脆爽口、清香，风味好，属生食菜类中的上品。生菜的吃法很多，在欧美及日本等国家主要是生食。在我国生菜主要是涮菜、或掰成片，洗净沥干水分，蘸甜面酱或炸酱食用。

也可自制快餐：将洗净的整片或大片生菜沥干后卷上酱肉或炒鸡蛋（或撒上花椒盐的油炸荷包蛋），夹在面包或馒头中食用。

雪里蕻

雪里蕻又称雪菜，是叶用芥菜的一种，具有特殊的香辣味。此菜原产地不在我国，但传入我国后得到广泛利用。早在 2000 年以前的秦汉时期，用雪里蕻做腌菜就已经很流行了。

据《广群芳谱》记载："四月有菜名雪里蕻，雪深诸菜冻损，此菜独青。"虽然埋藏在雪层里，仍然葱茂，不怕低温，雪里蕻的美名确实当之无愧。

营养成分

雪里蕻含有蛋白质、脂肪、多种维生素和矿物质，雪里蕻鲜菜含硫代葡萄糖苷，腌制时水解形成芥子苦，具挥发性，有特殊香辣味。

药用价值

性温，味辛。

雪里蕻含有丰富的膳食纤维，可促进结肠蠕动，除具有开胃生津、促进食欲的功效外，还可以缩短粪便在结肠中的停留时间，防止便秘，并通过稀释毒素、降低致癌因子浓度，发挥解毒防癌的作用。

雪里蕻含有大量的抗坏血酸（维生素 C），是活性很强的还原物质，参与机体重要的氧化还原过程，能增加大脑中氧含量，激发大脑对氧的利用，有醒脑提神、消除疲劳的作用。

雪里蕻还具有清热、抗菌、消肿之功，能抑制细菌毒素的毒性，预防传染性疾病的发生，还能促进伤口愈合。

雪里蕻含有一种特殊的香辣味，能增进食欲，帮助消化。

适用人群

一般人都能食用。每次 10 克左右。适合脑力劳动者、食欲不振者食用。

营养陷阱

雪里蕻易生火，阴虚内热者应当少食。

患有痔疮、痔疮便血及眼疾患者忌食。

呼吸道疾病、糖尿病、高血压、血管硬化患者应少食。

雪里蕻的营养保健功能是令人称道的，但美中不足的是，无论鲜菜或者咸菜（加工品），其硝酸盐含量都相当高。因此，食用时注意配合多吃些富含维生素 C 的蔬菜或水果等，以阻止亚硝胺的形成。当然，最好还是以少食为上策。

营养食谱

雪里蕻一般不宜鲜食，只作为腌菜和梅干菜供人食用。腌雪里蕻味咸清香，鲜嫩可口，常用作面食配料或炒菜调味料，如"雪菜面"

"肉末雪里蕻"等。腌雪里蕻是湿态咸菜，有的地区称"石榴红"
"春不老"。

腌雪里蕻以色正味纯、株棵完整、鲜嫩、咸淡适口、无异味者为
佳。腌雪里蕻应坛装、密封，置阴凉处储存，可保存1年以上。

空心菜

空心菜，又名瓮菜、通菜、蕹菜、藤藤菜等。因其梗中空，故称空
心菜，为我国南方夏季常食蔬菜之一。由于空心菜的营养极为丰富，堪
称"南方之奇蔬"。

营养成分

空心菜含有钾、氯等调节水液平衡的元素，还有烟酸、维生素C
等。在空心菜的嫩梢中，蛋白质含量比等量的西红柿高4倍，钙含量比
西红柿高12倍多，并含有较多的胡萝卜素。

药用价值

性寒、味甘。

空心菜菜汁对金黄色葡萄球菌、链球菌等有抑制作用，可预防感
染。因此，夏季如经常吃，可以防暑解热、凉血排毒、防治痢疾。

空心菜对糖尿病，以及鼻出血和尿血等症具有显著的食疗效果。空
心菜中丰富的钙质，对维持心率和血管的正常渗透压有益，故此，可防
止高血压引起的头痛。

空心菜中膳食纤维的含量较丰富，具有促进肠蠕动、通便解毒的
作用。

空心菜是碱性食物，食后可降低肠道的酸度，预防肠道内的细菌群
失调，对防癌有益。

空心菜能降低胆固醇、甘油三酯，具有降脂减肥的功效。

空心菜中的叶绿素有"绿色精灵"之称，可洁齿防龋除口臭，健
美皮肤，堪称美容佳品。

适用人群

一般人皆可。每餐50克。

老人儿童更适合，尤其适合用脑过度的人以及高血压，心脏病患者
食用，每次60克。

空心菜是拥有菜管的蔬菜，容易产生农药残留，食用前需清洗干净。

营养陷阱

本品性寒滑利，故体质虚弱、脾胃虚寒、大便溏泄者，不宜多食。

营养食谱

凉拌、清炒或煲汤都是不错的烹调方法。

宜旺火快炒，避免营养流失。

空心菜荸荠汤

原料：空心菜 250 克，荸荠 10 克。

制法：先将空心菜，荸荠洗净，将空心菜切成 2 厘米长，再把 2 味入锅，加水适量，煮至荸荠烂熟时停火。

功效：可清热解毒，利尿，凉血。

香椿

香椿被称为"树上蔬菜"，产于我国。我国是世界上惟一用香椿芽和嫩叶作为蔬菜食用的国家。根据香椿芽苞和嫩叶的颜色，香椿的品种可分为两个类型。一是紫香椿：幼芽绛红色，香味浓郁，纤维少，含油量高，品质佳。二是绿香椿：香味稍淡，含油较少，品质略逊一筹。

营养成分

香椿是时令名品，富含多种维生素、胡萝卜素、钙、镁、磷等营养成分。香椿所含蛋白质质优量丰，蛋白质含量为 2.8%，其氨基酸模式与人体接近，生物学价值高，且谷氨酸、天冬氨酸等呈鲜味成分含量特高，故作为调味用特别适宜；维生素 C 含量高，为番茄含量的 2 倍以上。

药用价值

性温，味甘辛。

我国民间自古就有"食用香椿，不染杂病"之说。中医认为，香椿有清热解毒、健胃理气功效；它的味道芳香，能起到醒脾、开胃的作用。

现代营养学研究发现，香椿有抗氧化作用，具有很强的抗癌效果。

香椿还是治疗糖尿病的良药。

香椿素等挥发性芳香族有机物，可健脾开胃、增加食欲。

香椿具有清热利湿、利尿解毒之功效，是辅助治疗肠炎、痢疾、泌尿系统感染的良药。

香椿含有维生素E和性激素物质，有抗衰老和滋阴壮阳作用，对不孕不育症有一定疗效，故有"助孕素"的美称。

香椿含有楝素，挥发气味能透过蛔虫的表皮，使蛔虫不能附着在肠壁上被排出体外。

适用人群

健康人均可食用。每餐30~50克。

香椿以谷雨前为佳，应吃早、吃鲜、吃嫩。谷雨后，其膳食纤维老化，口感乏味，营养价值也会大大降低。

香椿以色正、鲜嫩、香味浓郁、无腐烂者为佳品。

香椿含有一定量的亚硝酸盐，用开水烫后食用更安全。

香椿应防水、忌晒，置阴凉通风处，可短储1~2天。

营养陷阱

香椿为发物，多食易诱使痼疾复发，故慢性疾病患者应少食或不食。

营养食谱

香椿可炒食，也可拌凉菜食用。

香椿嫩芽腌的咸菜除了盐以外，最好不加任何其他调料，可以品尝到香椿特有的香味。

油炸香椿豆腐卷

原料：豆腐300克，嫩香椿叶适量，鸡蛋2个，面粉30克、精盐、葱、姜、味精、香油、植物油各适量。

制法：①将豆腐洗净，葱、姜切碎成末，放入碗内，加入精盐、味精、香油，抓碎拌匀成馅料。②把香椿叶洗净，每一片香椿叶内均放上适量馅料，卷成卷，逐一做完。把鸡蛋磕入碗内打散，加入面粉和少许精盐调成糊状。③炒锅置火上，倒入植物油，烧至七八成热时，将做好的香椿卷挂满蛋糊，分批投入油内，炸至外表成金黄色时，捞出沥去余油，码放在盘内即成。

功效：外酥内软，清香味美，独具风味，适用于食欲不振。

黄花菜

黄花菜又名金针菜，古时称忘忧草、疗愁花、鹿剑、宜男等，是干制蔬菜，系多年生草本植物，是百合科萱草属的黄花菜、北黄花菜、小黄花菜三个植物种及它们之间的杂交种花蕾的干制品。

营养成分

黄花菜含有丰富的优质蛋白质，提供了人体必需的多种氨基酸，其中以精氨酸、赖氨酸含量最为丰富。

药用价值

性凉，味甘。

可清热解毒、止渴生津、利尿通乳、解酒毒、止血等。有治疗口干热燥、大便带血、小便不利、吐血、便秘的功效。

营养陷阱

新鲜黄花菜不宜食用，因为刚采摘的鲜黄花菜中含有秋水仙碱，带一定毒性，如果大量食用，容易引起中毒，所以黄花菜宜以干制品食用。

有支气管哮喘的患者当忌食黄花菜。

营养食谱

可炒食，也可作汤食用，如黑木耳炒黄花菜。

黄花菜炒鸡蛋

原料：鸡蛋3个，鲜黄花菜50克，花生油60克，精盐2克，料酒10克，白糖2克，味精0.5克，肉清汤75克。

制法：①鸡蛋磕入碗中，打散，加精盐、料酒、味精，搅咸蛋液；黄花菜掐去花蒂，洗净沥水，掰成两半。②炒锅置旺火上，加花生油，烧至七成热，倒入蛋液，翻炒至熟，舀入肉清汤，放入黄花菜，加精盐、白糖翻炒均匀，略烧片刻，即可起锅装盘。

莼菜

莼菜，又名水葵、露葵、马蹄菜、水荷叶，莼菜是睡莲科莼菜属的栽培种，为多年生宿根草本植物，食用部分为嫩梢和初生卷叶。莼菜有红花品种和绿花品种两类。红花品种花冠、叶背、嫩梢和卷叶均为暗红色，绿色品种花冠呈淡绿色，叶背仅叶缘为暗红色，嫩梢和卷叶呈绿色。

莼菜主要分布于我国黄河以南的池沼湖泊中，尤以杭州西湖出产为佳，所以人们干脆称之为"西湖莼菜"。

营养成分

莼菜含蛋白质、脂肪、糖类、维生素 B_1、维生素 B_2、维生素 C、尼克酸、钙、磷、铁等。

药用价值

性寒，味甘。

中医认为，莼菜有软坚散结的作用，对癌症体弱者尤宜。

现代研究也发现，莼菜的黏液质中含有阿拉伯糖、岩藻糖等，具有抗癌作用。这种黏液质还有较好的清热解毒作用，能抑制细菌的生长，食之清胃火，泻肠热。

莼菜中含有维生素 B_{12}，它是细胞生长分裂及维持神经细胞髓鞘完整所必需的成分，对于防治恶性贫血、肝炎及肝硬化等病症有一定功效。

莼菜含有一种酸性杂多糖，它不仅能够增加免疫器官——脾脏的重量，而且能明显地促进巨噬细胞吞噬异物，是一种较好的免疫促进剂，可以增强机体的免疫功能，预防疾病的发生，对某些肿瘤也有较强的抑制作用。

丰富的锌含量使莼菜成为植物中的"锌王"，是儿童最佳的益智健体食品之一，可防治儿童多动症。

适用人群

莼菜滑软细嫩，特别适合老人、儿童及消化力弱的人食用，每餐30 克左右。

莼菜由于含有较多的单宁物质，与铁器相遇会变黑，所以忌用铁锅烹制。

营养陷阱

莼菜性寒而滑，多食易伤脾胃。脾胃虚寒者忌食。

营养食谱

可入汤菜中煮食。

莼菜加冰糖适量炖服。连续服用可作为高血压等病症状的辅助食疗食品。

莼菜羹

原料：莼菜250克，净冬笋20克，香菇20克，榨菜20克。

制法：①莼菜去杂洗净切段。冬笋、香菇、榨菜分别切丝。②锅中鲜汤烧沸后加入莼菜、精盐、白糖、味精，入味后淋麻油即成。

功效：可作为胃痛、胃及十指肠溃疡、胃癌等病症的食疗菜肴。

马兰

别名马兰头、马郎头、路边菊、红梗菜、鸡儿菜等。李时珍曾记载道，"马兰，湖泽卑湿处甚多，二月苗赤茎白根，长叶有刻齿，南人多把其晒干，为蔬及馒馅。"可见人们食用马兰历史已久。

营养成分

除蛋白质、脂肪、碳水化合物以外，还含有较丰富的无机盐和维生素、钙、磷、铁、钾等，马兰草酸的含量低，钙、铁吸收好。

药用价值

性平，味甘。

马兰清热解毒、凉血止血、利尿消肿，可用以主治咽喉肿痛、痈肿疮疖、淋浊等症。鲜食对喉咙痛、急性咽喉炎、扁桃体炎等颇具疗效。用水煎汤可预防上呼吸道感染、急性眼结膜炎、口腔炎、牙周炎、乳腺炎和鼻出血、高血压引起的眼底出血或青光眼引起的眼球痛等。

马兰富含蛋白质，这在叶菜中不可多得。且高钾低钠（钾钠比为49.5∶1），常食对降低血压，保护心血管有益，马兰头治疗甲型肝炎和细菌性痢疾也有效果。

营养食谱

马兰头既可炒食或凉拌，也可晒成干菜备用。用嫩马兰头与嫩笋片同炒，其味清香，马兰头煮一下，切末，与熟鸡肉末、熟火腿末，加入精盐、白糖，浇上麻油拌匀，其味甚佳；做红烧肉或红烧肉圆时，将熟马兰头垫底，有荤有素，色香味俱佳。

马兰头拌豆腐干

原料：马兰头 300 克，豆腐干 100 克。

制法：将马兰头洗净后入沸水焯透，摊开晾凉，切碎；豆腐干切成细粒与马兰头混合，将精盐、味精、白糖、麻油适量置入、拌匀即成。

功效：可作为咽喉肿痛、慢性气管炎、鼻衄、吐血等病症的食疗菜肴。

马兰头炒猪肝

原料：马兰头 250 克，猪肝 100 克，调料适当。

制法：将马兰头、猪肝配以精盐、味精、料酒、白糖、葱花、姜丝、酱油、猪油等调料制成。

功效：可作为面色萎黄、贫血、浮肿、夜盲、咽喉肿痛等病症的食疗菜肴。

马齿苋

马齿苋别名长寿菜，瓜子菜。马齿苋属一年生草本植物，有黄花种和白花种两大形态类型。黄花种茎带紫红色，炒食带酸味，口感不佳；白花种茎叶呈绿色，食用品质较好，近年经演化为人工栽培的品种，植株茎肥叶大，也叫大叶马齿苋。

营养成分

马齿苋中含大量去甲上腺素和多量钾盐，以及苹果酸、柠檬酸、谷氨酸、天冬氨酸和蔗糖、葡萄糖、果糖等。马齿苋中还含有丰富的维生素 A 样物质。故能维持上皮组织如皮肤、角膜及结膜的正常机能，参与视紫质的合成，增强视网膜感光性能，也参与体内许多氧化过程。

药用价值

性寒，味酸。

清热解毒，散血消肿，利水润肠。夏秋之季，用它治疗的病症有：肠炎、痢疾、尿血、尿道炎、湿疹、皮炎、各种痈肿、疮疖、乳痛、痔疮出血、毒蛇咬伤以及肺结核等。

马齿苋在营养上有一个突出的特点，它的 w－3 脂肪酸含量高于人和植物。w－3 脂肪酸能抑制人体对胆固酸的吸收，降低血液胆固醇浓度，改善血管壁弹性，对防治心血管疾病很有利。

马齿苋对大肠杆菌、伤寒杆菌、痢疾杆菌、金黄色葡萄球菌等多种致病细菌，有很强的抑制作用，特别是对痢疾杆菌杀灭作用更强。

马齿苋还对角膜软经症，眼干燥症，夜盲症，具有显著的食疗效果。还可治疗小儿单纯性腹泻，小儿百日咳，以及钩虫病、妇女赤白带下、矽肺等疾病患者。

适用人群

马齿苋可以炒，作汤或凉拌，也可汤漂后晒干，贮存至冬季食用。

营养陷阱

马齿苋性寒，不宜久食。脾胃虚寒者需少食。

孕妇不宜吃。

营养食谱

夏秋季节，采拔茎叶茂盛，幼嫩多汁者，除去根部，洗后烫软，将汁轻轻挤出，拌入食盐、米醋、酱油、生姜、大蒜、麻油等佐料和调味品，做凉菜吃，味道鲜美，滑润可口，也可做馅食用，还可晒干贮作冬菜食用。另外亦可煮粥、煲汤等。

马齿苋粥

原料：鲜马齿苋 100 克，粳米 50 克。

制法：①将马齿苋去杂洗净，入沸水锅中稍焯，捞出洗去黏液，切碎。油锅烧热，放入葱花煸香，放入马齿苋、精盐炒至入味，出锅待用。②粳米放适量水煮熟，放入马齿苋煮至成粥即成。

功效：可作为肠炎、痢疾、疮痈肿毒等病症的食物。

凉拌马齿苋

原料：鲜嫩马齿苋 500 克，酱油、蒜瓣、香油各适量。

制法：①将马齿苋去根，去老茎，洗净，下沸水锅焯透捞出，用清水多次洗净黏液，切段放入盘。②将蒜瓣捣成蒜泥，浇在马齿苋上，倒入酱油，淋上香油，拌匀，食用。

蕨菜

蕨菜别名龙头菜、如意菜、乌糯、拳菜，是一种多年生草本植物，又是野菜的一种。蕨菜鲜嫩细软，余味悠长，且营养价值高，又有多种药用功能，享有"山珍之王"的美誉，也是一种最具保健美容功效的绿色健康蔬菜。蕨菜所烹制的菜肴色泽红润，质地软嫩，清香味浓。

营养成分

鲜蕨菜含蛋白质、脂肪、碳水化合物、维生素 C、胡萝卜素、钙、磷、钾，还含有麦角甾醇、胆碱、甙类、鞣酸等成分。

药用价值

性寒，味甘。

中医认为，蕨菜健脾去湿，它的地下根茎即菌根，亦可供药用，适于黄疸、湿疹等病患者食用。

蕨菜中含有的野樱甙、紫云英甙、蕨甙、蕨素、琥珀酸、生物碱等化学成分，可治疗风湿性关节炎、痢疾、咳血等症，外敷还可治疗蛇虫咬伤等疾患。

蕨菜所含的膳食纤维能促进胃肠蠕动，具有下气通便的作用，能清肠排毒。蕨菜具有减肥去脂、健身美容、延缓衰老、消暑、去热、增加食欲、杀菌消炎等功效。

蕨菜可以扩张血管，降低血压，还可以止泻利尿。民间常用蕨菜治疗腹泻、痢疾及小便不通。

适用人群

一般人均适合食用，每次 30 克左右。

鲜品或干品食用前应先在沸水中浸烫一下后过凉，以清除其表面的黏质和土腥味。

炒食适合配以鸡蛋、肉类。

营养陷阱

蕨菜性寒凉，脾胃虚寒者不宜多食。

常人亦不宜久食，否则会引起腹胀、阳痿、目暗。

营养食谱

鲜蕨菜每次 50～100 克，干蕨菜每次 10～30 克。鲜食将其沸水稍焯后，置于凉开水中过清，炒食、凉拌均可。干菜用温水泡发后，再行烹制。

蕨菜根中含有一种高级淀粉，除了一般药用或炒食外，经磨过滤，可以制成蕨粉，代替豆粉或藕粉制作麦芽糖、饼干、粉条、凉粉等食品，又可用来酿酒，提取酒精。

脆皮蕨菜卷

原料：鲜蕨菜 100 克，鸡脯肉 25 克，虾 25 克，鲜蘑菇 25 克，面包渣 200 克，鸡蛋 4 个。

制法：①将蕨菜洗净切成末。鸡肉、虾仁斩茸。鲜蘑菇洗净切丁。将以上各物与精盐、味精、白糖、葱花、姜末、花椒油、麻油拌成馅。②将鸡蛋磕入容器中，加入湿淀粉调匀，摊成 12 个小圆皮。把蛋皮切成两半，卷上馅，蘸上面粉，再蘸上剩下的鸡蛋糊及面包渣。锅内放油烧至五成热，将卷下锅炸至金黄色即成。

功效：可作为虚劳、食少、体倦、咳嗽有痰等病症的食疗菜肴。

荠菜

荠菜，又名护生草、鸡心菜、净肠草，生长在路边、野地和田埂上，唐代诗人白居易有"时绕麦田求野菜"的诗句，说明荠菜本为不在菜园种植的麦田野菜。作为一种野菜，荠菜一直深受人们的欢迎。早在春秋时期的《诗经》中，就有"其甘如荠"的吟咏。辛弃疾有"城中桃李愁风雨，春在溪头荠菜花"的名句。苏东坡有"时绕麦田求野菜，强为僧舍煮山羹"的经历，陆游则称赞"手煮墙阴荠，美若乳下肠"。

荠菜不仅是营养丰富的美味蔬菜，还能治疗多种疾病，民间有"阳春三月三，荠菜当灵丹"的谚语，还流传着"春食荠菜赛仙丹"的说法。可见，荠菜不仅是佳肴一碟，更是灵药一方。

营养成分

荠菜含蛋白质、糖类、少量脂肪、粗纤维、胡萝卜素、维生素C、人体所需的多种氨基酸，以及磷、钙、铁、钾、锰、镁等元素。荠菜的蛋白质含量在叶类、瓜果类蔬菜中数一数二，胡萝卜素含量与胡萝卜不相上下，维生素C比西红柿还高，无机盐中的钙、铁、锰、钾等的含量也都较高。

药用价值

性平，味甘。

荠菜能止多种出血，如内伤吐血、产后子宫出血、便血、尿血、视网膜出血等。

荠菜能治疗泌尿系统的乳糜尿，泌尿系统结石、肾炎水肿等病。

消化系统方面，荠菜可以健胃消食，治疗胃痉挛、胃溃疡、痢疾、肠炎等。

荠菜中胡萝卜素含量较高，所含的维生素C也能阻断亚硝胺在肠道内形成，可减少癌症和心血管疾病的患病几率。

荠菜含有较多的维生素A，对结膜炎、白内障和夜盲症等眼疾有一定治疗作用。

荠菜可使胃肠道清洁，还可以降低人体血液中的胆固醇含量，同时降低血糖。

荠菜是一种清香鲜美的蔬菜，多食荠菜可使秀发乌黑靓丽。荠菜的清热解毒、凉血止血作用，对防止头发早白也十分有益。

适用人群

荠菜性味平和，均无所忌。

营养食谱

荠菜不仅味美，而且吃法多样，煮粥、煮饭、炒菜、做馅都可以。把荠菜洗净，切细，拌上猪油、味精、精盐，作春卷馅，味道十分鲜美，据说这种吃法还是苏东坡在黄州时发明的呢。

肉丝拌荠菜

原料：荠菜500克，瘦猪肉200克，香菜50克，胡萝卜100克，酱油、精盐、味精、花椒面、米醋、蒜泥各适量。

制法：①将荠菜放入沸水中焯过，至七成熟，捞出切段，置于大碗中。胡萝卜切成细丝，在沸水中焯一下，控干水分，放在荠菜段上。香菜切成段，放在荠菜段上。②猪肉洗净，切成肉丝。将肉丝炒熟，加入酱油、花椒面，即可出锅，倒在荠菜上，将精盐、味精、米醋、蒜泥加入，调拌均匀，装盘即可。佐餐食。

翡翠荠菜

原料：芥菜100克，山药25克，笋末50克，青鱼肉200克，蛋清2个，料酒、香油、精盐和味精各适量。

制法：①将荠菜洗净，放入开水锅中烫一下后切成末。山药洗净，磨成粉，用清水调成汁。鱼肉斩成茸，用蛋清、水和料酒调成薄糊。②锅置旺火上，放入适量的清水烧沸，投入笋末和荠菜，烧开后倒入鱼茸浆，调好口味后，用山药汁勾芡，淋入香油即成。

苋菜

苋菜，又称野苋菜、赤苋、雁来红，是一种野菜。我国在2300多年前就有栽培苋菜的记载。由于它的营养价值很高，有的地区把苋菜称为"长寿菜"。

我国栽培的苋菜有3种类型：一是绿苋，叶片呈绿色，耐热性强，吃口硬；二是红苋，叶片呈紫红色，耐热性中等，吃口软糯；三是彩苋，叶脉附近呈紫红色，叶片边缘部呈绿色，吃口软糯。

营养成分
含较多的氨基酸、蛋白质、脂肪，钙和磷的含量都比较高。

药用价值
性凉，味甘。
苋菜明目、通窍、利大小肠，有清热解毒、收敛止血、抗菌止痢、消炎退肿的功效，可用于治疗急性肠炎、细菌性痢疾、伤寒、扁桃体炎、尿路感染，便秘、血吸虫病、丝虫病、甲状腺肿、子宫癌等症，外用可治蜈蚣、蜂蜇伤等。

由于含铁及钙质较多，苋菜是贫血患者、婴儿、手术后及骨折病人的理想食品，特别是适用于贫血患者，由于苋菜中的铁、钙没有草酸的干扰，利用率较高，无副作用，具有促进凝血，增加血红蛋白含量并提高携氧能力，有利于血液的合成与再生。

苋菜还是减肥餐桌上的主角，常食可以减肥轻身，促进排毒，防止便秘。

适用人群

每餐 80～100 克。

适合老、幼、女性、肥胖者食用。

营养陷阱

苋菜不宜一次吃得过多，否则易引起日常性皮炎。

消化不良、腹满、肠鸣，大便稀薄者要少吃或暂时不吃为好。

苋菜不可与甲鱼、龟同食。

烹调时间不宜过长。

营养食谱

海米苋菜

原料：苋菜 500 克，海米 10 克，熟猪油 50 克，精盐 1．5 克，大蒜 15 克，味精 2 克。

制法：①选鲜嫩绿色苋菜，择洗干净；海米用冷水浸泡，发透后洗净备用；大蒜去皮拍松，切成细末。②炒锅置旺火上，加熟猪油，烧至六成热放入海米与苋菜同炒，炒至苋菜变软微有汤汁溢出时，加入精盐、蒜末和味精，翻炒均匀，即可起锅装盘。

凉拌苋菜

原料：苋菜 500 克，卤牛肉 50 克，榨菜 15 克，炸花生米 10 克，香油 15 克，精盐 2 克，大蒜 10 克，味精 1 克。

制法：①将苋菜掐取嫩茎叶，洗净，切成小段，入沸水中焯一下，除去涩味，捞出沥水后放在容器中晾凉；卤牛肉、榨菜切成丁；炸花生米碾成细粒；大蒜去皮洗净，拍碎后捣烂咸泥。②将晾凉的苋菜放盘中，先用蒜泥、精盐、味精拌合，再将卤牛肉丁、榨菜丁、花生细粒、香油放入，拌匀即可。

卷心菜

卷心菜的学名叫结球甘蓝，又称圆白菜、洋白菜、包心菜、包包白等，原产于地中海沿岸，由不结球的野生甘蓝演化而来，13世纪在欧洲开始出现结球甘蓝类型，16世纪开始传入中国。它在西方是最为重要的蔬菜之一，其地位很高，犹如白菜在中国的情形。

卷心菜和白菜一样产量高，耐储藏。德国人认为，卷心菜才是菜中之王，它能治百病。西方人用卷心菜治病的偏方，就像中国人用萝卜治病一样常见。

营养成分

卷心菜的营养价值与白菜相差无几，其中维生素C的含量还要高出一半左右。此外，卷心菜富含叶酸，这是甘蓝类蔬菜的一个优点。它富含膳食纤维、碳水化合物及各种矿物质，维生素A比西红柿多3倍，钙比黄瓜多4倍，维生素U在绿色蔬菜中居于首位，维生素P的含量在蔬菜中名列前茅。

药用价值

性平、味甘。

常食卷心菜对人体骨骼的形成和发育，促进血液循环有很大好处。由于卷心菜中的钙质很容易被吸收，对预防老年人骨折也大有益处。

新鲜的卷心菜中含有植物杀菌素，有抑菌消炎作用，咽喉疼痛、外伤肿痛、蚊叮虫咬、胃痛牙痛之类都可请卷心菜帮忙。

卷心菜含有大量的维生素E和胡萝卜素，常食有利于机体分泌激素，促进青春期乳房发育，避免步入中老年后出现乳房萎缩。

卷心菜的防衰老、抗氧化的效果与芦笋、菜花同样处在较高的水平，它能提高人体免疫力，预防感冒，提高癌症患者的生活质量。在抗癌蔬菜中，卷心菜排在第五位，令人瞩目。

卷心菜中含有某种"溃疡愈合因子"，对溃疡有着很好的治疗作用，能加速创面愈合，是胃溃疡患者的有效食品。多吃卷心菜可增进食欲、促进消化、预防便秘。

卷心菜也是糖尿病和肥胖者的理想食物。

适用人群

由于卷心菜性平养胃，食用无所禁忌。

营养食谱

卷心菜是一道清淡爽口的家常菜，通常的烹饪方法虽然比较单一，但是除炒食外，也可做成酸辣、糖醋、酱爆等多种口味，或与海带丝、胡萝卜丝凉拌做成各色风味的凉菜，也可做成馅。

酸卷心菜

原料：卷心菜1000克，胡萝卜50克，苹果50克，盐10克，胡椒粉2克，小茴香3克，香叶1克，干红辣椒15克。

制法：①卷心菜（去老叶）和胡萝卜（刮皮）洗净，切成长3厘米、粗0.3厘米的丝，放入盆内，撒入盐、胡椒粉、干辣椒（洗净、去蒂和籽，并切段），揉搓均匀，腌至菜叶塌软；苹果洗净，切成小块；小茴香分成3份，用洁布包好。②锅置火上，放适量清水，下入小茴香包、香叶，滚煮10分钟左右即煮成茴香水。③取一洁净的容器（缸、盆均可），码入卷心菜和胡萝卜丝，共码3层，每层倒入适量茴香水，每层放13苹果和1个小茴香包，层层食，吃不完时，把容器放入冰箱保存。

功效：脆嫩酸鲜，开胃解腻。

黄瓜

黄瓜，原名胡瓜，这是因为它是西汉时从西域引进的。李时珍说："张骞使西域得种，故名胡瓜。"黄瓜的含水量为96%～98%，脆嫩清香，味道鲜美。

蔬菜市场上的黄瓜品种很多，但基本上是三大类型：一是无刺种，皮光无刺，色淡绿，吃口脆，水分多，是近年从国外引进的黄瓜品种；二是少刺种，果面光滑少刺（刺多为黑色），皮薄肉厚，水分多，味鲜，带甜味；三是密刺种，果面瘤密刺多（刺多为白色），绿色，皮厚，吃口脆，香味浓。这三类黄瓜，生食时口感不同。简单地说，无刺品种淡，少刺品种鲜，密刺品种香。

黄瓜虽然不甜，人们却爱把它当水果吃。

营养成分

黄瓜含水分、蛋白质、脂肪、碳水化合物、钙、磷、铁、胡萝卜素、硫胺素、核黄素、尼克酸、抗坏血酸。另含葡萄糖、鼠李糖、半乳糖、果糖等糖类和咖啡酸、绿原酸、多种游离氨基酸，以及挥发油等。

药用价值

性凉、味甘。

《本草纲目》中记载，黄瓜有清热、解渴、利水、消肿之功效。

黄瓜是一味可以美容的瓜菜，被称为"厨房里的美容剂"。它含有人体生长发育和生命活动所必需的多种糖类和氨基酸，含有丰富的维生素，经常食用或贴在皮肤上，可有效地对抗皮肤老化，减少皱纹的产生。如果因日晒引起皮肤发黑、粗糙，用黄瓜切片擦抹患处，有很好的改善效果。

黄瓜亦是很好的减肥品，它能加速肠道腐败物质的排泄，希望减肥的人要多吃黄瓜。黄瓜中含有一种叫"丙醇二酸"的物质，它能抑制碳水化合物在人体内转化为脂肪。但千万记住，一定要吃新鲜的黄瓜，而不要吃腌黄瓜，因为腌黄瓜含盐，反而会引起发胖。

黄瓜可以防止唇炎、口角炎，对牙龈损坏和牙周病的防治有一定功效，还能预防头发脱落和指甲劈裂。

黄瓜汁能调节血压，预防心肌过度紧张，可使神经系统镇静和强健，增强记忆力，还有降血糖的作用。

黄瓜头中含有一种叫葫芦素 C 的物质，具有明显的抗肿瘤作用。

黄瓜叶和藤部具有清热、利水、除湿、滑肠、镇痛等作用。

黄瓜霜具有治疗咽喉肿痛的作用。

适用人群

每天 1 根（100 克）。

黄瓜是糖尿病患者首选的食品之一。

黄瓜中维生素较少，因此常吃黄瓜时应同时吃些其他的蔬菜、水果。

鲜黄瓜中含有非常娇嫩的纤维素，既能加速肠道腐坏物质的排泄，又有降低血液中胆固醇的功能。因此，患有肥胖病、高胆固醇和动脉硬化的病人，常吃黄瓜大有益处。

由于黄瓜含有抗坏血酸氧化酶，生吃时会把维生素 C 破坏掉，最好是熟吃，或者在两餐之间生吃，以免造成其他蔬菜、水果等食物中的维生素 C 被破坏。另外，生吃前一定要将黄瓜洗净，以免引起肠道疾病。

营养陷阱

黄瓜当水果生吃，不宜过多，还要特别注意清洗干净。

有肝病、心血管病、肠胃病以及高血压的人不要吃腌黄瓜。

脾胃虚弱、腹痛腹泻、肺寒咳嗽者应少吃黄瓜。

营养食谱

黄瓜可生食，也可做成凉菜或炒熟食用，还可煮汤食用，亦可做馅等，另外，黄瓜还可以腌制成咸黄瓜、酸黄瓜食用。

酥炸黄瓜

原料：嫩黄瓜 300 克，鸡蛋 1 个，面粉 50 克，精盐、味精、胡椒粉、小苏打、花椒盐、植物油各适量。

制法：①将黄瓜消毒洗净，切去两头，用刀劈为两半，挖去瓜瓤，切成 4 厘米长、0.8 厘米粗的条。②锅内注入清水烧开后，放入黄瓜条烫一下捞出，装入碗内，撒上精盐、味精、胡椒粉拌匀。把鸡蛋磕入碗内，加入面粉、小苏打和适量清水调成糊。③炒锅置火上，倒入植物油，烧至六七成热时，将黄瓜条挂上蛋糊，分批投入油内，炸至发挺，微黄时捞出，待油温升高时，再入油复炸至金黄色，捞出沥去余油，装入盘内，撒上花椒盐拌匀即成。

功效：色泽金黄，外脆里嫩，清香可口，适用于减肥者。

糟腌黄瓜

原料：黄瓜 1000 克，新酒糟 9000 克，精盐 4000 克。

制法：①将黄瓜洗净后入缸，用 2000 克精盐兑入 2000 毫升水煮沸，泼洒在黄瓜上，待盐水凉时倒出再次煮沸，泼洒在黄瓜上，如此反复 3 ~ 4 次。将黄瓜取出用冷水洗净，摆放在室外干净的木板上露一夜。②将酒糟与 2000 克精盐拌合，一层黄瓜一层酒糟盐入缸，最后以酒糟盐封顶（要稍多一点），15 天后即成，可长期贮存。

南瓜

南瓜又称番瓜、倭瓜、金瓜、饭瓜，属葫芦科一年生草本植物，起源于美洲。此瓜很早就传入我国，广泛栽种、食用。在我国，南瓜既当菜又当粮。近年来，我国人民发现南瓜不但可以充饥，而且还有一定的食疗价值。于是，土味十足的南瓜也登上了大雅之堂，因此有"中国南瓜"之称。南瓜被誉为"特效保健蔬菜"和"最佳美容食品"，是慈禧太后食谱中的必备蔬菜。

营养成分

南瓜含有较丰富的维生素 A、B 族维生素、维生素 C，南瓜中维生素 A 的含量几乎为瓜菜之首。南瓜还含有丰富的矿物质，以及人体必需的 8 种氨基酸和儿童必需的组氨酸、可溶性纤维、叶黄素和磷、钾、钙、镁、锌、硅等微量元素。

药用价值

性温、味甘。

南瓜中含有丰富的果胶。当果胶与淀粉混合时，在肠道内可形成一种凝胶状物体，可提高胃内容物的黏度，使碳水化合物吸收减慢，减少肠道对营养物质的消化吸收，由此达到减肥的目的。

经国内外研究证明，南瓜可以有效地防治糖尿病、高血压及肝脏和肾脏的一些病变。能帮助肝、肾功能减弱的患者，增强肝肾细胞的再生能力。

南瓜中的果胶可以中和、清除体内重金属和部分农药，还能消除致癌物质——亚硝胺的突变作用，故有防癌、防中毒的作用。

南瓜中含有一种叫作"钴"的成分，食用后有补血作用。

南瓜可以调整糖代谢、增强肌体免疫力，还能防止血管动脉硬化。

南瓜还能促进胆汁分泌，加快胃肠蠕动，帮助食物消化。曾有报道说，常吃南瓜可以化掉胆结石。

南瓜可以保护胃肠道黏膜不受粗糙食物刺激，促进溃疡面愈合。

常吃南瓜，可使肌肤丰美，尤其对女性有美容作用。

适用人群

适用于中老年和肥胖者，每餐100克。

营养陷阱

南瓜要妥善保存，且存放时间不宜过长，否则瓜瓢就会通过进行无氧酵解产生酒精，食后易引起中毒。吃南瓜前一定要仔细检查，如果发现表皮有溃烂之处或切开后散发出酒精味等，则不可食用。

南瓜中含有一定量的糖，过多食用可引起血糖增高，糖尿病患者慎食。如果食用，可将南瓜制成南瓜粉，以便长期少量食用。

脚气、黄疸患者忌食。

南瓜最好不与羊肉同食。

营养食谱

民间食用方法很多，嫩瓜可切片，荤、素炒食，还可做汤、作馅料。老熟南瓜也可炒食，但多作煮食、蒸食、或煮熟捣烂拌面粉制成糕饼、面条等。老熟南瓜还可加工成南瓜粉、南瓜营养液，与糯米、红枣，加适量红糖煮制成南瓜粥，可治中气不足、神疲乏力等症。

油炸南瓜芝麻

原料：南瓜，植物油，面粉，鸡蛋，芝麻，柠檬汁，盐，胡椒粉，乳酪。

制法：①将250克南瓜内的种子去除干净（尽可能留下纤维），连皮切成4厘米角后闷煮，再压碎。②将南瓜搓成一口大小后，裹上面衣（面粉、蛋汁、芝麻），用180℃的热油予以油炸。③将适量的柠檬汁、盐、胡椒粉与6大匙的乳酪一起搅拌均匀即可制成酱汁。④将酱汁浇在炸后南瓜上即可。

南瓜小仓煮

原料：南瓜，小豆，白糖，酱油。

制法：将50克干小豆泡水煮成八分熟，再从汤汁中捞出小豆。将350克的南瓜切成3厘米角。在锅内逐一倒入小豆的汤汁，再加2大匙的白糖及2大匙酱油煮熟即可。

功效：此菜可用于感冒的治疗。

冬瓜

冬瓜别名白瓜、枕瓜，是夏秋季节的主要蔬菜。冬瓜原产于我国南部和东印度，我国栽培历史已有 2000 多年。冬瓜由于适应性好，易栽培，产量高，所以南北各地广泛栽培，成为很受市场欢迎的夏季蔬菜。

营养成分

冬瓜含腺嘌呤、葫芦巴碱、组氨酸、维生素 B、维生素 C、维生素 E、蛋白质、糖类、粗纤维、钙、磷、铁、胡萝卜素、尼克酸等。

药用价值

性微寒，味甘淡。

冬瓜有良好的清热解暑功效。夏季多吃些冬瓜，不但解渴消暑、利尿，还可使人免生疔疮。因其利尿，且含钠极少，所以是慢性肾炎水肿、营养不良性水肿、孕妇水肿的消肿佳品。

冬瓜含有多种维生素和人体必需的微量元素，可调节人体的代谢平衡。

冬瓜性寒，能养胃生津、清除胃火，使人食量减少，促使体内淀粉、糖转化为热能，而不变成脂肪。又由于冬瓜所含的丙醇二酸，能抑制碳水化合物在体内转化为脂肪。因此，冬瓜是肥胖者的理想蔬菜。

冬瓜有抗衰老的作用，久食可保持皮肤洁白如玉，润泽光滑，并可保持形体健美。《本草纲目》中讲，用冬瓜瓤煎汤洗脸、洗澡，可使人皮肤白皙有光泽。民间常把冬瓜仁捣烂，掺着蜂蜜调匀，涂擦面部，用以滋润皮肤。这种方法也可用于治疗雀斑。

适用人群

每天 60 克。

一般人都可以食用，肥胖者、维生素 C 缺乏者、妊娠浮肿、肾脏病水肿、肝硬化腹水、脚气、糖尿病、高血压、冠心病、癌症患者尤为适用。

冬瓜是一种解热利尿比较理想的日常食物，连皮一起煮汤，效果更明显。

营养陷阱

因冬瓜性寒，故久病不愈者与阴虚火旺、脾胃虚寒、易泄泻者慎食。

服滋补药品时忌食冬瓜。

癫痫病之人忌食。

营养食谱

冬瓜的吃法很多，适于烧、扒、熬汤等，还可用于制作蜜饯，无论清煮还是红烧，都可做成美味佳肴。

虾皮烧冬瓜

原料：冬瓜400克，虾皮8克，花生油20克，精盐6克。

制法：①将冬瓜削去皮，挖去子瓤洗净，切成菱形块，虾皮用温水稍泡洗净。②将炒锅置火上，放入油，热后投入冬瓜煸炒，然后加入虾皮和精盐，加少许水，调匀，盖上锅盖，烧透入味即成。

功效：口味香浓，适用于肥胖者食用。

冬瓜苡仁汤

原料：冬瓜（不去皮）500～1000克，苡仁50～100克。

制法：将冬瓜洗净切块，和苡仁一同放入锅中，加适量清水如常煮汤，可加糖或食盐调味，代茶饮用。

功效：适用于疮疖痈毒、湿疹脚气、小便黄赤短少等。

苦瓜

苦瓜，又叫癞瓜、凉瓜，具有特殊的苦味，但仍然受到大众的喜爱。这不单纯因为它的品味特殊，还因为它具有一般蔬菜无法比拟的神奇作用。苦瓜虽苦，却从不会把苦味传给"别人"，如用苦瓜烧鱼，鱼块绝不沾苦味，所以苦瓜又有"君子菜"的雅称。

营养成分

苦瓜含蛋白质、脂肪、糖类、钙、磷、铁、无机盐、维生素 B_1、维生素 C、胡萝卜素、粗纤维和苦瓜素等。苦瓜中维生素 B_1 含量居瓜类之首。苦味食物是维生素 B_{17} 的重要来源，而维生素 B_{17} 对癌细胞有较强的杀伤力。

药用价值

性寒，味苦。

苦瓜有降邪热、解疲乏、清心明目、益气壮阳之功效。鲜苦瓜泡茶饮，对中暑发热有一定疗效。

苦瓜汁中含有类似奎宁的蛋白成分，能增强巨噬细胞的吞噬能力，提高人体对疾病的抵抗力，临床上对淋巴瘤和白血病有效。苦瓜素经过体外实验证明，能使人的舌、喉、口腔底部，鼻咽部癌细胞的生长受到控制，故苦瓜对癌症具有预防和治疗作用。

苦瓜中的苦味一部分来自于它所含的有机碱，不但能刺激人的味觉神经，使人增进食欲，还可加快胃肠运动，有助于消化。

苦瓜中含有类似胰岛素的物质，可降低血糖，是糖尿病患者的理想食品。

苦瓜中大量的维生素 C 有助于增强人体的免疫功能。

在炎热夏季，儿童常会生出痱子，用苦瓜煮水擦洗，有清热、止痒，祛痱的功效。

适用人群

苦瓜是糖尿病患者理想的食物。

夏天宜适当多吃苦瓜。

吃苦瓜应适量。

营养陷阱

苦瓜含有奎宁，会刺激子宫收缩，引起流产，孕妇忌食。同时，苦瓜性寒，脾胃虚寒者不宜食用。

不要一次吃得过多。

营养食谱

苦瓜凉拌、炒食、煎汤、绞汁饮用皆可。

苦瓜茶

原料：鲜苦瓜数条，绿茶适量。

制法：①将苦瓜洗净，切为两段，去瓤，装满绿茶，再将两段拼起，用竹签插牢，把瓜挂在通风处阴干后切碎，装瓶备用。②每次取

10 克，放入保温杯中，沸水盖严浸泡 20 分钟，代茶频饮。

功效：适用于中暑发热、烦渴、小便不利等。

酱烧苦瓜

原料：苦瓜 500 克，熟植物油 50 克，甜面酱 30 克，葱段 20 克，白酱油和水淀粉各 10 克，精盐 4 克，味精 1.5 克，白糖 3 克，鲜汤适量。

制法：①将白色苦瓜洗净，削开后去瓤，切成 4 厘米长的段，投入烧沸的水内汆 3~4 分钟捞出，漂在清水中。葱洗净后切成段。②锅置中火上，放入植物油烧至七成热，倒入沥干水的苦瓜段炒匀，加入精盐、白酱油、白糖和甜面酱炒出香味，倒入适量的鲜汤烧至色黄时，撒入葱段和味精推转，用湿淀粉收浓汁，起锅盛入盘中即成。

丝瓜

丝瓜为葫芦科植物，又名天丝瓜、布瓜、吊瓜、天络瓜、缣瓜、絮瓜等。全国各地均有栽培。嫩丝瓜夏、秋季采收，老丝瓜冬季采收。

营养成分

丝瓜所含各类营养在瓜类食物中较高，所含皂甙类物质、丝瓜苦味质、黏液质、木胶、瓜氨酸、木聚糖和干扰素等特殊物质具有一定的特殊作用。

药用价值

性凉、味甘。

丝瓜有清暑凉血，解毒通便、祛风化痰、润肌美容、通经络，行血脉，下乳汁等功效。丝瓜络有清热，化痰、通络的功效。

丝瓜具有调节人体代谢、抗癌防癌的功效。

丝瓜中含有防止皮肤老化的维生素 B_1 和使皮肤白皙的维生素 C 等成分，能保护皮肤、消除斑块，使皮肤洁白、细嫩，是不可多得的美容佳品。丝瓜的美容价值早已为人熟知，丝瓜汁甚至被称为"美人水"，可见其功效不凡。

丝瓜子中的喷瓜素，具有强心和杀虫作用；丝瓜藤有化痰、止咳、平喘作用。

平时多吃丝瓜，对调理月经不顺有帮助。

适用人群

每餐 60 克左右即可。

月经不调者、身体疲乏者适宜多吃丝瓜。

营养陷阱

脾胃虚寒、大便溏薄者忌食。

营养食谱

丝瓜不宜生吃，可炒食或烧汤。

丝瓜汁水丰富，宜现切现做，以免营养成分随汁水流走。

烹制丝瓜时应注意尽量保持清淡，油要少用，可勾稀芡，以保留香嫩爽口的特点。

丝瓜瘦肉汤

原料：鲜丝瓜 250 克，猪瘦肉 200 克。

制法：将猪瘦肉洗净切成片，丝瓜切块。一同放入锅中，加适量清水如常煮汤，加精盐调味食用。

功效：适用于夏天暑热烦渴，内痔初期大便出血等。

丝瓜速溶饮

原料：经霜老丝瓜 1 条，白糖 100 克。

制法：将丝瓜洗净去籽切碎，加适量水煎煮 1 小时后去渣取汁，继续煎煮至汁稠粘时停火，加白糖粉搅匀装瓶，随时取 10 克，开水冲代茶服用。

功效：适用于急、慢性咽炎，喉炎，扁桃腺炎等。

茄子

茄子别名落苏，是为数不多的紫色蔬菜之一，也是餐桌上十分常见的家常蔬菜。它是茄科植物茄的果实，为一年生草本植物。

我国茄子类型、品种繁多，被认为是茄子的第二起源地，我国大面积栽培的茄子有两大类型：圆茄型，北方普遍栽培；长茄型，主要在南方栽培。

营养成分

茄子内含维生素 A、维生素 B、维生素 C、维生素 P 和脂肪、蛋白质、糖类及矿物质等。其中糖类的含量比番茄多 1 倍，矿物质多 2 ~ 3 倍，还含有多种生物碱。

药用价值

性凉，味甘。

中医认为，茄子入脾、胃、大肠经，有活血化瘀、清热消肿宽肠之效，适用于肠风下血、热毒疮痈、皮肤溃疡等。茄子对内痔便血有很好的疗效。

茄子具抗氧化功能，可防止细胞癌变，同时也能降低血液中胆固醇含量，预防动脉硬化，可调节血压，保护心脏。

茄皮中含有色素茄色甙、紫苏甙等，具有一定的生物活性，对人体有很好的保健作用。

茄子对痛经、慢性胃炎及胃炎水肿等也有一定治疗作用。

茄子有助于去除脸部雀斑，使皮肤白净。

适用人群

油炸茄子会造成维生素 P 大量损失，挂糊上浆后炸制能减少这种损失。

营养陷阱

茄子性凉，体弱胃寒的人不宜多吃。

老茄子，特别是秋后的老茄子含有较多茄碱，对人体有害，不宜多吃。

手术前吃茄子，麻醉剂可能无法被正常地分解，会拖延病人苏醒时间，影响病人康复速度。

营养食谱

茄子是夏秋季节主要蔬菜之一，食用方法多样，可凉拌、炒食、还可干制、酱渍，酱渍后品质极佳，清代曾作贡品。冬季吃茄子煲，芳香开胃、抗癌。紫皮茄子对高血压、咯血、皮肤紫斑病患者益处很大。

历代皇宫御膳房里做腌制蒜茄子的方法堪称一绝，其腌制蒜茄子的方法与老百姓的方法大不相同。原料就是茄子、蒜、盐。制法是：先将茄子洗净入锅蒸成几分熟，出锅晾凉，撕成条状，放在搪瓷盆子中；再把捣好的蒜泥加盐拌好混入搪瓷盆子中的茄子里，轻轻地搅拌均匀；最后放到瓷坛子里，用牛皮纸封好，放到36℃的地方，通常24小时后即可开封食用。

冰冻茄丁

原料：茄子2个，番茄汁50克，葱头25克，芹菜末25克，柠檬片25克，大葱25克，花生油50克。蜂蜜、白醋、胡椒粉、盐各适量。

制法：①将茄子洗净，去蒂，切成小方丁。炒锅上火，加花生油烧至五成热，放入茄丁炸熟成黄色，捞出，控油。②把芹菜末、葱末、葱头末放入炒锅内，炒至牙黄色，放番茄汁和茄丁，用温火煨10分钟。③放入白醋、蜂蜜、柠檬、胡椒粉等调味料，再煨10分钟，翻炒均匀，收浓汤汁，放盐拌匀，出锅后晾凉，放入冰箱冷藏。

鱼香茄煲

原料：长茄子500克，猪肉丝50克，泡红椒末、酱油和辣油各25克，葱末、蒜末、料酒、豆瓣酱、湿淀粉各15克，姜末、白糖各10克，干红椒末、醋各5克，味精4克，色拉油100克（实耗约50克）。

制法：①将茄子去蒂后切成7厘米长的段，再顺长一剖为二或一剖为四，切成条状。

锅置火上，放油烧至四成热，投入茄条炸约20秒钟，捞出茄条并沥干油，用手勺揿一下茄条压出余油。②锅中留油少许，置火上烧热，放入猪肉丝及豆瓣酱、泡红椒末、干红椒末、葱末、姜末和蒜末煸出香味，加入料酒、水250毫升、酱油、白糖及茄条，用微火烧至汤汁将干，加入醋与味精，用湿淀粉勾芡，起锅盛在煲中，淋入辣油，炖滚上桌。

西红柿

西红柿又名番茄、洋柿子、洋辣子、番李子，为1~2年生草本植物。枝叶丰茂，开黄色小花，果实会随着生长时间的增长，而渐渐由深绿色转为鲜红色，柔软多汁，十分惹人喜爱。

西红柿原产于南美洲的安第斯山脉一带，它真正为中国大众所接受，成为中国菜园里的一种主要蔬菜，不过是近半个世纪的事。

蔬菜市场上的西红柿主要有两类。一类是大红西红柿，糖、酸含量都很高，味浓；另一类是粉红西红柿，糖、酸含量都低，味淡。如果要生吃，应当买粉红的，因为这种西红柿味淡，生吃最好。要熟吃，应尽可能地买大红西红柿，这种西红柿味道浓郁，烧汤和炒食风味都好。

营养成分

西红柿含有维生素 B_1、维生素 B_2、维生素 B_6、维生素 A、维生素 C、维生素 D、维生素 P 等，其中维生素 C 的含量为苹果的三至四倍。

药用价值

性微寒，味甘酸。

中医认为，西红柿入肝、脾、肾经脉，可养颜美容、消除疲劳、增进食欲。

西红柿含有维生素 C，有生津止渴，健胃消食，凉血平肝，清热解毒，降低血压之功效，西红柿多汁，可以利尿，因此对高血压、肾脏病人有良好的辅助治疗作用。

西红柿除对前列腺癌有预防作用外，还能有效减少胰腺癌、直肠癌、喉癌、口腔癌、肺癌、乳腺癌等癌症的发病危险。它独特的抗氧化能力，能清除自由基，保护细胞，使脱氧核糖核酸及基因免遭破坏，从而阻止癌变进程。

适用人群

每天吃 2~3 个，便可满足日常需要。

要想多摄取番茄红素，可以将西红柿做菜食用；将西红柿切碎或和橄榄油一起烹调也很好。把西红柿煮熟，有益于心脏健康并可提高抗癌效果。

烧煮时稍加些醋，则能破坏其中的有害物质番茄碱。

营养陷阱

由于西红柿含有大量的胶质、果质、柿胶酚等成分，这些成分易与酸性物质起化学反应，并结成不易溶解的块状物质，这种物质会把胃的出口处堵住，胃内压力升高而引起胃扩张，发生腹痛等症状。所以番茄不宜空腹时食用。

手术前不能吃西红柿，否则麻醉剂就可能无法被正常地分解，会拖延病人苏醒的时间，进而影响到病人的康复速度。

急性肠炎、菌痢及消化道溃疡活动期病人不宜食用。

青色未熟的西红柿不宜食用。

烹调时不宜久煮。

营养食谱

番茄的食用方法很多，既可以洗净当水果生吃，也可以经过烹调，做成各种菜肴，还可以做成各种汤羹；既可与别的菜、蛋一起烹制，也可单独成盘；既可加糖做成甜食，也可加盐做成咸食。还可以加工成蕃茄汁和蕃茄酱，长期保存，随时供食用。

西红柿中的番茄素和蛋白质结合在一起，周围有纤维素包裹，只有加热后才能释放出来。所以生食番茄起不到抗癌的效果。最好的食用方法是：西红柿炒鸡蛋；西红柿鸡蛋汤等。

牛奶西红柿

原料：鲜牛奶200毫升，西红柿250克，鲜鸡蛋3枚。

制法：先将西红柿洗净，切块待用；淀粉用鲜牛奶成汁，鸡蛋煎成荷包蛋待用；鲜牛奶汁煮沸，加入西红柿、荷包蛋煮片刻，然后加入精盐、白糖、花生油、胡椒粉调匀即成。

功效：鲜美可口，营养丰富，具有健脾和胃、补中益气之功效，适用于年老体弱、脾胃虚弱者。

西红柿炒肉片

原料：精肉、西红柿各200克，菜豆角50克，葱、姜，蒜各适量。

制法：①先将猪肉切成薄片，西红柿切成块状；菜豆角去筋，洗净，切成段状。②炒锅放油适量，上火烧至七成热，先下肉片、葱、姜、蒜煸炒，待肉片发白时，再下西红柿、豆角、盐略炒，锅内加汤适量，稍焖煮片刻，起锅时再加味精少许，搅匀即可。

功效：有健胃消食、补中益气的功效，对于脾胃不和、食欲不振患者尤为适宜。

莲子

莲子别名藕实、莲蓬子，是莲的种子，椭圆形，乳白色，可食用也可药用，具有滋补作用。

"低头弄莲子，莲子清如水"，莲子不仅是美食，而且具有美好象征意义，常在文人墨客的笔下出现。人们食用莲子有着很久远的历史，在挖掘湖南长沙马王堆汉墓时，就发现用以食用的莲子。洞庭湖一带的莲子是进贡给汉高祖刘邦的"贡莲"，金代诗人张楫品尝"心清犹带小荷香"的新白莲后，曾发出"口腹累人良可笑，此身便欲老湖湘"的感叹。

营养成分

莲子含有大量的淀粉、蛋白质、维生素 B、维生素 C、脂肪、碳水化合物及钙、磷、铁等多种营养物质。

药用价值

性平，味甘涩。

莲子具有益心固精、补脾止泻、益肾固精、养心安神等功效。脑力劳动者常吃，可增强记忆力，提高工作效率。中老年人、体虚、失眠、食欲不振及癌症病人更宜食用。

莲子芯性凉味苦，有清火，降压，止汗，养神的作用。对高血压头昏，心烦失眠，梦遗滑精和盗汗等均具疗效。

莲子芯中所含的莲心碱有平静性欲之功，对性欲亢进者有效。因此，对男子更年期心肾不交，性欲亢进，阴茎易举者，食之颇为有效。

营养陷阱

变黄发霉的莲子不要食用。莲芯味苦，研末后吞食较好。

莲子是滋补之品，便秘和脘腹胀患者忌用。

营养食谱

莲子的食用方法很多，可泡茶饮，也可煮粥，煲汤，做菜食用等。

银耳莲子汤

原料：银耳、莲子、冰糖适量。

制法：银耳洗净，在冷水中浸泡一夜，放入锅中，加清水适量。用武火将银耳煮沸，加入除过心的莲子，用文火煮至银耳熟透，加入冰糖即可食用。

功效：可用作饭后甜汤，夏季可冰镇后食用，对高血压病有较好疗效。

莲子粥

原料：嫩莲子，粳米适量。

制法：将嫩莲子发胀后，在水中擦去表层，抽去莲心，冲洗干净后放入锅内，加清水在火上煮烂，备用。将粳米淘洗干净，放入锅中加清水煮成薄粥，粥熟后掺入莲子，搅匀，趁热服用。

功效：空腹吃或当饭吃都可以，健脾补肾。适用于脾虚食少、乏力、肾虚带下、尿频、遗精、心虚失眠、健忘、心悸等症。可为病后体弱者之保健膳食。

青椒

青椒又叫甜椒、菜椒、大椒、灯笼椒、柿子椒，是一年生或多年生草本植物。它的特点是果实较大，辣味较淡或根本不辣，作为蔬菜食用而不是作为调味料。

青椒由原产中南美洲热带地区的辣椒演化而来，经长期栽培进化和人工选择，使果实体积增大，果肉变厚，辣味消失。中国于100多年前引入，现在全国各地普遍栽培。

青椒翠绿鲜艳，新培育出来的品种还有红、黄、紫等多种颜色，因此不但能自成一菜，还被广泛用于配菜。

营养成分

青椒主要含有维生素 A、维生素 B、维生素 C、维生素 E、维生素 K，钙、磷、钾等矿物质，胡萝卜素，膳食纤维等。

药用价值

性热，味辛。

青椒位列 20 种公认的减肥蔬菜之中，青椒特有的味道和所含的辣椒素，有刺激唾液和胃液分泌的作用，能增进食欲，帮助消化，促进肠蠕动，防止便秘。

青椒对减少皮肤皱纹、维持皮肤弹性和保持皮肤丰润有一定效果，尤其对 35 岁以上的女性朋友，美容效果会更好。

若想拥有一头乌亮的头发，可饮用青椒汁。青椒汁含丰富的矽，这是头发及指甲所需的养分。

青椒有温中下气、散寒除湿的功效，一般人都会感到，吃了青椒会心跳加快，皮肤血管扩张，觉得浑身热乎乎的。

青椒能增强人的体力，缓解因工作、生活压力造成的疲劳。

青椒可以防治坏血病，对牙龈出血、贫血、血管脆弱有辅助治疗作用。

适用人群

每餐 2 个（60 克）。

为了保持青椒碧绿脆嫩的特色，素炒青椒，不要用酱油，如果用酱油，菜色就会变暗，味道也不清香。要用急火快炒，使能保持其原来的色味。

营养陷阱

一次不宜吃得过多。

辣味重的青椒容易引发痔疮、疮疥等炎症，故辣的青椒要少吃。

营养食谱

青椒鱼泥

原料：青椒 2 个，白鱼 100 克，葱末、姜汁、酒、盐、太白粉少许，沙拉油、辣椒酱适量。

制法：①将青椒纵切为二之后，取出种子。将白鱼和姜汁、酒、盐、葱末搅拌均匀，再以太白粉稍微混合后塞入青椒内。②将沙拉油热锅，将青椒炸到酥脆后，再搭配辣椒酱一起食用。

食用菌

野生食用菌是大自然赐给人类的美味佳肴，它味道鲜美，肉质细嫩，自古以来就被人们视为食用佳品。

第二次世界大战末期，美国向日本长崎、广岛投放了原子弹后，所有植物基本绝迹，只有一种植物顽强地继续生长，这就是被称为"植物之王"的松茸。

战后，日本科学家对菌类植物尤其是松茸进行了研究，发现它们具有超强的抗辐射性能和很强的抗癌功能。于是一股强劲的食用野生菌热在日本兴起。

近年，我国人民也逐渐认识到菌类的价值。这些没有受过任何污染的纯天然食品进入了寻常百姓家，成为人们的日常食品。

黑木耳

黑木耳又称耳子、木蛾、树鸡、云耳，黑菜，是生长在朽木上的一种食用菌，因其颜色淡褐、形似人耳而得名。黑木耳质地柔软，味道鲜美，营养丰富，可素可荤，不但为中国菜肴大添风采，而且能养血驻颜，祛病延年。

黑木耳营养丰富，有"素中之荤""菌中之花"的美誉，其营养价值可与动物性食物相媲美，与菇类并称"最佳菌类"。早在汉朝《神农本草经》中，就已有关于黑木耳药用的记载。多年来人们积累了保存木耳的有效方法，把它干制后长年保存。

营养成分

黑木耳含蛋白质、脂肪、糖类和钙、铁等物质和胡萝卜素、烟酸、维生素、维生素 B_2、磷脂、甾醇等多种营养素，还含有对人体有益的植物胶质。

药用价值

性平，味甘。

黑木耳有排毒解毒，清胃涤肠、凝血止血等功效。

黑木耳是一道极佳的天然补血蔬菜。它含铁量极高，为各种食物含铁量之冠，是猪肝的7倍多，常吃黑木耳能养血驻颜，令人肌肤红润，容光焕发，并可防治缺铁性贫血。

木耳中含有一种多糖体物质，对癌细胞起中解性作用，并有免疫特性。癌症病人具备了这种多糖体以后，体内蛋白的组成成分有显著的增加，从而增加了机体免疫功能。

黑木耳有帮助消化纤维类物质的特殊功能，对无意中吃下的难以消化的头发，谷壳、木渣、沙子，金属屑等异物有溶解与溶化作用。因此，它是矿山、化工和纺织工人不可缺少的保健食品。黑木耳中的胶质可把残留在人体消化系统内的灰尘，杂质吸附集中起来排出体外，从而起到清胃涤肠的作用。

黑木耳含有维生素 K，能减少血液凝结成块，预防血栓等症的发生。吃黑木耳后，血液变稀，人就不容易得脑血栓，老年痴呆，也不容易得冠心病。

黑木耳对胆结石，肾结石等内源性异物也有比较显著的化解功能。

适用人群

干木耳烹调前宜用温水泡发，泡发后仍然紧缩一起的部分不宜吃。

黑木耳不可不食，但又不可多食，特别是孕妇、儿童食用时更应控制数量。

营养陷阱

鲜木耳有一种卟啉性物质，食后能使人脸部浮肿，手足发水泡，面、颈部出现鲜红色丘疹、鼻涕、眼泪分泌增多、呼吸急促。植物日光性皮炎又称蔬菜皮炎，是一种光感性疾病，食用鲜木耳后被太阳一照射即会发病。干制木耳毒性物质已消失，食用时很安全，所以不要食用鲜木耳。

虚寒溏泻者慎食。

营养食谱

黑木耳食用方法很有讲究，一般炒食不易被人体消化吸收。最理想法是将黑木耳洗净后，用温水泡发24小时，去除杂质。先用旺火煮沸，再改用文火耐心烧煮4小时左右。黑木耳发酥，汤变浓，用筷子或汤匙舀起时，汤呈线状流下为佳，然后加入适量红枣，等红枣煮熟后，冷却食用，最好不放糖。

木耳炖豆腐

原料：水发木耳100克，豆腐500克。

制法：将已发的木耳去杂洗净，撕成小片。将豆腐切成片。锅内油热后，投入葱姜煸香，加入豆腐、木耳、精盐、白糖、味精和适量水，武火烧沸后，改文火炖至入味即成。

功效：可作为高血压、血管硬化、便秘等病症的食疗菜肴。

木耳清蒸鲫鱼

原料：水发木耳 100 克，水发香菇 2 只，鲜鲫鱼（洗好理净）250 克。

制法：将已发的木耳去杂洗净，撕成小片。香菇去蒂洗净撕片。将鲜鱼放入碗中，加入姜片、葱段、料酒、白糖、精盐、猪油，上覆以木耳，香菇片，上笼蒸半小时即成。

功效：可作为久病体虚、气血不足、乳汁不下、脾虚水肿、小便不利等病症的食疗菜肴。

银耳

银耳，别名白木耳、银耳子，质量上乘者称为"雪耳"，半透明，柔软有弹性，形似菊花形、牡丹形或绣球形，营养价值非常高，被人们誉为"菌中明珠"。银耳既是名贵的滋补佳品，又是扶正强壮之补药。历代皇家贵族将银耳看作是"延年益寿之品""长生不老良药"。

营养成分

银耳含蛋白质、脂肪、碳水化合物、维生素 B_1、维生素 B_2、钙、磷、铁等。银耳所含银耳多糖能提高机体免疫功能。

药用价值

性平，味甘。

银耳是一味滋补良药，滋润而不腻滞。具有补脾开胃、益气清肠，安眠健胃、补脑、养阴清热、润燥之功，对阴虚火旺不受参茸温补的病人是一种良好的补品。

银耳多糖是银耳的最主要的活性成分，对老年慢性支气管炎、肺源性心脏有显著疗效，还能保护肝脏和提高肌体对核辐射的防护能力，促进蛋白质和核酸的合成及抗癌、抗衰老等。是一种延年益寿的滋补食品。因富含硒等矿物质，银耳还可增强机体抗肿瘤的免疫能力，还能增强肿瘤患者对放疗、化疗的耐受力。

银耳富含维生素 D，能防止钙的流失，对生长发育十分有益。

银耳富有天然植物性胶质，加上它的滋阴作用，长期服用可以润肤，并有祛除脸部黄褐斑，雀斑的功效。

银耳的粗纤维有助胃肠蠕动，减少脂肪吸收，故有减肥作用。

适用人群

每餐 15 克。

银耳宜用开水泡发，泡发后应去掉未发开的部分，特别是那些呈淡黄色的东西。

银耳食用前必须浸泡 3～4 个小时，要勤换水，这样才能把残留的二氧化硫清除掉。将银耳熬成羹汤，滋补效果最佳。

营养陷阱

食用变质银耳会发生中毒反应，严重者会有生命危险。

冰糖银耳含糖量高，睡前不宜食用，以免血黏度增高。银耳能清肺热，故外感风寒者忌用。

营养食谱

银耳每次 10～30 克，水发后炒食、煎汤食用均可。

银耳鹌鹑蛋

原料：银耳 12 克，鹌鹑蛋 10 个，冰糖适量。

制法：水发银耳置容器内加水、蒸透。将鹌鹑蛋放入冷水锅内煮开，捞出，放入冷水中，剥去外壳。将冰糖和清水烧开后放入银耳、鹌鹑蛋，撇去浮沫即成。

功效：可作为滋补食品常用，亦可为久病体弱、心悸、失眠、头晕目眩、血管硬化、营养不良等病症的辅助食疗。

银杞明目汤

原料：银耳 15 克，枸杞 15 克，鸡肝 100 克，茉莉花 24 朵，料酒、姜汁、食盐各适量。

制法：①将鸡肝洗净，切成薄片，放入碗内，加料酒、姜汁、食盐拌匀待用。银耳洗净，撕成小片，用清水浸泡待用；茉莉花择去花带，洗净，放入盘中；枸杞洗净待用。②将锅置火上，放入清汤，加入料酒、姜汁、食盐和味精，随即下入银耳、鸡肝、枸杞烧沸，撇去浮沫，待鸡肝刚熟，装入碗内，将茉莉花撒入碗内即成。

功效：补肝、益肾、明目、美颜，适用于阴虚所致的视物模糊、两眼昏花、面色发黄等。

竹荪

竹荪又名竹笙、竹菌、竹参、仙人笠、网纱菇,植物鸡,是长在竹类根部上的一种食用菌,名列"四珍"(竹荪、猴头、香菇、银耳)之首。竹荪原为野生植物,产量稀少,近年来已有人工栽培,主要产地在四川、云南、广东、广西、湖北等省份。竹荪菌的种类世界上已知的有10种,我国已知的有6种,通常供食用的仅3种:长裙竹荪,短裙竹荪,红托竹荪。

竹荪脆嫩爽口,食味佳美,香气浓郁,别具风味。它具有一种独特的清鲜风味,能够使菜、汤味道愈发鲜美。竹荪具有延长汤羹等食品存放时间,保持菜肴鲜味不腐不馊的奇特功能。

营养成分

竹荪干品中蛋白质含量占竹荪干重的 13%～17%,竹荪还富含多种维生素和微量元素。

竹荪是一种高蛋白,低脂肪的保健食品,所含 16 种氨基酸中,谷氨酸高达 1.76%,比任何一种食用菌都高。

药用价值

性凉,味甘。

竹荪的抗癌活性远优于冬虫夏草,香菇等抗癌菌类食物。竹荪素制品将成为今后重要的抗癌药物。

竹荪是护肺的高手,常吃可以清嗓、治咳嗽。

竹荪具有解腻助消化的作用,对于增强脾胃消化功能有很大的裨益。

竹荪的有效成分可补充人体必需的营养物质,提高机体的免疫抗病能力。

竹荪属生理碱性食品,能调整中老年人的血酸和脂肪酸,长期食用有降低高血压的作用。

竹荪能够保护肝脏,减少腹壁脂肪的积存,有"刮油"的作用,从而产生降血压、降血脂和减肥的效果。对高胆固醇患者有一定疗效。

适用人群

竹荪在烹制前，需用冷水洗净，剪去有真味的菌盖和菌托。干竹荪烹制前先用冷水洗净杂质，再用盐水泡发，并剪去菌盖头（封闭的一端），否则会有怪味。

营养陷阱

腹泻者不宜食竹荪。

竹荪性凉，脾胃虚寒之人不要吃得太多。

在众多的竹荪品种中，有一种黄裙竹荪，也叫杂色荪，只是菌裙的颜色为橘黄色或柠檬黄色，这种黄裙竹荪有毒，不可食用。

营养食谱

竹荪银耳汤

原料：干竹荪（以白色者为佳）10克，银耳5克，冰糖20克。

制法：用冷水将竹荪、银耳分开泡发，摘脚去泥洗净。将竹荪切成长段，混合银耳用开水氽洗。将冰糖置锅中用水溶化，撇去浮沫，倾入竹荪、银耳煮熟，装碗即成。

功效：清心明目，滋阴养肾，止咳润肺，提神益气，润肤，解除肌肉疲劳。

草菇

草菇，亦称包脚菇、兰花菇。由于清代曾为宫廷贡品，也有叫它贡菇的，原产中国，所以外国人把草菇叫做"中国蘑菇"。草菇肉质脆嫩，味道鲜美，香味浓郁，素有"放一片，香一锅"之美誉。草菇幼时黑色，后变成鼠灰色乃至白色。草菇问世的历史较短，清朝才出现但问世不久就进贡皇家，充作御膳。据说慈禧对它十分喜欢。

营养成分

草菇的蛋白质含量比一般蔬菜高好几倍，是国际公认的"十分好的蛋白质来源"，并有"素中之荤"的美名。

药用价值

性凉，味甘。

传统医学认为，草菇无毒，能益脾补气，清热解暑，对夏季暑热烦躁、体虚气弱及高血压患者均比较适合。草菇还能消食祛热，滋阴壮阳，增加乳汁，促进创伤愈合，护肝健胃。

草菇含有大量维生素 C，能促进人体新陈代谢，提高机体免疫力，有效对抗坏血病。另外，多吃草菇还有改善脑功能、提高智力的作用。

草菇含有 8 种人体必需的氨基酸，生物学价值高，有助于降低胆固醇，提高肌体免疫能力。

草菇具有解毒作用，如铅、砷、苯进入人体，可与其结合，形成抗坏血元，随小便排出。

适用人群

一般人都可以食用。它是糖尿病患者的良好食品。每餐约 20 克。

营养陷阱

无论鲜品还是干品都不宜浸泡时间过长。

营养食谱

适于做汤或素炒。

香菇

香菇又称香蕈，香菌、冬菇。木腐性伞菌。香菇是菌类中最好的蘑菇，素有"植物皇后"之称。它不仅味道鲜美，香气沁人，而且营养丰富，也是人们钟爱的美味之一。

香菇在我国历史悠久，分布广，明时曾为著名的"宫廷贡品"，现早已成为中国人餐桌上的家常美味菜肴。香菇是菌类中的"灵芝草"，刘伯温在《多能鄙事》中记载的健美延年之佳品，自古以来被誉为"仙家之珍品"，近年被美国科学家称为"抗癌新兵"。

营养成分

香菇中含有许多营养物质。每 100 克香菇中，含蛋白质 12～14 克，碳水化合物 59.3 克，钙 124 毫克，磷 415 毫克，铁 25.3 毫克，以及多种维生素，主要活性物质为香菇多糖、天门冬素、腺嘌呤、三甲胺、半纤维素、甘露醇等。干香菇水浸物中含组氨酸、谷氨酸、丙氨酸等多种氨基酸及胆碱、麦角甾醇等。新鲜的香菇含分解核酸的酶，水解核酸产生嘌呤等成分。

药用价值

性平，味甘。

《本草求真》中说："香蕈，食中佳品大能益胃助食。中虚服之有益。"故香菇对气虚头晕、贫血、白血球减少，自身抵抗力下降等都具食疗效果。

经临床和动物实验证明，香菇还具有降低血清胆固醇作用。于是对高脂血症，高血压、糖尿病也有非常好的疗效。

香菇中所含的香菇多糖具有增强肿瘤患者的抗体免疫功能，从而能治疗或缓解肿瘤病人的病情。

日本名古屋大学万谷教授发现，香菇所含的特殊氨基酸，能使患者尿蛋白显著下降，是急慢性肾炎、尿蛋白症的食疗佳品。临床资料表明，香菇可治疗多种肾脏疾病，且无不良反应。

香菇含有丰富的维生素 D，能促进钙、磷的消化吸收，有助于骨骼和牙齿的生长。

多吃香菇，对于预防感冒等疾病有一定帮助。

香菇中所含微量元素及丰富的维生素 B_2、维生素 D 及维生素 A，都是美容养颜、护发养发的好原料。能促进血液循环，抑制黑色素，滋养皮肤，是健美中的佳品。

腹壁脂肪较厚的患者多吃香菇，有一定的减肥效果。

适用人群

适合所有人食用，每次 4~8 朵即可。

发好的香菇要放在冰箱里冷藏才不会损失营养。

泡发香菇的水不要丢弃，很多营养物质都溶在水中。

营养陷阱

长得特别大的鲜香菇不要吃，因为它们多是用激素催肥的，大量食用可对机体造成不良影响。

营养食谱

香菇营养价值很高，菌盖和菌柄都很肥嫩，油性也大，所以可以单独食用，也可与鸡鸭鱼肉相配。香菇可以通过炒、烧的方法烹调出美味菜肴，也可通过煮、炖的方法熬出鲜美可口的汤喝。

炸香菇

原料：香菇 100 克，鸡蛋 1 个，面粉 30 克，面包渣 100 克，豆油 500 克，精盐、胡椒粉各适量。

制法：①用温水洗去香菇的杂质，用冷水浸泡 2 小时，剪去菌根，洗净泥沙，挤净浮水，拌入精盐、胡椒粉，两面沾上面粉。②锅内倒入油，将沾面粉的香菇放入打散的鸡蛋里浸一下，滚上面包渣，逐个放入五成热的油中炸透，呈金黄色时捞出即成。

油焖香菇

原料：水发香菇 200 克，植物油 40 克，葱、姜末、精盐、酱油、白糖、辣椒粉、味精，泡香菇的清液、红烧肉的浮油汤，湿淀粉、香油各适量。

制法：①将香菇洗净去蒂后切成块，在水中泡一会儿。②锅置火上，放入植物油烧至六成熟，将葱和姜末炒出香味，加入香菇、精盐、酱油、白糖、辣椒粉、红烧肉的浮油汤，味精和泡香菇的清液炒匀，盖上锅盖，焖烧至汤汁略稠，用湿淀粉勾芡，淋入香油，颠翻几下，再撒点葱末即成。

功效：菜色如柠檬，鲜甜咸辣，香气扑鼻，补气益正。

金针菇

金针菇，别名毛柄金钱菇、金菇、毛柄金钱菌、朴菇等。其菌盖小巧细腻，呈黄褐色或淡黄色，干部形似金针，故名金针菇。金针菇的菌肉呈白色，较薄，菌柄黄褐色，是菇类中的"蛋白质库"。它广泛分布于亚洲、欧洲和北美等国。

营养成分

金针菇具有较高的营养价值，含有蛋白质、脂肪、碳水化合物、胡萝卜素、多种矿物质、多种氨基酸和核酸。金针菇含有的人体必需氨基酸成分较全，其中赖氨酸和精氨酸含量丰富。从金针菇分离出的多糖类物质、粘多糖等能增强免疫功能，促进抗体的合成，诱导干扰素的产生。

药用价值

性平，味甘。

金针菇是一种高钾低钠食品，经常食用，不仅可以预防和治疗肝脏疾病及胃、肠道溃疡，而且有利于改善高血压、肥胖症。

金针菇中含锌量比较高，可促进儿童智力发育和健脑。它在日本等许多国家被誉为"益智菇"和"增智菇"。

金针菇还可抑制血脂升高，降低胆固醇，防治心脑血管疾病。

食用金针菇具有抵抗疲劳、抗菌消炎，清除重金属盐类物质、抗癌、抗肿瘤的作用。

金针菇可以改善病况及女性内分泌。促进皮肤嫩滑，有美容养颜的功效。

适用人群

每餐 20 ~ 30 克。

适合气血不足、营养不良的老人和儿童。

经常食用金针菇，才会有明显的减肥效果。

营养陷阱

金针菇宜熟食，不宜生吃，变质的金针菇不要吃。

脾胃虚寒者金针菇不宜吃得太多。

营养食谱

鲜金针菇每次 50 ~ 100 克，凉拌、炒食、煎汤食用均可。

金针菇炖土鸡

原料：金针菇 100 克，土鸡 250 克。

制法：将土鸡内脏去之，洗净入沙锅中加水炖至九成熟，再入金针菇，待菇煮熟即可起锅食用。

功效：具有补益气养血的功效，适用于体虚气血不足。

金针菇炖鳗

原料：鲜金针菇 150 克，鳗鱼 400 克。

制法：将金针菇洗净切段。将金针菇、鳗鱼、精盐、料酒、适量清水加入炖盅中，上笼蒸至鱼肉熟透，出笼淋上麻油即成。

功效：可作为久病体虚、气短乏为、消瘦，癌症等病症的食疗菜肴，常人食之可健身增力。

平菇

平菇为真菌门侧耳科植物侧耳的子实体，又名冻菌、北风菇、蚝菌、元菌等，产于河北、吉林、辽宁、山西、湖南、湖北、云南等省，现已大量人工栽培。

营养成分

100 克干平菇中含有蛋白质 25.3 克，脂肪 4 克，糖类 30.7 克，膳食纤维 30.7 克。100 克干平菇中含有维生素 B_6 41.3 毫克，维生素 C 53.3 毫克。平菇中氨基酸的种类也十分丰富，经测定，它含有 17 种氨基酸，其中人体所必需的 8 种氨基酸它都含有。

药用价值

性温，味甘。

平菇含有多种养分及菌糖、甘露醇糖、激素等，可以改善人体新陈代谢，有增强体质、调节植物神经功能等作用，故可作为体弱病人的营养品，对肝炎、慢性胃炎、胃和十二指肠溃疡、软骨病等都有疗效，对降低血胆固醇和防治尿道结石也有一定效果，对女性更年期综合症可起调理作用。

平菇具有较好的医疗价值，是制作"舒筋散"的原料之一，有追风散寒、舒筋活络的作用，可治腰腿疼痛，手足麻木、经络不适等症。

平菇还含侧耳毒素和蘑菇核糖核酸，经药理证明有抗病毒的作用，能抑制病毒素的合成和增殖。

平菇含有抗肿瘤细胞的多糖体，对肿瘤细胞有很强的抑制作用，且具有免疫特性。

适用人群

每餐 100 克。

消化系统疾病、心血管疾病患者及癌症患者适宜食用，体弱者、更年期女性也适宜食用。

平菇口感好，营养高，不抢味，但鲜品出水较多，易被炒老，须掌握好火候。

营养陷阱

外感不适者慎食。

营养食谱

鲜平菇每次 50 ~ 100 克，可炒，可煮，还可做汤，即可单独作菜，也可当成佐料。

平菇炖豆腐

原料：鲜平菇 200 克，豆腐 400 克。

制法：①将平菇去杂质洗净，撕成小片；豆腐煮后，切成小方块。②砂锅内放豆腐、平菇、精盐、料酒、酱油，注入适量清水，炖至入味，加入味精，淋上麻油即成。

功效：可作为高血压、高血脂、动脉硬化、癌肿等病的食疗菜肴。

平菇三鲜汤

原料：鲜平菇 150 克，榨菜 10 克，猪肉片 50 克，菠菜 5 棵。

制法：①将平菇去杂洗净切片，榨菜切片，菠菜洗净，肉片入沸水锅焯透，捞出待用。②炒锅注入清水适量，投入平菇、榨菜烧沸，后放菠菜、肉片、精盐、酱油、烧沸后装入容器，淋上猪油即成。

功效：可作为胃、十二指肠球部溃疡、高血脂、癌症等病的食疗菜肴。

猴头菇

猴头菇又名猴头、猴头菌、刺猬菌、山伏优菌、花菜菌、对脸蘑、阴阳蘑等，因外形酷似小猴子的头而得名。

猴头菇是鲜美无比的山珍，菌肉鲜嫩，香醇可口，有"素中荤"之称。自古以来就有"山珍猴头，海味燕窝"，它与熊掌、海参、鱼翅齐名，被列为中国传统的"四大名菜"之一，明清时期被列为"贡品"。它有很好的滋补作用，民间谚语有"多食猴头，返老还童"之说。

营养成分

猴头菌的营养成分十分丰富，是食物中的珍品。猴头菌含蛋白质、脂肪、碳水化合物、维生素 B_1、维生素 B_2、钙、铁等，其所含蛋白质由 16 种氨基酸组成，其中有 7 种是人体必需的氨基酸。

药用价值

性平，味甘。

现代医学研究发现，猴头菇能抑制癌细胞中遗传物质的合成，从而可以预防消化道癌症和其他恶性肿瘤。对胃溃疡，十二指肠溃疡，胃炎等消化道疾病的疗效令人瞩目。

猴头菇中含有的不饱和脂肪酸、有利于血液循环，能够降低胆固醇、甘油三酯，以调节血脂，是高血压，心血管疾病患者的理想食品。

猴头菇经过蒸煮于睡前食用，对患有气管、食道及平滑肌组织疾病的患者有保健作用，可安眠平喘，增强细胞活力和抵抗力。

猴头菇有提高机体免疫力的功能，可以延缓人体衰老。

适用人群

老少皆宜。有心血管疾病、消化系统疾病和患有咳喘的人均可食用。干猴头菇每次 20 克。

食用猴头菇要经过洗涤、涨发、漂洗和烹制四个阶段，使猴头菇软烂如豆腐时，其营养成分才能完全析出。

营养陷阱

感冒咳嗽患者慎食。

营养食谱

猴头菇每次 10～30 克，炒食、煎汤食用均可。

黄芪猴头汤

原料：猴头菇 150 克，黄芪 25 克，鸡肉 300 克。

制法：①猴头菇水发后切成薄片，发猴头的水用纱布过滤备用。鸡肉洗净剁成块，黄芪切成薄片，葱、姜切碎。②锅烧热下猪油，投入黄芪、葱、姜、鸡块共煸炒后，放入精盐、料酒，发猴头的水及少量清汤，用武火烧沸后改为文火炖约 1 小时，然后下猴头片再煮至入味，撒入胡椒粉，汤加盐、调好味即成。

功效：可作为气血虚弱、消化不良、神经、胃及十二指肠溃疡病、消渴症等病症的食疗菜肴。

猴头炖鸡

原料：鸡 1000 克，水发猴头 150 克，冬笋 25 克，烫油菜 25 克，熟火腿 15 克。

制法：①将鸡肉剁成 3 厘米见方的块，猴头用温水泡发洗净、挤水切片，火腿、冬笋切成长方片，油菜切段，葱、香菜、姜切段。②锅内放少许猪油烧热，用葱、姜炝锅，放入鸡肉煸炒半熟，加清水、花椒水、料酒、八角、茴香，将鸡块捞在碗内。锅内汤煮沸，撇去浮沫，放入味精，将汤浇在碗内的鸡块上，放入香菜段即成。

功效：可作为年老、病后体质虚弱及癌症患者的食疗菜肴。

口蘑

口蘑是驰名中外的名贵真菌，因产于河北张家口，故名。口蘑已有三百年的加工历史，其形状规整好看，味道鲜美，口感细腻软滑，十分适口，且营养丰富，是人们最喜爱的蘑菇之一。

营养成分

口蘑含有较丰富的蛋白质、脂肪、碳水化合物、钙、磷、铁、维生素 B_1、维生素 B_2 及具有生理活性的多糖类物质。

药用价值

性平，味甘。

口蘑富含微量元素硒，是良好的补硒食品。喝下口蘑汤数小时后，血液中的硒含量和血红蛋白数量就会增加，并且血中谷胱甘肽过氧化酶的活性会显著增强。它能够防止过氧化物损害机体，降低因缺硒引起的血压升高和血黏度增加，调节甲状腺的工作，提高免疫力。

口蘑可抑制血清和肝脏中胆固醇上升，对肝脏起到良好的保护作用。它还含有多种抗病毒成分，对病毒性肝炎有一定食疗效果。

口蘑是一种较好的减肥美容食品。它所含的大量膳食纤维，具有防止便秘、促进排毒、预防糖尿病及大肠癌的作用。而且口蘑又属于低热量食物，可以防止发胖。

适用人群

每餐 30 克。

宜配肉、菜食用。

最好吃鲜蘑。市场上有泡在液体中的袋装口蘑，食用前一定要多漂洗几遍，以去掉某些化学物质。

营养陷阱

用口蘑制作菜肴时，不宜放味精或鸡精，以免损失原有的鲜味。

营养食谱

口蘑每次 10～30 克，口蘑水发后既可炒食、煮食，又可焯水凉拌；干品可以煎服。

口蘑烧冬瓜

原料：冬瓜 500 克，水发口蘑 100 克。

制法：①冬瓜洗净去皮、去瓤，入沸水锅焯熟后，捞出放入凉水浸透，切成块，口蘑去杂洗净。②炒锅放油烧热，放入黄豆芽汤、口蘑、冬瓜块、料酒、精盐、白糖、味精。旺火烧沸改为小火炖烧至入味，湿淀粉勾芡即成。

功效：可作为水肿胀满、小便不利、咳嗽痰多、高血压、糖尿病、动脉硬化等病症的食疗菜肴。

炖三菇

原料：水发口蘑 100 克，水发平菇 100 克，水发草菇 100 克，芫荽 5 克。

制法：①将口蘑去杂洗净，稍焯后浸入冷水中；平菇、草菇均去杂洗净。②将口蘑、平菇、草菇同放入炖盅内，加入高汤、精盐、白糖、料酒、味精、鸡油，加盖后上笼蒸半小时，撒入芫荽末即成。

功效：可作为高血压病、高血脂病、动脉硬化等病症的食疗菜肴。

鸡

鸡，又名鸡宗、鸡松、鸡脚菇、蚁枞等，是云南的著名特产，因肥硕壮实、质细丝白、鲜甜脆嫩、清香可口，可与鸡肉相媲美，故名鸡。鸡中的氨基酸含量多达 16 种。含磷量高是鸡的一大特点，人体需要补充磷时，可常吃鸡。

营养成分

鸡含有钙、磷、铁、蛋白质等多种营养成分，其中，尤以磷含量为高。

药用价值

性平，味甘。

鸡做菜味道鲜美，能令人食欲大增，有健脾和胃的功效。而且它具有丰富的营养，对人体有非常好的滋补作用，是病后、体弱和老年人的佳肴。鸡有养血润燥的功能，对于女性也很适合。

它还具有提高机体免疫力，抑制癌细胞的作用，并含有治疗糖尿病的有效成分，对降低血糖有明显效果。

适用人群

每次 30 克。

鸡是老、少、妇、弱的理想滋味补食品。

营养陷阱

患有感冒或胃肠不适的人应少吃或不吃鸡。

水果

中国有句俗语：尝遍百果能成仙。水果内含维生素、矿物质和膳食纤维等多种营养成分，科学合理食用，能调节新陈代谢、增强抵抗力，对预防疾病有重要作用。

水果富含多种维生素，总量是谷类食物的数倍至数十倍，尤其维生素 C 含量是其他食品无法比拟的。维生素 C 能增强细胞中间质，促进组织中胶原蛋白的形成，所以多吃水果可以增强机体抗病能力，增加血管壁的弹性和抵抗力，还能防癌抗癌。水果中的矿物质以钙、钾、镁、钠等为主，常吃可维持体内的酸碱平衡，有利于高血压和肾炎等疾病的缓解和康复。膳食纤维能刺激肠道蠕动，使肠内积存的有害物质尽快排出来。水果中还含有丰富的葡萄糖、果糖。

苹果

苹果原产西伯利亚西南部及土耳其，在欧洲经长期栽培后，于

1870 年传入我国山东，称为西洋苹果。不过早在从西方引进 1000 多年前，我国就记载有"奈"，一名"频婆"，此后又有"林檎"，或名"来禽""文林郎果"，这些与西洋苹果都是同类不同名的水果。

苹果是全世界著名的高贵水果，形、质、色、香、味俱佳，故有水果之王的美誉。西方传统膳食观念认为，一天一个苹果不用看医师；现代医学也认为苹果是病人用来补充食物营养的重要水果。

营养成分

苹果含丰富糖类，主要含蔗糖、还原糖，以及蛋白质、脂肪、多种维生素及钙、磷、铁、钾等矿物质；还含有苹果酸、奎宁酸、柠檬酸、酒石酸、单宁酸、黏液质、果胶、胡萝卜素，果皮含三十蜡烷。

药用价值

性凉，味甘微酸。

中医认为，苹果甘凉，具有生津止渴、润肺除烦、健脾益胃、养心益气、润肠、止泻、解暑、醒酒等功效。

苹果是心血管的保护神、心脏病患者的健康水果，因为它不含饱和脂肪、胆固醇和钠。

苹果汁有强大的杀灭传染性病毒的作用。吃较多苹果的人远比不吃或少吃苹果的人得感冒几率要低。所以，有的科学家和医师把苹果称为"全方位的健康水果"，或称为"全科医生"。现在空气污染比较严重，多吃苹果可改善呼吸系统和肺功能，保护肺部免受污染和烟尘的影响。

苹果有双向调节作用，可同时治疗腹泻和便秘。这是因为苹果中含有鞣酸、有机酸、果胶和纤维等。鞣酸和古机酸有收敛作用，果胶、细纤维有吸收细胞和毒素作用，因此能够止泻，另一方面，苹果中的细纤维能使大便松软，排泄便利，同时有机酸也有刺激肠道的作用，所以能通便。

苹果中的钾能与体内过剩的钠结合，使之排出体内，所以食入过多盐分时，可多吃苹果以解除。

新鲜的苹果既能增强记忆力，又能预防老年痴呆症，非常适合婴幼儿、老人和病人食用。

苹果能瘦身排毒，抑制皮肤黑色素、酵素的产生，消除口臭。

苹果可以减轻孕妇怀孕期间的不良反应。

苹果能预防铅中毒。

由于苹果含铁丰富，有益补血。

适用人群

非常适合婴儿、老人和病人食用。

孕妇每天吃 1~2 个苹果，就可以减轻孕期反应。

男性吃苹果的数量应多于女性，因为苹果有降胆固醇的作用。

吃苹果时要细嚼慢咽，这样不仅有利于消化，更重要的是对减少人体疾病大有好处。

吃苹果前最好先用水洗干净，削去果皮后食用。特别在当前主要以化学农药防治果树害虫的情况下，果皮中常常积累较多的农药残留毒物。

营养陷阱

苹果不宜多吃，多吃会伤脾胃。吃饭前后不宜立即吃苹果，以免影响正常的进食及消化。

苹果富含糖类和钾盐，冠心病、心肌梗塞、肾病、糖尿病的人不宜多吃。

由于苹果和果酸较多，对牙齿有较强的腐蚀作用，吃后最好及时漱口刷牙。

营养食谱

苹果人们一般喜欢生食，不过苹果还可榨汁饮用，或制做成苹果排、什锦苹果等，吃法各异。在日常生活中亦可作菜、煲汤食用。

苹果芹菜汁

原料：苹果 400 克，芹菜 300 克，盐、胡椒各适量。

制法：将苹果洗净，分别切成条、块状，放入榨机中，加适量水，榨汁过滤后，加盐、胡椒调味。

功效：具有降低血压，软化血管壁的作用，适用于高血压、糖尿病及动脉硬化病人饮服。

八宝苹果

原料：苹果 8 个，白糖 100 克，糯米 30 克，瓜子仁 10 克，湿淀粉、蜜枣、青梅、橘饼、桃仁、葡萄干和金糕各 25 克，糖桂花少许。

制法：①将苹果洗净，去皮、挖空心，蒂切下作盖；糯米淘洗干净上笼蒸熟，取出待用；瓜子仁、桃仁、青梅、橘饼、蜜枣、金糕等切成小丁。②将各种丁料加白糖、葡萄干、糖桂花一起搅拌成馅，然后装入苹果内、盖上盖即成原状无皮苹果。③将装好的苹果放在大盘内，入笼置火上蒸熟，取出放入大平盘内，在炒锅内加清水、白糖、糖桂花一起熬成浓汁，用湿淀粉勾芡，撒入金糕丁，浇在苹果上即成。

梨

"忽如一夜春风来，千树万树梨花开"，梨树开白花，果实多汁，既可食用，又可入药。我国名特优品种有鸭梨、雪花梨、砀山酥梨、苹果梨、南果梨、库尔勒香梨等。国外引进的优良品种有巴梨、茄梨、红茄梨、伏茄梨、幸水等。

库尔勒香梨至今已有 2000 年的栽培历史，历代被作为贡品由帝王诸侯所享用。库尔勒香梨具有香气浓郁，皮薄肉细，酥脆爽口，汁多渣少，色泽鲜艳的特点，不但具有营养价值，而且可以药用，在国际市场上被誉为"中华蜜梨""梨中珍品""果中王子"。

营养成分

梨的营养成分有蛋白质、脂肪、碳水化合物、硫胺素、核黄素、尼克酸、苹果酸、柠檬酸、果糖、蔗糖、葡萄精、维生素 B_1、维生素 B_2、维生素 C 等有机成分；还含有钾、钠、钙、镁、硒、铁，锰等无机成分及膳食纤维素。

药用价值

性寒，味甘。

具有清心润肺的作用。对肺结核、气管炎和上呼吸道感染的患者所出现的咽干、痒痛、音哑、痰稠等症皆有效。

梨能促进食欲，帮助消化，并有利尿通便和解热作用，可用于高热时补充水分和营养。

梨具有润燥消风、醒酒解毒等功效。在秋季气候干燥时，人们常感到皮肤瘙痒，口鼻干燥，有时干咳少痰，每天吃一两个梨可解秋燥，有益健康。

梨有降压、养阴、清热的功效，经常食用，对高血压、心脏病、肝炎、肝硬化患者的病状有一定的缓解作用。

梨可清喉降火，播音、演唱人员经常食用煮好的熟梨，能增加口中的津液，起到保养嗓子的作用。

煮熟的梨有助于肾脏排泄尿酸和预防痛风、风湿病和关节炎。

适用人群

每天 1 个即可。

一般人都可食用。肝炎肝硬化患者，肾功能不佳者尤其适合。

营养陷阱

脾胃虚寒者，发热者不宜吃生梨，可把梨切块煮水食用。

梨性寒，不宜多食，否则会引起血糖升高，加重胰腺负担。

营养食谱

其主要用于鲜食、果肉脆嫩多汁、酸甜可口、香甜宜人、风味浓郁，为生食之佳品，是夏秋之清凉果品，也可加工制成罐头、梨汁、梨干、梨酒、梨醋等。家庭有煮、烤、蒸、冻、泡等吃法。

川贝雪梨炖猪肺

原料：雪梨 2 个，川贝母 15 克，猪肺 40 克。

制法：将雪梨削皮、去核、切成小块；猪肺洗净，挤去泡沫，切成小块，和川贝母一并放入砂锅内，加适量清水和冰糖，先用旺火煮沸，再用小火炖煮 3 小时左右，吃雪梨，猪肺、饮汤。

功效：适用于肺阴亏虚所致的干咳无痰或痰少而黏，以及咯血、潮热颧红等。

秋梨白藕汁

原料：秋梨、白藕各 500 克。

制法：将秋梨削皮、去核；白藕洗净，分别切碎，一并用洁净的纱布绞汁饮用。

功效：适用于痰热蕴肺所致的咳嗽及咯痰黄稠、发热、咽干口燥等。

西瓜

别名寒瓜。表皮绿白、绿、深绿、墨绿、黑色，间有细网纹名条带果肉乳白、淡黄、深黄、淡红、大红等色。肉质分紧肉和沙瓤，中国除西藏高原外均有栽培。

西瓜是夏季消暑佳果，我国民间谚语说：夏日吃西瓜，药物不用抓。说明暑夏最适宜吃西瓜，不但可解暑热、发汗多，还可以补充水分，号称夏季瓜果之王。在新疆哈密地方，因为日夜温差大，白天热，夜寒冷，故俚语就说：朝穿皮袄午穿纱，怀抱火炉吃西瓜。

营养成分

西瓜果肉含有多种人体所需的营养成分和有益物质，如蛋白质、葡萄糖、蔗糖、果糖、苹果酸、瓜氨酸、谷氨酸、精氨酸、磷酸、内氨酸、丙酸、乙二醇、甜菜碱、腺嘌呤、蔗糖、萝卜素、胡萝卜素、西红柿烃、六氢西红柿烃、维生素 A、维生素 B、维生素 C 以及钙、磷、铁等矿物质成分，挥发性成分中含有多种醛类。

西瓜种子含脂肪油、蛋白质、维生素 B_2、淀粉、戊聚糖、丙酸、尿素、蔗糖等。

药用价值

性寒，味甘凉。

在治疗肾炎和降低血压方面，西瓜是果蔬之中的好医生，它所含的糖和盐能利尿并消除肾脏炎症，所含蛋白酶能把不溶性蛋白质转化为可溶的蛋白质，增加肾炎病人的营养。它还有降低血压的物质。

西瓜对心脑血管亦具有保护作用。

吃西瓜后尿量会明显增加，这能减少色素的含量，并可使大便通畅。

对于性功能障碍者来说，西瓜有助于重振雄风。美国的科研人员利用西瓜做原料，开发出一种可与西药"伟哥"比美的"天然伟哥"，目前已在美国上市。

新鲜的西瓜汁和鲜嫩的瓜皮可增加皮肤弹性，减少皱纹，增加光泽。

西瓜可清热解暑，除烦止渴。西瓜中含有大量的水分，在急性热病发作、发烧、口渴汗多、烦躁时，吃上一块又甜又沙、充满水分的西瓜，症状会马上改善。

适用人群

尤其适用于发热的人和美容爱好者。

营养陷阱

西瓜寒凉，过分的寒凉刺激会减弱正常的胃蠕动，影响胃功能。因此，脾胃虚寒，消化不良及有胃肠道疾患的人，应少吃或不吃西瓜。

心力衰竭者、肾炎患者、水肿严重的病人不宜多吃。西瓜含糖量高，糖尿病人要慎食。

口腔溃疡和感冒初期，患者不宜多吃西瓜。

夏至之前和立秋之后，体弱者不宜食用。

西瓜是夏令瓜果，冬季不宜多吃，也不要吃刚从冰箱里拿出来的西瓜。

营养食谱

西瓜除生食外，还可以制成西瓜冻、西瓜膏、西瓜饮料等；瓜籽可制成瓜籽仁或炒制奶油瓜子。尤其是西瓜皮，更是做菜的首选，西瓜皮又名翠衣或青衣，削去表层老皮可切成丝、片、块，采用烧、煮、焖、拌等烹调方法，可做出"翠皮里脊""糖醋瓜皮""清炒青衣丝""凉拌西瓜"等菜肴。其味皆清鲜爽口，不逊于任何一种瓜类蔬菜。西瓜瓤也可入肴，用其切块炖肉或挂糊炸，味道都很不错。总之，西瓜一经巧手烹调，便可登堂入室，成为宴席大菜。

冰镇西瓜露

原料：西瓜 1 个，冰糖或白糖适量。

制法：将西瓜去皮、去籽、瓜瓤切成方丁，连汁倒入盆内，然后用适量冰糖或白糖加水煮开，置于冰箱内。食用时将西瓜丁倒入冰镇糖水中即可。

功效：凉甜适口可清热消暑，适用于暑热烦渴、口干舌燥时食用。

西瓜炒肉丝

原料：猪肉 200 克，西瓜皮 250 克，蛋清 1 个，盐、料酒、花生油、味精、淀粉、麻油各适量。

制法：①西瓜皮切去青皮，切成丝，用少量盐拌和放置片刻，挤出盐水。猪肉丝内放盐、酒、蛋清和淀粉拌匀待用。②净锅上火，放花生油，烧至温时投入肉丝划散，见肉丝变色时即倒出，锅留余油，放少量水、盐、味精、料酒，烧开后投入西瓜皮丝及肉丝，拌炒后下淀粉勾芡，淋麻油出锅即成。

杏

杏又名甜梅、叭达杏。果肉黄软，香气扑鼻，酸甜多汁，是夏季的主要水果之一。"知有杏园无路人，马前惆怅满枝红。"写出了杏对人们的诱惑力。

营养成分

杏的营养极为丰富，内含较多的糖、蛋白质，其含量与鲜枣相同；还含有钙、磷，其含量均超过梨；另含一定的胡萝卜素和维生素 B_1、维生素 B_2、维生素 C、维生素 A 和维生素 P 等。经现代营养学及药理学研究认为，杏还是维生素 B_{17} 含量最丰富的果品，而维生素 B_{17} 是极为有效的抗癌物质，并且只对癌细胞有杀灭作用。

药用价值

性温，味甘酸。

杏是苦杏仁苷（维生素 B_{17}）含量最丰富的果品，而苦杏仁苷又是极有效的抗癌物质，并且只对癌细胞有杀灭作用，对正常健康的细胞无任何毒害。

未熟的杏中含中含黄酮类较多，有预防心脏病和减少心肌梗塞的作用。常食杏脯、杏干，对心脏病患者有一定好处。

适用人群

每次 3~5 个。

有呼吸系统问题的人尤其适宜食用。

癌症患者以及术后放疗、化疗的人适宜食用。

营养陷阱

未成熟的杏不可生吃。产妇、幼儿体弱，特别是糖尿病患者，不宜吃杏或杏制品。

杏虽好吃，但不可食之过多。因为，中苦杏仁甙的代谢产物会导致组织细胞窒息，严重者会抑制中枢，导致呼吸麻痹，甚至死亡。但是，加工成的杏脯、杏干，有害的物质已经挥发或溶解掉，可以放心食用。

营养食谱

杏可以生食，也可以用未熟果实加工成果脯、杏干等。另外，杏还可煮粥、煲汤食用。

杏枣粥

原料：鲜杏肉 25 克（或杏干 5 克）、大枣 15 克、粳米 100 克。

制法：将用料洗净，共煮成粥食用。

功效：早晚分食，连续食用 2～3 日，可润肺止咳，健脾清热，适用于肺燥、咳嗽、气喘者食用。

双杏糊

原料：南杏 15 克，北杏 3 克，大米 50 克。

制法：将南、北杏洗净，用清水泡软去皮，大米淘洗干净，也用清水泡软，一并捣烂，放入砂锅中，加适量清水及冰糖煎煮成稀糊即可食之。

功效：每日 1 次，适用于慢性支气管炎、肺燥干咳等。

橘子

橘也作"桔"，果皮较薄，橙色或红色。我国东南某些地区把橘子视为吉利果品，新年时节，人们互赠橘子，表示祝福，这种习俗以广东潮州最为常见。在潮州，人们把橘子叫"大橘"，谐音"大吉"，被视为吉祥物。到亲戚家拜年，要在漆篮里盛红橘相送。

营养成分

橘子果肉和果汁中含有丰富的葡萄糖、果糖、枸橼酸、柠檬酸，以及胡萝卜素、硫胺素、核黄素、烟酸、抗坏血酸等。

药用价值

性凉，味甘酸。

橘皮苷可以加强毛细血管的韧性，降血压，扩张心脏的冠状动脉，故橘子是预防冠心病和动脉硬化的食品。美国佛罗里达大学研究人员证实，食用柑橘可以降低沉积在动脉血管中的胆固醇，有助于使动脉粥样硬化发生逆转。日本研究人员对 6000 多人进行调查后发现，吃橘子的人患冠心病、高血压、糖尿病、痛风的比率比较低。

在鲜柑橘汁中，有一种抗癌活性很强的物质"诺米灵"，它能使致癌化学物质分解，抑制和阻断癌细胞的生长，能使人体内除毒酶的活性成倍提高，阻止致癌物对细胞核的损伤，保护基因的完好。

橘子富含柠檬酸，具有消除疲劳的作用。

橘子内侧的薄皮含有膳食纤维、果胶，可以促进通便。

鲜橘还能健脾和胃、温肺止咳。

橘子在临床上常用于治疗坏血病、夜盲症、皮肤角化、呕吐胸闷等病症。

适用人群

一般人都适合食用，每天 1~3 个。

营养陷阱

肠胃功能欠佳者，吃太多橘子，容易发生胃粪石的困扰。

饭前或空腹时不宜食用。

吃橘子前后 1 小时内不要喝牛奶，因为牛奶中的蛋白质遇到果酸会凝固，影响消化吸收。

橘子不宜多吃，吃完应及时刷牙漱口，以免对口腔牙齿有害。

橘子含热量较多，如果我们一次食用过多，就会"上火"，从而促发口腔炎、牙周炎等症。

过多食用柑橘类水果会引起"橘子病"，出现皮肤变黄等症状。

营养食谱

橘子除鲜吃外，还可做橘汁，橘子粥，橘皮梨子饮，橘饼银耳羹等。

橘饼银耳羹

原料：橘饼 2 个，银耳 10~15 克，冰糖少许。

制法：①先将鲜橘用白糖渍制后，压成饼状，烘干备用；取银耳用水发开、洗净。②将橘饼、银耳放置锅内，加入清水，先用武火烧开后，改用文火炖煮 3 ~ 5 小时，候银耳烂酥汁稠，加白糖适量即可。

功效：有润肺止咳、补虚化痰的功效，适宜肺燥干咳、虚劳咳嗽患者经常食用。

水晶蜜橘

原料：蜜橘 500 克，琼脂 15 克，白糖和桂花各适量。

制法：①炒锅置火上，放入适量的清水，白糖和琼脂烧至溶化，晾凉。②将桂花加入白糖开水中，晾凉后置于冰箱中。食用时将琼脂、剥去皮的橘子切成小方块，倒入镇凉的白糖水中即成。

功效：清凉爽口，顺气化痰。

桃子

桃，蔷薇科落叶小乔木，原产我国。《诗经》中说："园中桃，其实之淆"，证实桃在我国已有 3000 年以上的栽培历史。汉武帝时，张骞出使西域，桃随之越天山，历大宛，传入波斯，之后辗转落户世界各地。

桃树在全世界共有品种 3000 余个，我国约有 800 个，有供观赏的花桃和供食用的果桃两类。桃果为核果，多汁，在我国一年四季皆可尝鲜，江西有"四月桃"、北京有"五月鲜"、浙江有"六月团"、东北有"七月红"、南京有"八月寿"、山西有"九月菊"、河北满城有在立冬到小雪间成熟的"雪桃"，陕西商县有严冬露面的"腊月桃"。

营养成分

果肉含糖、蛋白质、脂肪、碳水化合物、粗纤维、维生素 C、钙、磷、铁、胡萝卜素、硫胺素、核黄素、尼克酸；尚含挥发油、苹果酸、柠檬酸等有机酸；糖分中有葡萄糖、果糖、蔗糖、木糖等。

药用价值

性温，味甘酸。

据日本医学报告，桃果中的桃仁含苦杏仁甙，其水解产物氰氢酸和苯甲醛对癌细胞有协同破坏作用；苦杏仁甙能帮助体内胰蛋白酶消化癌细胞的透明样黏蛋白被膜，使白细胞能够接近癌细胞，以至吞噬癌细胞。

因为桃含较多的有机酸和纤维素，能促进消化液的分泌，增加胃肠蠕动，从而增加食欲，有助于消化。所以对于胃纳欠香，消化力减弱也有一定的食疗效果。

桃子含钾多，含钠少，适合水肿病人食用，对治疗肺病也有独特功效。

桃子的含铁量较高，能防治贫血，可用于缓解大病之后的气血亏虚，面黄肌瘦，心悸气短的症状。

桃仁中的苦杏甙，有抗凝血作用，能抑制咳嗽中枢而止咳。同时能使血压下降，对高血压病人有一定的辅助治疗作用。桃仁有活血化瘀，润肠通便作用，可用于闭经、跌打损伤等的辅助治疗。